내 몸 살리는 바디버든 디톡스

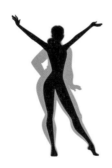

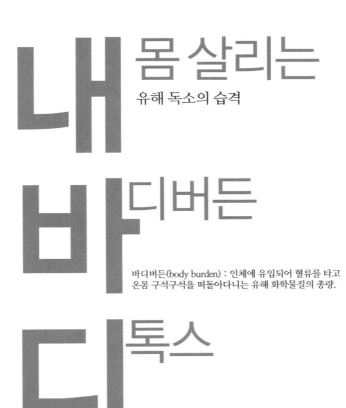

내 몸 살리는

유해 독소의 습격

내 바디버든

바디버든(body burden) : 인체에 유입되어 혈류를 타고
온몸 구석구석을 떠돌아다니는 유해 화학물질의 총량.

내 바디 톡스

비만, ADHD, 치매, 고혈압, 당뇨, 동맥경화, 홍조(주사),
루푸스, 류머티즘, 암, 대사질환 등의 원인과 해결책

김성호 지음

내 몸 살리는 바디버든 디톡스

초판발행__2018년 10월 7일
 2판발행__2018년 11월 17일

지은이__김성호
펴낸이__한미경
펴낸곳__예나루

등록__2006년 1월 5일 제106-07-84229호
주소__서울특별시 용산구 갈월동 10-3 한성빌딩 별관 202호
전화__02-776-4940
팩시밀리__02-776-4948

ISBN__89-93713-27-5 13510

일원화 공급처__(주)북새통 서울시 마포구 서교동 384-12
전화__02-338-0117 팩시밀리__02-338-7160~1

차례

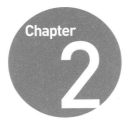

Chapter **1**

독소가 몸을 공격한다

1. 화학물질의 포로가 된 인류 ▪ 18
   생활용품이 우리를 공격한다 ▪ 18
   건강의 최대 관건은 독소 차단 ▪ 20
2. 역치점을 넘어선 독소 ▪ 21
   해독력을 뛰어넘는 독소량 ▪ 21
   바디버든을 줄여야 산다 ▪ 22
3. 화학물질의 칵테일 효과 ▪ 25
   허용 범위가 안전선은 아니다 ▪ 25
   인류는 모두 오염되었다 ▪ 27
4. 자연과 멀어져서 생긴 환경성 질환 ▪ 29
   자연의 순리를 저버린 대가 ▪ 29
   환경의 역습이 시작되었다 ▪ 31

Chapter **2**

독소가 만든 병

1. 오염된 혈액과 피부 질환 ▪ 36
   피부 질환은 혈액 오염의 증거 ▪ 36
   아토피는 약이 만든 병 ▪ 41
2. 비만＆변비, 독소가 원인이다 ▪ 46
   비만의 원인을 찾아라 ▪ 46
   비만은 생존 본능의 결과물 ▪ 48
   디톡스 다이어트 ▪ 51

3. 홍조, 피부 장벽이 손상되었다 ▪ 53
   클렌징은 피부에 대한 테러 ▪ 53
   테러범의 실체는 계면활성제 ▪ 55
   홍조 & 주사는 같은 질환 ▪ 58
   홍조는 3달이면 치유 가능 ▪ 61

4. 탈모, 샴푸가 원인이다 ▪ 62
   기적의 발모제는 노푸(no-poo)이다 ▪ 62
   샴푸는 화학물질 덩어리 ▪ 65
   염색 & 파마 약품의 발암 우려 ▪ 70

5. 화학물질 민감증, 향수도 독이다 ▪ 73
   독소의 희생물은 피부 ▪ 73
   사고 & 기억 장애 유발 ▪ 75
   향수는 아이에게 독(毒) ▪ 76
   예방이 최선이다 ▪ 80

6. 뇌 질환(자폐, ADHD), 화학물질이 주범 ▪ 82
   화학물질이 뇌 질환의 원인 ▪ 82
   죽음을 부르는 맛 ▪ 86
   중금속의 치매 유발 ▪ 88
   어린이들을 위협하는 식품 첨가물 ▪ 90
   아이를 미치게 하는 설탕 ▪ 90
   소장은 제2의 뇌 ▪ 93

7. 대사 질환, 생활 독소가 만들었다 ▪ 94
   자가 면역 질환이란 말은 거짓 ▪ 94
   비만, 혈관 질환, 당뇨병은 세쌍둥이 ▪ 96
   혈관 질환 ▪ 100
   암(癌)의 메커니즘 ▪ 103

독소의 공격에 무력한 첨단 의학

1. 병원만 믿어서는 안 된다 ▪ 110
   병원을 떠나는 사람들 ▪ 110
   불안하고 고독한 결단 ▪ 114
   원인 치료에 집중해야 ▪ 116
   백신을 거부하면 미개인? ▪ 117
   백신은 면역 체계에 대한 간섭 ▪ 123
2. 마약보다 무서운 스테로이드 ▪ 124
   스테로이드는 대증요법제 ▪ 124
   아토피 치유의 6가지 기준 ▪ 129
3. 면역 조절제도 무해하지 않다 ▪ 132
   면역 조절제라고 안전할까? ▪ 132
   레드페이스 증후군의 사회문제 ▪ 134
4. 생명을 반대하는 항생제 ▪ 137
   세균과의 공생 ▪ 137
   항균 물질의 내분비계 교란 ▪ 141
   미생물 생태계 파괴의 주범, 항생제 ▪ 142
5. 방사선 피폭을 각오해야 하는 레이저 ▪ 145
   '꿈의 빛' 레이저의 배반 ▪ 145
   혈관은 생명줄 ▪ 147
   치유 기간도 더 길어져 ▪ 149
   혈관의 파괴는 기정 사실 ▪ 151

디톡스 포인트 5

1. 자연 치유력을 강화하라 ▪ 156
   위대한 자연 치유력 ▪ 156
   병(증상)은 치유 과정이다 ▪ 158
   자연에서 답을 찾아라 ▪ 159
   땅을 밟고 태양을 만나라 ▪ 161

자외선 차단제를 꼭 발라야 할까? ▪ 164

2. 생활 속에서 디톡스를 실천하라 ▪ 165
체온을 올려라 ▪ 165
약을 멀리하라 ▪ 168
소식과 단식을 생활화하라 ▪ 169
천천히 씹어 먹는 습관을 가져라 ▪ 171
장을 청소하라 ▪ 174
안전한 청소를 하라 ▪ 176
척추를 바로 잡아라 ▪ 177

3. 균형 잡힌 영양을 섭취하라 ▪ 181
자연의 순리대로 먹어라 ▪ 181
전체 음식을 먹어라 ▪ 183
미네랄 없이는 생명도 없다 ▪ 186
역삼투압 정수기 물은 산성수 ▪ 188
합성 비타민은 독(毒)이다 ▪ 190

4. 미생물과 공존하라 ▪ 193
미생물 생태계가 생존을 좌우한다 ▪ 193
자연의 미생물을 먹어라 ▪ 194
섬유질 섭취가 중요하다 ▪ 197
배를 따뜻하게 하라 ▪ 200

5. 마음의 독을 해독하라 ▪ 201
적응하는 자가 강하다 ▪ 201
좋은 생각과 습관이 좋은 결과를 만든다 ▪ 204
휴식과 숙면은 면역력을 상승시킨다 ▪ 207
깊은 수면을 위한 명상법 ▪ 209

Chapter 5

온전한 치유를 위한 Q & A ▪ 210

머리말

지난 2017년 184개국 1만5000명의 과학자들이 학술지 「바이오사이언스(BioScience)」에 성명서를 발표했습니다. 성명서에는 시간이 갈수록 악화일로로 치닫는 환경 재앙에 대한 경고를 담고 있습니다.

"인류는 환경 문제 해결에 진전을 이루지 못했으며, 환경은 점점 더 악화되고, 인류는 생존을 위협받고 있다."

과학자들의 경고는 현실로 다가오고 있습니다. 옥시 사태는 환경이 인간의 생존을 어떻게 위협하는지 잘 보여 주는 사례입니다. 수백 명의 영유아, 아동, 임신부, 노인이 사망했으나 원인조차 밝히지 못하다가 2011년이 되어서야 가습기 살균제가 주범이라는 것이 드러났습니다. 그런데 피해자는 있지만 이 문제에 대해 명확하게 책임지는 곳이 없습니다. 결국 환경성 질환은 인과관계를 따지기 어렵기 때문에 애꿎은 피해자만 눈물을 흘릴 수밖에 없습니다.

스스로를 지키지 못하면 어느 누구도 지켜 주지 않는 시대입니다. 그런데 자신을 지키고자 잘못된 정보를 무조건적으로 믿고 실천하면 생명에 위협이 될 수 있습니다. TV에 나오는 전문가가 하는 말이라고 무조건 믿어서도 안 됩니다. 그들의 말대로 이뤄진다면 세상에는 아픈 사람이 없을 것입니다. "자외선은 반드시 차단해야 한다", "소금은 무조건 줄여라", "아토피는 초기에 병원에 가야 한다" 등의 잘못된 주장들이 상식이 되어버린 상황입니다.(여기에 대해서는 본문에서 자세히 다루고자 합니다)

아토피의 원인도 모르는 병원은 환자의 잘못으로 아토피가 악화되었다고 말하고, 환자의 가족들은 누구의 말을 믿어야 할지 모르겠다며 절망에 빠집니다. 원인도 해결 방법도 모르는 환자들은 결국 끝도 보이지 않는 절망의 늪으로 빠지고 있습니다.

병원에서는 아토피에 대해 "단기간 완치(cure)가 되는 질환이 아닌 장기적인 관점에서 관리(care)해야 하는 질환"이라고 합니다. 그리고 심각한 수준의 아토피 피부염 환자들의 경우 처음에는 심하지 않았는데 한의원이나 기타 민간요법에 의존하면서 더 심한 중증 환자로 변했다고 한탄합니다. 그들의 말을 정리하면 "아토피 피부염은 피부과 전문의의 정확한 진단과 올바른 치료, 관리, 환자 교육이 매우 중요하다"는 것입니다.

그런데 궁금한 것이 있습니다. 그렇게 실천해서 완치라는 결과를 얻어낸 병원이 있을까요? 피부과 전문의의 정확한 진단과 올바른 치료와 교육, 그리고 꾸준히 관리해 주는 병원은 어디에 있나요? 저는 아직 이런 병원에 대해 들어본 적이 없습니다. 이런 병원이 있다면 아마도 환자들이 구름처럼 몰려갈 것입니다.

완치할 수 없는 병

병원에서는 고혈압, 당뇨병, 동맥경화, 홍조, 주사, 루푸스, 류머티즘 등에 대해서도 '완치가 아닌 관리하는 질환'이라고 합니다. 이런 말을 듣는 환자는 절망에 빠집니다. 평생 약을 먹고 질병에 시달려야 한다고 생각하면 끔찍할 수밖에 없기 때문입니다.

하지만 절대 그렇지 않습니다. 병원에서 하는 말은 신(神)의 계시가 아닙니다. 그들이 하는 말에는 중요한 것이 빠져 있습니다. 완치할 수 없는 질환이라 했을 때, '누가'라는 주어가 생략되어 있습니다. 예를 들어 '아토피는 ○○가 완치할 수 없는 질환'이라는 것입니다. 여기서 ○○는 누구일까요? 이 말은 아토피가 현대 의학적 방법으로는 고치지 못하고 관리하는 질환이라는 것을 솔직하게 인정한 것입니다. 현대 의학이 등장한 것은 20세기 초에 불과합니다. 물론 현대 의학이 탁월한 측면이 있음은 부정할 수 없습니다. 진단, 외상, 응급, 수술 등에 대해서는 기적적인 결과를 보여 주고 있지만 그렇다고 해서 현대 의학이 전지전능한 것은 아닙니다.

현대 의학으로 고치지 못하는 질환은 어느 누구도 고치지 못할까요? 우리는 병원에서 시한부 선고를 받은 뒤 멀쩡하게 살아가는 사람들을 아주 많이 보고 있습니다. 어떻게 된 일일까요?

병이 있으면 약이 있다고 했습니다. 문제를 해결하는 것은 하나의 방법만 있는 것은 아닙니다. 현대 의학이 등장하기 전 인류가 진화하는 동안에도 치유의 기술이나 약물이 존재했습니다. 인도의 아유르베다, 중국의 한의학, 유럽의 자연 의학 등 인류가 있는 곳이라면 어디든 나름대로의 치유법이 존재해 왔습니다. 고작 120여 년의 역사로 300만 년 동안 쌓아온 치유 노하우를 민간요법으로 치부하는 것은 너무나 오만한 태도입니다.

지금도 현대 의학으로 해결하지 못하는 질환들을 전통 의학이나 자연 치유법으로 치유하는 사례는 매우 흔히 일어나는 일입니다. 미국 성인의 40%가 대체 의학을 이용한 적이 있다고 하며, 대체 의학 시장은 연간 430억 달러(한화 약 47조 7000억 원) 규모인 것으로 추산되고 있습니다. 미국의 의과대학도 대체 의학을 더 이상 외면하지 않고 적극 연구하는 쪽으로 입장을 바꿨습니다.

이론이 아니라 결과

현대 의학의 관점에서 볼 때 전통 의학이나 자연 치유법은 과학적인 근거가 부족한 것으로 보일 수 있습니다. 하지만 왜 교육 수준이 높은 사람들일수록 병원을 떠나 대체 의학, 보완 의학, 자연 의학을 찾을까요? 그들이 무지몽매해서 그런 판단을 했을까요? 오히려 현대 의학의 한계를 인식했기 때문에 다른 방법을 찾게 되었다고 보는 것이 현명하지 않을까요? 이들이 중요시한 것은 이론이 아니라 결과라고 봅니다. 치유할 수 있다면 그것이 옳은 답이라는 것입니다.

저는 미네랄과 미생물이 아토피에 특별한 효능이 있다는 것을 알게 되었고, 임상을 통해 그것을 입증할 수 있었습니다. 많은 자료들과 치유 사례들을 통해 다수의 질환들이 독소에 의해 발생하며, 자연의 힘(미네랄과 미생물)이 독소를 해독한다는 것을 알아낼 수 있었습니다. 또한 피부 질환을 치유하는 과정에서 체중이 정상으로 돌아오고, 혈압과 당뇨병이 개선되는 것을 목격했습니다. 심지어 다이옥신으로 인한 고엽제증후군까지 개선되는 것을 확인했습니다.

이 과정들을 통해 현대의 질환들이 독소가 원인이 되어 발생한 것이라는 확신을 갖게 되었습니다. 이런 생각을 정리한 책이 『아토피 완전정복』이었습니다. 이 책에는 아토피의 원인과 해결책을 담았는데, 내용이 장황하고 임상 사례가 부족했습니다. 그래서 좀 더 쉽게 이해할 수 있도록 정리하여 『아토피 디톡스가 답이다』를 펴냈습니다.

이 책들이 나온 뒤 SBS 방송에서 '바디버든(Body burden)'이라는 프로그램이 방송되었습니다. 체내에 유해물질들이 쌓이고, 그것으로 인해 질병들이 발생한다는 내용은 제 책의 관점과 동일한 것이었습니다. 독소의 위험성에 대해 알게 해 준 좋은 프로그램이었습니다.

하지만 우리가 봉착하는 문제는 해결책입니다. "그래서 어떻게 하라고?" 예방도 어렵지만, 해결책을 찾는 것은 더더욱 어렵습니다. 너무나 다행스럽게도 저는 우리가 직면하고 있는 위기에서 벗어날 수 있는 여러 통로 가운데 하나를 알고 있습니다. 이 방법으로 질환을 앓고 있는 사람들의 고통이 모두 사라질 것이라고 확언할 수는 없습니다만, 절망감 속에서 좌절하는 사람들에게 작은 희망이 될 수는 있을 것입니다.

의사들도 알아내지 못한 해결책을 제가 갖고 있다는 사실에 회의적인 반응이 나올수도 있습니다.

"병원에서도 못 고치는 걸 당신이 어떻게 해결한다고 그래?"

그렇습니다. 하지만 저는 결과물을 갖고 있습니다. 병원에서도 완치는 안 된다고 했던 질환을 치유한 결과물 말입니다. 이 책에서는 그동안의 연구 결과와 치유 사례들을 담고 있습니다. 물론 연구 결과물은 저보다 앞서 고민한 많은 연구자들이 이룬 것이며, 저는 그것들을 제 방식대로 정리한 것일 뿐입니다.

자연의 순리

저는 자연의 순리를 따르고, 인체의 치유력을 믿으면 병은 치유할 수 있다고 믿고 있습니다. 현대의 위기는 자연의 순리에서 벗어났기 때문에 초래된 것이기 때문에 다시 자연의 순리를 따르면 위기에서 벗어날 수 있다고 생각합니다. 프란치스코 교황도 "우리의 몸은 지구의 성분들로 이루어져 있으며, 우리는 그 공기를 마시며 지구의 물로 생명과 생기를 얻는다"고 하셨습니다.

자연의 에너지를 우리의 몸으로 받아들이는 데는 3가지 원칙에 대한 이해가 선행되어야 합니다.

첫째, 우리의 몸은 건강을 원한다는 점입니다. 건강이란 완벽한 균형 상태로, 모든 기관이 유연하게 작용하고 에너지가 자유롭게 순환하는 것을 말합니다.

둘째, 몸은 하나의 전체이고, 몸을 구성하는 모든 부분은 서로 연결되어 있다는 점입니다. 하나의 병증만 집착해서는 안 되며, 연관된 어려움을 살펴야 합니다.

셋째, 정신과 육체는 분리되지 않습니다. 정신적인 상처가 중추신경계에 작용하여 신체의 움직임을 방해할 수도 있습니다. 치유는 마음가짐에 따라 달라질 수 있으며, 반대로 치유를 통한 몸의 개선이 좋은 마음가짐을 이끌어낼 수도 있습니다.

이 책에서는 자연의 순리라는 눈으로 문제를 살피고, 해결책을 모색하고자 합니다. 우리 몸과 자연의 순리를 믿을 때 우리는 온전한 건강에 좀 더 가까이 다가갈 수 있을 것입니다. 자연은 인위적인 힘을 배척하고 스스로 정화하는 다양한 메커니즘을 갖고 있습니다. 마치 강물이 스스로 독성을 해소하고 깨끗한 상태를 추구하듯이 말입니다. 인체도 문제가 닥쳤을 때 스스로 정화하고 치유하며 온전한 건강 상태로 나아갑니다. 자연의 순리에 따르면 인체는 병에 걸리지 않습니다.

우리가 해야 할 일은 인체의 자연스러운 힘을 되돌려 놓는 것인데, 이것은 오직 치유의 능력을 증진시킴으로써 가능한 것입니다. 치유 능력을 증진시키는 것은 질환을 예방하는 가장 좋은 방법입니다.

예방이 가장 중요

환경성 질환은 발생한 후에는 치유하기가 대단히 어렵습니다. 가장 중요한 것은 예방입니다. 병에 걸린 뒤 증상을 억제하는 치료에 매진하는 것보다는 병을 일으키는 근본적인 원인이 어디에 있는지 파악하고, 그것들이 인체에 침해를 일으키지 않도록 예방하는 것이 더 중요합니다.

　1장에서는 병의 원인이 되는 독소들은 무엇이고, 이 독소들이 어떻게 우리 몸으로 유입되는 것인가에 대해 살펴보고 있습니다. 그리고 인체에 들어온 독소들은 어떤 작용을 통해 우리 몸에 침해를 가하는지에 대해서도 소개하고 있는데, 문제의 주범은 화학물질이지만, 그것을 우리 몸에 넣은 것은 우리의 생활 습관임을 알 수 있습니다. 화학물질을 즐겨 사용하는 습관, 인스턴트 음식을 즐겨 먹는 습관, 운동을 하지 않고 게으름을 피우는 습관, 휴식 없이 일만 열심히 하는 습관, 흡연·음주를 많이 하고 스트레스를 많이 받는 습관 등이 우리 몸을 병들게 한다는 것입니다. 화학물질과 함께 하는 우리의 습관이 낳은 질병들에는 고혈압, 당뇨병, 비만, 고지혈증, 동맥경화증, 협심증, 심근경색증, 뇌졸중, 만성폐쇄성폐질환, 알코올성 간질환, 퇴행성 관절염, 악성 종양, 아토피, 건선 등이 있습니다.

　2장에서는 독소가 만든 병에는 어떤 것들이 있는지, 어떤 메커니즘에 의해 그런 질병으로 전개되었는지에 대해 소개하고 있습니다. 질병의 인과관계를 명확하게 밝혀야 해결책도 명확해지기 때문입니다.

　3장에서는 화학물질의 공격으로 인한 질환에 대해 현대 의학이 해답이 될 수 있는가에 대한 질문을 던져 보았습니다. 결론부터 말씀드리면, 암·심혈관 질환·당뇨병 등 이른바 환경성 질환 앞에 현대 의학은 속수무책이라는 것입니다. 절반이 넘는 국민들이 환경성 질환으로 생명을 위협받고 있지만, 현대 의학은 해법을 제시하지 못하고 있습니다. 기존의 의료 체계는 환경성 질환의 원인과 대응책에 대한 준비가 되어 있지 않음은 물론, 약물을 이용한 대증요법에 치중함으로써 또 다른 재앙이 되고 있는 것이 현실입니다.

　4장은 우리 몸에 들어온 독소, 즉 바디버든을 어떻게 줄일 수 있고, 또 이들이 우리 몸에 들어오기 전에 어떻게 예방할 수 있는가에 대해 소개하고 있습니다. 이것은 바로 '자연 치유력을 강화하라, 생활 속에서 디톡스를 실천하라, 균형 잡힌 영양을 섭취하라, 미생물과 공존하라, 마음의 독을 해독하라'는 5가지입니다. 이 5가지 포인트는 실천하기도 쉽고 효과도 매우 좋습니다. 화학물질과 완전히 절연을 하라는 것이 아닙니다. 생활 속에서 간단하게 실천하는 것만으로도 바디버든을 줄일 수 있으며, 적극적으로 실천한다면 치유도 가능합니다.

5장에서는 그동안 많은 분들과 나눈 상담 내용을 정리하였습니다. 사람들이 실질적으로 궁금해 하는 내용들이 무엇인지, 구체적인 실천 방법에는 어떠한 것들이 있는지 쉽게 알 수 있을 것입니다.

한 가지 양해를 구할 것은 이 책에 소개된 자미원 제품에 대한 부분입니다. 특정 제품을 소개하는 것이 부담스럽기는 하지만, 필요한 정보라고 생각해서 그대로 소개하고자 합니다. 아무리 다양하고 간단하게 실천할 수 있는 방법을 소개한다고 해도 실상 그대로 따르기란 쉽지 않습니다. 그래서 만든 것이 자미원입니다. 자미원은 독소로 인한 질환으로 고통받는 사람들이 좀더 쉽고 편하게 바디버든을 줄일 수 있도록 도움을 주고 있습니다. 미네랄과 미생물을 한 곳에 모은 리셋 시리즈나 미네랄 이온수로 만든 스킨케어 제품은 이미 많은 사람들이 사용하고 있습니다.

이 책의 임상은 이들이 만들어 낸 결과물이라 할 수 있습니다. 바디버든을 줄일 수 있는 대안 가운데 하나로 이해해 주었으면 합니다.

끝으로 언제나 신선한 영감과 가르침을 주시는 자미원 송석민 대표님, 책을 책답게 만들어 주신 예나루 한미경 대표님, 부족한 원고를 솜씨 있게 다듬어 준 손윤미 님께 감사의 인사를 드립니다.

사람이 건강하게 살아 있다는 것은 3가지 기능이 원활하게 돌아가고 있다는 것을 의미한다. 옛말에 '잘 먹고, 잘 싸고, 잘 자면 건강하다'고 하였다. 그런데 영양분 섭취 기능이나 독소 해독 기능이 망가지면 신진대사 기능이 장애를 일으킨다. 그것이 바로 대사질환이다. 최근 세계적으로 대사질환 환자 수가 급증하고 있는데, 대사질환이 이렇게 급증한 원인은 뭘까? 대사질환의 근본 원인은 독소다. 땅이 오염되면 나무도 썩을 수밖에 없다. 암, 당뇨병, 고혈압, 루푸스, 심한 여드름과 피부 질환, 알레르기, 천식, 두통, 속 쓰림, 만성 피로, 소화 불량, 건선 등 만성적인 질환들의 원인은 모두 독소라 할 수 있다.

독소가 몸을 공격한다

1. 화학물질의 포로가 된 인류

생활용품이 우리를 공격한다

인류는 화학물질 없이는 하루도 살기 힘들다. 아침에 눈을 뜨자마자 수십 종의 화학물질이 듬뿍 든 샴푸로 머리를 감고 린스를 한 후, 폼클렌저로 얼굴을 문질러댄다. 합성 계면활성제는 우리 몸을 청결하게 하고, 합성 향료의 상쾌한 향기는 살아 있음을 느끼게 한다. 그것이 환경호르몬인지는 꿈에도 생각하지 못한 채 말이다.

식사를 마치고 양치질을 할 때 사용되는 치약에도 계면활성제가 풍부하게 들어 있다. 광고에서 알려 준대로 '듬뿍~' 짜서 치아를 닦는다. '하루에 3번, 식후 3분 이내에, 3분의 양치질을 해야 한다'는 333이라는 일종의 불문율도 착실히 지킨다. 충치를 예방하려면 그래야 한다는 전문가의 말에 한 번도 의심해 본적이 없다. 치약 속에 미세플라스틱들이 들어 있다는 이야기는 들어본 적도 없다.

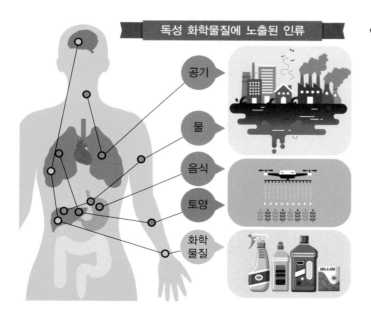

독성 화학물질에 노출된 인류

공기
물
음식
토양
화학물질

● 현대인은 화학물질의 포로가 되었다. 화학물질은 자연에서는 존재하지 않는 것이다. 인체로 들어오는 통로는 코, 입, 피부가 있는데, 인체로 들어온 독소는 80% 정도만 배출되고, 나머지는 몸속의 지방이나 뇌, 뼈 속에 쌓인다. 이 중 일부는 몸에 남아 있던 다른 첨가물과 결합하여 또 다른 독성을 지닌 새로운 화학물질로 변화한다.

회사에서 일상적으로 마시는 인스턴트 커피에 플라스틱 지방이라 불리는 트랜스지방이 들어 있으리라고는 상상도 못한다. 커피를 담는 일회용 컵에는 코팅제 등 수십 종의 화학물질이 있는데, 이것들은 우리도 모르는 사이에 몸으로 들어오고 있다. 우리는 일상적으로 마시는 인스턴트 커피와 편의점에서 손쉽게 먹는 정크푸드(칼로리는 높지만 영양가는 낮은 패스트푸드와 인스턴트 식품)가 몸에 좋지 않은 영향을 준다는 사실을 잘 알고 있다. 그렇지만 이들 독소들이 유입된다고 해서 당장 문제가 일어나지는 않는다. 문제는 이 같이 화학물질의 유해성을 알고 있어도, 그것들 없이는 일상생활이 거의 불가능하다는 점이다. 화학물질 없이는 하루도 살기 어려운 세상이 된 것이다.[1]

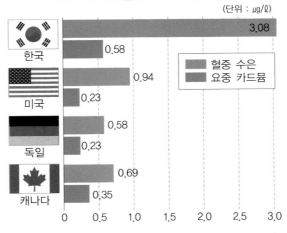

국가별 체내 유해 화학물질 농도
2009~2011년 성인 남녀 6천 명 대상

(단위 : ㎍/ℓ)

■ 혈중 수은
■ 요중 카드뮴

출처: 국립환경과학원

● 한국인의 체내 유해 화학물질의 농도는 세계 최고 수준이다.

---

1) 미국의 과학 저널리스트 수전 프라인켈이 쓴 『플라스틱 사회』는 우리 삶 깊숙이 들어와 있는 플라스틱과의 밀월 관계를 들여다보고 있다. 그녀는 플라스틱이 몸에 닿지 않는 하루를 보낼 수 있을지 알아보기 위해 간단한 실험을 했는데, 불과 10초 만에 화장실 변기에 앉아 있는 자신과 마주하게 되었다.

우리의 일상은 지나치게 자주, 너무 많은 유해 물질에 노출되어 있다. 생활 속에서 알게 모르게 누적되는 이러한 독성 물질은 인체를 병들게 한다. 더구나 한국인의 체내 중금속의 평균 농도는 세계 최고 수준에 달하고 있어 문제가 간단치 않다.

건강의 최대 관건은 독소 차단

유해 독소들이 인체에서 일으키는 질환을 흔히 환경성 질환이라 부른다. 최근 여러 연구를 통해 각종 중금속과 화학물질들이 환경호르몬을 배출해 인체에 치명적인 암을 비롯해 아토피 피부염 등 불치 질환의 원인이 된다는 것이 밝혀지고 있다.

현대인들은 인간의 몸이 만들어질 당시에는 없던 문제에 직면하고 있다. 바로 독성 물질의 과잉 축적이다. 현대인들은 전통 시대에 가졌던 건강한 생활 습관만으로는 건강해질 수 없는 시대를 살고 있는 것이다. 독성 물질의 노출과 유입을 차단하는 것이 건강한 삶을 위한 최대의 과제라고 할 수 있는데, 환경 질환을 예방하고 치유하기 위해서는 무엇부터 해야 할까? 결론부터 말하자면 생활 습관을 변화시켜야 하는데, 그 초점은 유해 독소 차단에 맞춰져야 한다.

인체의 자연 치유 시스템은 자연으로부터 부여받은 위대성을 갖고 있다. 세계 최고의 의사는 우리 몸 안에 있는 면역 체계라 할 수 있다. 면역 시스템은 우리 몸에 유해한 영향을 주는 물질이 외부로부터 들어왔을 때 그 피해를 막고, 몸을 지키는 진화의 산물이다.

인간의 면역 시스템은 유해한 적들을 퇴치하기 위해 박테리아, 바이러스, 세균 등의 적군을 다양한 무기로 방어하고 공격하는 방어 기능, 인체에 유해한 물질을 정리하는 정화 기능, 손상된 인체의 각 기관과 세포를 치유하는 수리·복구 기능 등을 수행한다.

이 같은 인체의 해독 능력은 수백 만 년의 진화를 거듭해 오는 동안 얻은 것이다. 인류는 어떤 식물이 독이 되고, 어떤 식물이 약이 되는지 경험으로 익혀 왔다. 풀을 직접 씹어 본 후 약성과 독성을 파악하다가 독성이 너무 강한 풀을 씹은 후 해독을 하지 못해 죽고 말았다는 신농씨의 설화도 알고 보면 신농씨 개인의 경험이 아니라 인류 전체의 경험이라 할 수 있다.[2]

2. 역치점을 넘어선 독소

해독력을 뛰어넘는 독소량

인체의 해독력이 아무리 뛰어나다 해도 인체가 처리할 수 있는 수준을 넘어서는 독소가 쏟아져 들어오게 되면 세포는 에너지를 잃게 되고, 해독 능력도 힘을 잃게 된다. 그러면 점점 더 많은 노폐물이 세포벽으로 들어가게 되고, 마침내 면역 기능이 떨어지면서 질병으로 나타난다.

진짜 문제는 인체가 과거에 경험하지 못한 상황에 직면하게 되었다는 점이다. 수백만 년 동안 적응해 온 물질과는 전혀 다른 물질이 몸속으로 들어오기 시작한 것이다. 인간의 과학 기술로 탄생한 화학물질은 지금까지 자연계에서 볼 수 없었던 것들이다. 인체는 진화의 과정 동안 이런 물질을 접해 본 적이 없었다.

인체는 위대한 면역력을 가졌지만, 화학물질을 분해할 능력은 아직 갖지 못했다. 유해 화학물질에 대해 효과적인 대응책을 찾지 못하는 것은 어쩌면 당연한 일이다. 음식물을 통해 들어온 식품 첨가물, 화학물질, 농약, 그리고 각종 오염 물질 등은 그 양이 인체가 해독할 수 있는 한계선을 넘어서게 되면 질환으로 나타나게 된다. 인체는 각종 인공 첨가물로 뒤범벅이 된 음식물과, 호흡기와 피부로 끊임없이 유입되는 유해 화학

---

2) 중국 『회남자(淮南子)』 「수무편(修務篇)」에 보면 신농씨는 자편(赭鞭)이라는 신령스러운 채찍을 가지고 각종 약초를 내리쳐 약초에 독성이 있는지, 효능은 어떤지, 약초가 더운 성분인지 찬 성분인지 등을 알아낸 후 사람들의 병을 치료해 주었다고 한다. 그는 직접 풀을 씹어 본 후 효능을 알아냈다고 한다. 하루에 70종의 약초를 맛보면서 그 독성을 파악했다고 하는데, 결국 독성이 너무 강한 풀을 먹고 해독하지 못해 장이 파열되어 죽고 말았다는 설이 있다. 다른 이야기에는 신농씨가 백각충(百脚虫)을 맛보았는데, 그 벌레가 배 속으로 들어가 수많은 작은 벌레로 변하는 바람에 해독하지 못하고 고통스럽게 죽었다고도 한다.

물질에 맞서 고군분투하고 있다.

인체는 배설을 통해 많은 독소들을 배출하며, 피부와 점막을 통해서도 제거하려 한다. 또한 다양한 신체 기관을 통해서도 외부에서 유입되는 독소를 처리하고 제거하는 데 안간힘을 쓴다. 간은 해독 작용을 하고, 신장은 독소 제거에 힘을 다한다. 우리의 인체 시스템은 자극 물질에서부터 스스로를 보호한다. 인체는 폐를 깨끗하게 유지하기 위해 기침을 한다. 기침을 하는 당사자는 고통스럽지만 인체는 기침을 통해 오염물질을 외부로 빼내려는 것이다. 기침은 병이 아니라 오히려 건강하다는 표시라고 할 수 있다.

수많은 화학물질들이 우리 몸으로 들어오지만, 건강한 사람의 경우에는 유해한 물질을 분해하고 배설하는 능력이 있어 큰 문제로 이어지지 않는다. 그렇지만 노약자나 어린이처럼 유해 물질을 분해하고 배출하는 능력이 부족한 사람은 외부의 침입에 무방비로 노출될 수밖에 없다. 음식물, 호흡기, 피부 등으로 유입된 유해 물질이 혈관에까지 침투하여 온몸으로 돌아다니게 되면 인체는 유입된 독소를 배출하기 위해 있는 힘을 다하게 된다. 항문을 통해 배설하고 코를 통해 배출해도 그 유입량을 감당하지 못하게 되면, 결국 피부를 통해 배출을 시도한다.

바디버든을 줄여야 산다

물론 아무리 건강한 사람도 유해 물질이 끊임없이 인체로 들어오는 경우에는 버텨낼 재간이 없다. 오늘날에는 건강한 사람의 자연 치유 능력도 한계치에 도달한 것으로 보인다. 유해 화학물질은 혈관 속으로 들어와 혈류를 타고 온몸 구석구석을 떠돌아다니고 있다.

체내에 쌓여 있는 화학물질의 총량을 '바디버든(body burden)'이라고 하며, 바디버든은 우리 몸을 병들게 하는 유해한 물질이다. 몸을 해치는 유해 물질의 종류는 헤아릴 수 없이 많아지고 있지만, 유해 물질의 종류보다는 유해 물질의 양이 더 중요하다는 의미에서 '바디버든'이라고 표현한 것이다.

이와 같이 바디버든은 몸에 독소가 축적되는 것을 말하는데, 납이나 수은과 같은 중금속, 살충제, 안전하지 않은 식품 첨가물 또는 불소까지 포함된다. 현대의 인류는 일상생활에서 8만 개가 넘는 화학물질을 접하면서 살아간다. 그런데 8만 개가 넘는 화학물질 가운데 안전성 연구가 진행된 것은 불과 200여 개에 불과하다. 사람들은 이러한 화학물질이 건강에 어떤 영향을 미치는지 알지 못하며, 어떤 경우에 어떤 화학물질이 노출되고 있는지조차 알지 못한다.

우리 몸에 얼마나 많은 독소들이 들어와 있는지에 대해서는 기관마다 약간씩 차이는 있지만 100~1000개의 물질이 인체에 들어와 있다고 추정되고 있다. 미국 질병통제예방센터(CDC)는 「환경 화학물질에 대한 인간 노출에 관한 네 번째 국가 보고서」에서 미국인의 혈액과 소변에 적어도 212개의 화학물질이 있다고 보고하였다.

매일같이 화학물질들이 조금씩 우리의 몸속으로 들어오고 있지만 인체는 '화학물질을 해독할 수 있는 용량'을 갖추고 있기 때문에 건강을 유지할 수 있는 것이다. 그렇다고 인체가 무한대의 해독 능력을 갖고 있는 것은 아니다. 화학물질을 해독할 수 있는 용량에는 한계가 있기 때문이다. 우리의 몸은 스스로 정화하는 메커니즘을 가지고 있지만, 몸에서 제거할 수 있는 것보다 더 많은 독소에 노출되면 해독 능력에 한계가 생긴다. 이 상태가 되면 지방 조직과 장기에 독소가 축적되기 시작하며, 축적량이 많아질수록 건강은 나빠질 수밖에 없다.

이것을 역치(閾値)를 넘어선다고 한다. 역치점은 생물이 외부 자극에 반응하는 데 필요한 최소한의 자극 크기를 말하는데, 대부분의 독성 성분은 70~80%까지는 활동하지 않다가 역치점을 넘어서면 활동하기 시작한다.[3] 인체에 유해한 성분이 들어오면 몸의 방어 시스템에 교란이 생기고 장애가 발생한다.

인체가 감당할 수 있는 역치점을 넘어선 상태를 흔히 화학물질과민증[4](Multiple

3] 이승남, 『내 가족을 위협하는 밥상의 유혹』, 경향미디어, 2010, p.5.
4] 화학물질과민증은 1980년대 중반에 미국 예일대 마크 컬렌 교수가 처음 명명한 것으로 샴푸, 세제, 향수, 책, 신문 등의 냄새만 맡아도 구토, 발열, 두드러기 등의 증상이 나타나 평생 격리된 채 살아야 하는 질병이다.

Chemical Sensitivity)이라 한다. 화학물질과민증은 화학물질을 해독할 수 있는 용량이 개인마다 다르기 때문에 화학물질의 양을 정량화하기 어렵다. 허용 기준치라는 것이 있지만 개인에 따라 의미 없는 수치가 되곤 한다.[5]

기준치 이내라고 하더라도 생물 내에서의 농축 문제에 직면한다. 중금속이나 유해화학물질은 물속에 유입되면 식물성 플랑크톤이나 물풀에 흡수되고, 이 물질이 먹이사슬에 따라 생물체 내에 점차적으로 축적된다. 농약으로 쓰이는 디디티(DDT)의 경우 식물성 플랑크톤에 0.001ppm이 축적되면, 동물성 플랑크톤에는 0.1ppm, 작은 물고기에는 2ppm, 큰 물고기에는 10ppm, 큰 물고기를 먹는 사람에게는 15ppm으로 축적된다. '미생물 → 플랑크톤 → 작은 새우류 → 작은 물고기 → 큰 물고기 → 사람'의 연쇄에 의해 수중 농도의 수십만 배로 농축된다. 먹이사슬의 최상위 단계에 있는 사람은 수십만 배로 농축된 DDT를 섭취하게 되는 셈이다.

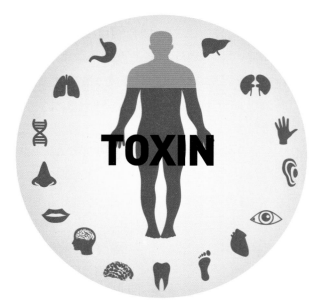

● 환경성 질환은 인체에 독소가 축적되어 나타나는 질환이다.

---

5) 야마모토 히로토, 『오염된 몸, 320킬로그램의 공포』, 여성신문사, 2006, pp.56-57.

3. 화학물질의 칵테일 효과

허용 범위가 안전선은 아니다

정부나 전문가라고 하는 사람들은 흔히 1일 허용 섭취량(acceptable daily intake)을 들먹이며 안전성을 강조하곤 한다. 1일 허용 섭취량은 소비자가 병에 걸리지 않고 매일 섭취할 수 있는 독극물의 최대량을 정한 것이다.

그런데 1일 허용 섭취량이라는 것의 실체가 매우 모호하다. 이 기준은 정부에서 객관적인 방법의 연구를 토대로 만든 것이 아니다. 해당 독소를 생산한 기업이 자의적으로 정한 화학물질 노출 기준치를 보건당국이 그대로 받아들여 쓰는 것이다. 기업이 자신의 이윤을 극대화하기 위해 임의로 만든 기준인데, 이것을 국민의 건강을 책임져야 할 정부가 의심도 없이 그대로 따르고 있다는 것은 충격이 아닐 수 없다. 잔류 농약 최대 허용량 또한 애매하기는 마찬가지다. 기업은 허용량의 근거 자료가 되는 데이터를 영업 기밀로 분류해 놓고 공개하지 않고 있다.

1일 허용 섭취량과 잔류 농약 최대 허용량은 매우 과학적인 것처럼 보인다. mg/kg이라는 단위가 아주 근사해 보이고, 아라비아 숫자는 객관적이고 과학적 정확성을 담보하는 것처럼 보인다. 하지만 에릭 밀스톤은 이것이 과학적인 개념이 아니라고 강조한다. 그는 우선 리스크의 범위를 나타내는 값이 아니라 허용 범위임을 강조한다. 허용 범위란 사회적이고 규범적이며 정치적 혹은 상업적인 개념인데, 허용 범위의 개념 뒤에는 '얻는 이익에 비해 리스크를 허용할 만한가' 하는 질문이 늘 숨어 있다. 그런데 화학물질을 사용해서 이익을 보는 쪽은 항상 소비자가 아닌 기업이라는 것이 문제다. 따라서 리스크를 감수하는 쪽은 소비자이고 이익을 가져가는 쪽은 기업이라는 것이다.[6]

독소의 위험성을 동물 실험을 통해 확인하는 것에도 한계가 있다. 독성이나 발암성 테스트를 할 때 현실적으로 인체를 대상으로 할 수 없으며, 절대 그래서도 안 된다. 따

6) 마리 모니크 로뱅, 『죽음의 식탁』, 판미동, 권지현 옮김, 2014, p.333.

라서 당연히 동물 실험에 의존할 수밖에 없다. 사용량 기준도 동물 실험 결과를 보고 판단한다.

그러나 사람과 동물은 생리 체계가 다르기 때문에 어떤 물질에 대한 분해·흡수 능력이 서로 같을 수 없다. 물론 어쩔 수 없는 한계라는 점은 인정하더라도 정부의 발표를 100% 신뢰할 수는 없는 것이다. 영국 리버풀대학의 독물 병리학자인 비비언 하워드 박사는 "우리를 당장 죽게 하지 않기 때문에 안전하다고 가정할 뿐"이라고 말한다.

소비자를 기만하는 전문가들의 연구와 허술한 정부의 관리 체계로 인해 위협받는 이는 결국 소비자들이다. 발암물질이라고 평가받고 있는 아스파탐이 6,000개의 식품과 300개 이상의 의약품에 첨가제로 쓰이고 있다. 불임의 원인이 되는 비스페놀A는 플라스틱 용기, 통조림과 음료수 캔, 젖병 등에 버젓이 사용되고 있다. 극소량의 화학물질이라도 인체에 치명타를 가할 수 있다. 예를 들어 비스페놀A 2ppb는 내분비 조직을 교란함으로써 선천성 결손증을 유발한다. 그런데 2ppb이라는 양은 어느 정도일까? 미국 뉴욕에서 영국 런던까지의 거리 5570.2km를 두루마리 휴지로 풀어놓았을 때 단 2장의 분량에 해당한다.

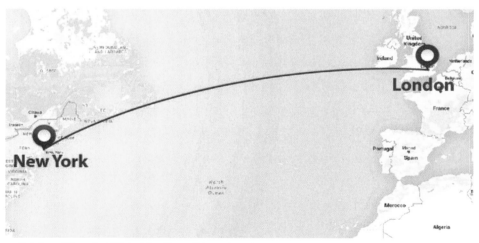

● 내분비 조직을 교란, 선천성 결손증을 유발할 수 있는 비스페놀A 2ppb는 미국 뉴욕에서 영국 런던까지를 두루마리 휴지로 풀어놓았을 때 단 2장의 분량에 해당한다.

인류는 모두 오염되었다

과학자들은 오늘날 인체를 병들게 하는 체내 축적물이 최소 700여 종이라고 보고 있다. 지구상 어느 지역에 살든 이 정도는 화학물질에 오염되어 있다고 봐야 한다. 미국의 화학물질 생산량은 1992년 4,350억 파운드, 1인당 1,600(720kg)파운드였다. 전 세계의 생산량은 이보다 대략 4배쯤으로 추정되며, 10만 종의 합성 화학물질이 시장에 나와 있다. 정부는 도대체 뭘 하고 있는지 궁금해하는 사람도 많을 것이다. 하지만 현존하는 검사 시설로는 매년 500종의 물질만을 검사할 수 있을 뿐이다. 정부가 할 수 있는 일은 거의 없다고 봐야 한다.

1일 허용 섭취량이 얼마나 기만적인 것인지는 '체내 화학물질 축적량'과 '칵테일 효과'를 보면 적나라하게 드러난다. '체내 화학물질 축적량'이란 한번 체내로 들어온 화학물질은 체내에서 사라지지 않고 축적된다는 개념이고, '칵테일 효과'란 여러 화학물질이 상호 작용하여 그 부작용이 증폭되는 현상을 말한다.

1일 허용 섭취량만 볼 때에는 안전한 것으로 평가되어도, 미량의 다양한 화학물질이 체내에 축적되고 서로 반응하여 시너지 효과를 일으킬 수 있다는 점에서 1일 허용 섭취량은 그다지 의미가 없는 수치라 할 수 있다. 『죽음의 식탁』의 저자 마리 모니크 로뱅은 "현재 시스템은 부조리를 안고 있다. 우리가 수백 가지 화학물질에 동시다발적으로 노출된다는 사실을 전혀 고려하지 않기 때문이다. 실질적으로는 화학 폭탄이라고 해도 좋을 수많은 화학물질의 혼합물에 노출되는 데도 평가는 화학물질 하나하나에 대해 개별적으로 이뤄지고 있다"고 말하고 있다.[7]

지난 2003년 유럽연합(EU) 환경 담당 집행위원 마르고트 발스트롬은 유럽연합 집행위 기자 회견장에서 무려 28종의 독성 화학물질이 축적된 것으로 드러난 자신의 혈액을 '화학물질 칵테일'이라고 부르며 검사 결과를 공개해 충격을 던져 줬다. 스웨덴 북부의 청정 지역에서 성장한 발스트롬 자신도 놀랐다고 털어놓았다. 가전제품과 카펫, 가구, 식품 등에 포함된 77종의 화학물질 함유 실태를 조사하기 위해 세계야생생

---

7) 마리 모니크 로뱅, 위의 책, pp.521-522.

물기금(WWF)이 실시한 혈액 검사에 자원한 그의 혈액에서는 1970년대에 사용이 금지된 DDT를 비롯한 각종 살충제와 가전제품에 사용되는 폴리염화비페닐(PCB)류, 그리고 난연제로 사용되는 폴리브로미네이티드디페닐에테르(PBDE)류 등 인체에 잠재적으로 유해한 독극물들이 축적되어 있음이 발견됐다.

혈액 분석을 맡았던 독물 병리학자 비비언 하워드 박사는 "발스트롬의 혈액 오염 정도는 평균 수준이지만 이 수준은 발스트롬이 두 아들을 낳기 전보다 2~3배 높은 것"이라며 "이 같은 검사 결과는 누구나 독성 물질에 노출되어 있음을 보여 준 것"이라고 말했다.[8]

화학물질의 칵테일 효과란 각기 다른 화학물질들을 동시에 섭취할 경우 따로 섭취할 때보다 100배나 많은 손상을 입는 것을 말한다. 최근의 과학자들은 화학물질들이 함께 기능할 수 있으며, 개개의 화학물질들의 '작고 의미 없어 보이는 미량'도 축적된 효과를 가질 수 있다는 증거들을 발견하고 있다.[9]

농약의 잔류물 허용 기준치는 손상을 입기 시작하는 최소량의 1/100 수준으로 정하고 있다. 이렇게만 놓고 본다면 인체에 해로울 것은 없어 보인다. 그런데 사과, 벼, 포도, 복숭아 등 농작물마다 다른 농약을 친다고 가정할 때, 식탁에 오르는 농약 성분은 100여 가지가 넘을 수도 있다. 독성 전문가들도 칵테일 효과의 범위와 결과에 대해서는 제대로 알아낼 수 없다.

---

8) 한겨레신문, 「내 혈액은 화학물질 칵테일」, 2003년 11월 7일자.
9) 테오 콜본, 『도둑맞은 미래』, 사이언스북스, 권복규 옮김, 2006, p.174.

4. 자연과 멀어져서 생긴 환경성 질환

자연의 순리를 저버린 대가

살아 있는 모든 존재들에게 병은 그림자처럼 붙어 다니는 동반자라 할 수 있다. 건강 관리를 아무리 열심히 해도 어느 순간 곁에 병이 다가와 있다. 그렇다면 병은 어떤 상황에서 발생할까? 병은 인체 내·외부의 유해 요소들의 침해로 인해 생체 환경이 교란, 파괴될 때 발생한다고 한다. 유해 물질이나 세균 등이 우리 몸으로 들어오거나, 영양 결핍 상태가 지속되거나, 잠을 잘 못 자고 휴식을 못한 상태에서 과로하거나, 스트레스를 과도하게 받아 정신적으로 피폐해진 상황이 되면 병에 걸릴 수 있다는 것이다.

자연은 무질서하게 보이지만 정해진 질서에 따라 정확하게 운행되고 있다. 인간도 자연의 질서 속에서 살아가며, 인체의 생체 환경은 자연의 인과율을 철저히 따르고 있다. 들어온 것이 있다면 나가는 것도 있다. 좋은 것이 들어오면 좋은 결과가 나오고, 나쁜 것이 들어오면 나쁜 결과가 나온다. 잘못된 음식을 섭취하거나 독성 물질에 노출되면 인체는 각종 질환에 시달리게 되는 것이다.

인간은 환경의 영향 아래 살아가기 때문에 환경이 오염되면 인체도 오염될 수밖에 없다. 인간은 인적(人的) 환경, 문화적 환경뿐만 아니라 자연적 환경의 영향력 아래 놓여 있다. 산업화와 도시화에 따라 인간은 자연에서 멀어지게 되었고, 암, 심혈관 질환, 비만, 아토피, 당뇨병 등 각종 질환에 시달리게 되었다.

이런 질환들을 두고 흔히 환경성 질환, 또는 생활 습관병이라고 한다. 오염된 환경이라는 측면에서 보면 환경성 질환이라고 하고, 잘못된 생활 습관이 초래한 병이라는 측면에서 보면 생활 습관병이라고 한다. 학문적으로 명확하게 정의되지 않은 측면이 있으며, 현재 세계적 추세도 환경성 질환에 생활 습관병을 포함하고 있기 때문에 이 책에서는 같은 틀에서 보고자 한다. 환경성 질환에 대해 2008년 환경부에서 펴낸 좋은 자료집이 있다. 「환경성 질환 정의 마련과 목록 작성을 위한 연구」 최종 보고서가 그것

인데, 여기서는 이 자료를 토대로 정리하고자 한다.[10]

　유해 환경과 환경성 질환에 대해 가장 명료하게 정리하고 있는 기관은 캘리포니아대학교 CPRC(California Policy Research Center)이다. CPRC는 유해 환경에 대해 '인간의 건강에 알려진 혹은 잠재적 영향을 미칠 수 있는 환경에 존재하는 화학물질, 물리적 요인들, 생체 역학적 자극, 생물학적 독성 물질'로 정의하고, 환경성 질환(Environment Related Disease)에 대해서는 다음과 같이 정의하고 있다.

　"유해 환경(화학적, 물리적, 생체 역학적 자극, 생물학적 독성 물질)과 관련될 수 있는 만성 질환, 선천성 결손증, 발달 장애, 그리고 다른 비감염적 건강 요인을 말한다. 인간 질환의 원인은 환경적, 생활 습관적, 사회 경제적, 유전적 요인의 복합으로 다요인적이며, 개인에 있어 이러한 요인들 중 어느 하나가 질병 위험에 더 크게 작용할 수 있다. 하지만, 대부분 환경은 그 정도는 다르더라도 질병의 발병과 진행에 영향을 미친다."

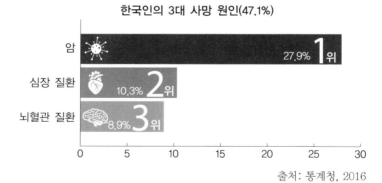

출처: 통계청, 2016

● 한국인의 3대 사망 원인은 암, 심장 질환, 뇌혈관 질환이다. 그런데 이들 질환들은 하나의 원인으로 발생한다. 다름 아닌 독소 식품이다. 식품의 공업화로 우리가 먹는 음식은 병의 원인으로 변질되고 말았다.

---

10) 강대희 외, 「환경성 질환 정의 마련과 목록 작성을 위한 연구」, 환경부, 2008.

환경의 역습이 시작되었다

유해 환경이 유발하는 질병을 환경성 질환이라고 할 수 있는데, 세계보건기구(WHO)는 2004년 「World Health Report」에 보고한 102가지 질환 중 85가지의 질환이 환경 요인에의 노출에 의한 것이라고 분류했다.

그런데 환경성 질환을 어디까지로 볼 것인가에 대해서는 굉장히 어려운 측면이 있다. 어떤 질환이 발생했다고 할 때, 그것이 환경적 요인에 의한 것인가, 그리고 어디까지를 질환의 원인으로 인정할 것인가 하는 문제에 부딪친다. 어떠한 질환이 환경적 요인에 의해 발생했다고 밝히는 것 자체가 복잡하고 시간을 요하는 문제이다. 또한 대부분의 질환은 여러 복합적인 요인에 의해 발생하기 때문에 더욱 애매모호해진다.

그럼에도 불구하고 환경의 변화로 인한 환경성 질환이 실제적으로 증가하였다는 부분에서는 이견이 없다. 미국의 경우 대기오염 관리에 약 300억 달러(한화 약 33.2조 원), 유해 폐기물의 처리 및 건강 영향 조사를 위해 약 85억 달러(한화 약 9.4조 원)의 연방 예산이 책정되어 있다. 대표적인 환경성 질환으로 꼽히는 천식의 경우 1천만 명 정도의 유병률을 보이고, 약 45만 명 정도가 입원 치료 중이며, 치료 경비만 약 62억 달러(한화 약 6.8조 원)가 소모되고 있는 것으로 예측된다.

비교적 깨끗한 환경으로 알려진 유럽에서도 아동 7명 중 1명은 천식을 앓고 있으며, 호흡기계 질환이 가파르게 증가하여 입원 치료를 해야 할 정도의 중증으로 치닫고 있다. 유럽에서는 대기오염으로 인하여 1년에 6만 명 정도가 사망하는 것으로 추측되고 있으며, 전 세계적으로 3백만 명의 사람들이 대기오염으로 사망하는 것으로 추정되고 있다. 그런데 서유럽의 어린이들이 동유럽 어린이들에 비해 천식을 앓는 비율이 10배 이상 높은 것으로 볼 때, 천식과 환경오염의 상관관계를 짐작케 한다.

EU에서 규정하고 있는 질병 유해 환경 인자는 다음과 같다.
- **소음** : 환경 중 소음은 짜증, 수면 방해, 청력 손상, 행동 장애, 의사소통 방해 등을 유발한다.

- 다이옥신(Dioxin) : 암 유발 물질로, 다이옥신에 노출되면 면역 체계, 신경 체계, 호르몬 분비에 이상을 나타내며, 특히 생식기계에 악영향을 미친다.
- **내분기계 교란 물질** : 내분기계 교란 물질에 지속적으로 노출되면 호르몬과 관련되는 기관의 암 발생(여성의 경우 유방암/자궁암, 남성의 경우 전립선암/고환암)이 증가된다는 보고가 있다. 그리고 남성의 경우 정자 수의 감소, 어린이의 경우 신경 발달 장애, 지능 저하 등을 유발한다는 연구 결과가 있다.

염색약이 갑상선, 유방암의 원인이 될 수 있다

염색으로 인한 부작용 가운데 피부 착색이 있다. 노○○ 씨는 헤나 염색을 한 후 얼굴이 검게 변했다. 병원에서는 "치료할 수 있는 방법은 없으며, 시간이 지나면 저절로 없어진다"고 했다고 한다. 물론 염색 물질로 인한 착색은 우리 몸의 자정 작용에 의해 없어질 수 있다.

노 씨의 사례는 염색약이 모공을 통해 목까지 내려올 수 있다는 것을 입증하는 자료가 된다. 염색약이 몸속으로 침투할 수 있다는 것은 다른 물질도 가능하다는 것을 의미한다. 즉 샴푸에 있는 계면활성제, 파라벤 등의 방부제, 프탈레이트 등의 화학물질 등이 목이나 가슴 등으로 내려간다는 추정은 어렵지 않다.

여성의 가슴에서 방부제(파라벤)가 발견되고, 양수에서 샴푸 냄새(프탈레이트)가 난다는 것은 이를 입증하는 사례라 할 수 있겠다. 중년 여성들의 갑상선암, 유방암, 자궁암, 탈모 등의 원인 중에 샴푸, 염색 등이 있는 것은 아닌지 의심된다. 실제로 염색약이나 파마약에 포함된 중금속과 화학물질이 인체에 흡수되며, 주로 두피의 모공을 통해 장기로 전달된다는 연구 결과는 적지 않다.

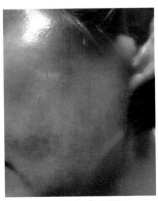
2018년 7월 18일

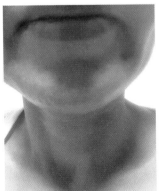
2018년 7월 18일

매일 머리를 감는 샴푸, 식사 후 의례처럼 맞이하는 치약, 출근길을 더욱 상쾌하게 해 주는 향수, 서랍 안에 있는 접착제, 세탁실에 있는 표백제와 세제 …….

우리가 아무렇지도 않게 매일 접하는 많은 생활용품은 우리 삶을 편리하고 효율적으로 만들어 준다. 이들이 우리의 몸을 공격하여 질병을 만들 것이라고는 상상조차 할 수 없다. 그러나 이들 중 상당수에는 건강을 위협하는 독성 물질이 교묘히 숨어 우리의 몸을 공격하고 있다. 독소에 찌든 인체는 티베트의 독수리조차 거부하게 만들었다. 독수리들이 사체를 먹지 않아 조장(鳥葬)[1]이라는 풍습이 단절될 정도라고 한다.

---

1) 조장이란, 티베트의 장례 풍습이다. 말 그대로 시신을 새(조류)에게 맡겨 자연적으로 처리하는 장례법이다. 시체를 산 중턱에 운반하여 승려들이 시체를 해체하고 뼈를 분쇄하고 내려오면, 수십 마리의 까마귀와 독수리가 날아와 흔적도 없이 시체를 먹는다. 육체는 새에 의해서 하늘로 운반된다는 티베트인의 생각에 근거를 둔 장례 풍습이라 할 수 있다.

독소가 만든 병

1. 오염된 혈액과 피부 질환

피부 질환은 혈액 오염의 증거

체내에 독소 수치가 높아지면 혈액이 오염되어 독소를 피부로 배출하게 되는데, 그것이 바로 피부염이다. 피부염은 가려움에서 시작하여 진물이 나오는 등의 염증으로 악화된다. 이런 증상이 나타난 환부에서 피를 뽑아 보면 젤리 같은 핏덩어리가 나온다. 이는 어혈이라고 하는 것인데, 어혈은 바로 혈액이 오염되었음을 보여 주는 증거라 할 수 있다.

박○○ 씨(50세)의 경우 가려움을 유발하는 환부에서 사혈[2]을 해 보니 핏덩어리가 나왔으며, 이후 가려움 증상이 다시 시작되지 않았다. 박 씨는 특별한 피부 질환은 없었는데 10여 년 전 어느 날부터인가 무릎 아래부터 발목까지 종아리가 심하게 가려웠

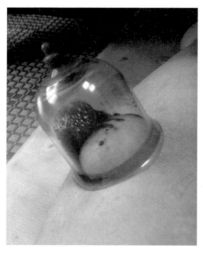

다. 가려움은 참을 수 없을 정도로 심해졌으며, 일상생활이 어려울 정도였다. 가려움이 피부 질환이라고 생각하지 않았기 때문에 병원에 가지는 않았다. 긁지만 않으면 가렵지도 않았으나 한번 긁기 시작하면 피가 나올 때까지 긁어야 했다. 2017년 여름에는 긁지 않아도 가려움이 시작되었다. 양말을 신으면 양말 목 부분과 접촉되는 피부가 유난히 가려웠기 때문에 양말 등 화학 섬유와의 접촉이 원인인 것 같다고 말했다.

● 사혈을 통해 나온 혈액은 거품과 함께 젤리처럼 덩어리가 되어 있었다. 오염된 혈액이 가려움을 유발한 것으로 보인다.

---

2) 사혈이란, 질병이 있는 부위나 혹은 질병과 연관된 부위를 침 등으로 찌른 후 혈액을 짜내어 병을 치료하는 방법으로 증상을 완화하는 데 빠른 효과가 있다. 다만 체력이 안 되는 사람이 함부로 해서는 안 되며, 횟수도 10일에 한 번 정도로 제한해야 한다. 유튜브에서 '사혈'을 검색해 보면 좋은 자료들이 많이 있으니 참고하면 된다.

독소가 피부 깊숙이 자리를 잡고 있어서 자미원을 바르면서 사혈을 함께하도록 했다. 사혈을 하니 진한 젤리 형태의 피가 나왔다. 며칠 뒤 가려움이 사라지고, 그로부터 1주일 뒤에는 다리에 남아 있던 긁은 자국들까지 없어졌다. 10년 이상을 괴롭히던 가려움이 이렇게 짧은 시간에 사라질 수 있으리라고는 상상조차 못했다고 한다.

피부에 문제가 있다고 생각할 때 우리는 즉시 피부과로 달려간다. 병원에서는 대증요법(對症療法)적인 처방을 한다. 병원의 처방은 거의 정해져 있다. 스테로이드, 면역조절제, 항히스타민제, 항생제, 항염제 등 거의 이 범주에서 벗어나지 않는다. 병의 근원을 해결하는 것이 아니라 증상만 잠시 누그러뜨리는 즉, 대증요법에 한정되어 있다. 질환을 일으킨 근본적인 원인에 대해서는 관심을 두지 않는다. 눈앞의 증상만 억제하고자 하는 대증요법만으로는 질환을 야기한 원인을 제거하는 근본적인 치유가 어렵다. 증상만 억누르면 당장은 치료가 된 것처럼 보이지만, 결국에는 치유 작용을 억제당한 몸의 병은 더욱 악화된다.

앞에서 언급했지만 피부는 몸속에서 발생한 문제를 알려 주는 신호등이다. 자동차에서 깜빡거리는 계기판이 보기 싫다고 꺼 버리면 큰 고장으로 이어지는 것과 같다.

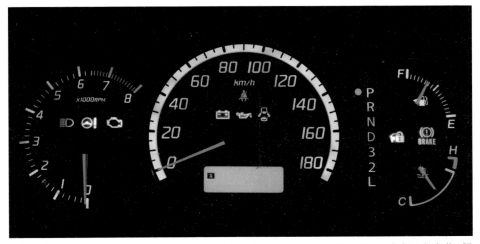

● 현대 의학의 대증요법은 자동차의 경고등이 알려 주는 문제를 해결하기보다는 경고등 자체를 꺼 버리는 행위와 같다.

브레이크 경고등이 깜빡거리면 브레이크를 갈아 줘야 문제를 해결할 수 있다. 경고등 자체를 꺼 버리는 것은 문제 해결을 회피함으로써 대형 사고를 유발할 수 있는 위험한 행동이다.

우리는 피부에 대해 모르는 것이 너무 많다. 피부가 하는 일도 잘 모르고, 특성도 알지 못한다. 피부는 인간 신체의 껍질, 즉 보호막 정도로 생각하는 경우가 많은데, 이는 오산이다. 피부만 잘 살펴도 병세를 관찰하여 알아낼 수 있고, 원인이 애매한 질환의 본질도 찾아낼 수 있다. 그것은 피부가 소우주인 인간과 대우주인 자연과의 교류(交流) 통로이기 때문이다.

예를 들어 장(腸)이 좋지 않아 피부에 발진이 생겼는데, 피부에 스테로이드만 바르게 되면 어떻게 될까? 발진은 일시적으로 진정되겠지만 몸속의 독소를 더 많이 쌓이도록 방치하는 결과로 이어질 것이다. 스테로이드 독소로 고생하는 사람이 적지 않은 것이 그 증거라 하겠다.

중요한 것은 피부로 나타난 문제의 근본적인 원인을 알아내는 것이다. 상한 음식의 독성으로 인한 발진일 수도 있고, 계면활성제의 독성이 침투해서 일어난 발진일 수도 있다.

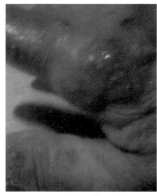 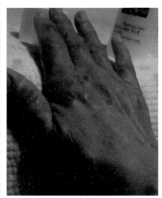 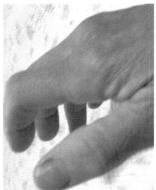

2016년 10월 30일　　　　　　2016년 11월 3일　　　　　　2017년 2월 15일

● 계면활성제가 침투하여 주부습진에 걸린 김○○ 씨(59세). 주부습진은 계면활성제 독소가 제거되지 않으면 치유되지 않는다.

"언제부터 이런 증상이 생겼지?"

문제가 생겼을 때는 스스로에게 진지하게 질문을 던져 볼 필요가 있다. 누구보다도 자신이 잘 알 것이다. 문제가 발생한 즈음에 어떤 원인이 제공되었을 가능성이 많다. 경기도 안산의 김○○ 씨(59세)가 손에 주부습진이 생겼다며 상담을 왔다. 주부습진이 너무 심해서 통증을 견디지 못 하겠다며 하소연을 하였는데, 주방세제(계면활성제)가 손에 침투하여 퉁퉁 부었던 것이다. 우선 미네랄 이온수(자미원 겔)를 이용해 독소를 제거하고, 원적외선 찜질 등을 제안했다. 그 결과 4개월 만에 통증이 없어졌고 붓기도 빠졌다고 한다.

같은 증상이라도 어떤 원인에 의해서 발생했는지 정확하게 파악할수록 문제 해결은 빨라진다. 다시 한 번 강조하지만, 피부의 문제를 해결하기 위해서는 피부가 아니라 몸속을 들여다봐야 한다.

루푸스라는 질병도 마찬가지다. 찾는 병원마다 병명이 계속 달라지지만 그 원인에 대해서는 한결같이 입을 다문다. 병원의 처방은 스테로이드, 면역 억제제, 항생제의 범주를 벗어나지 않는다. 병원에서는 아토피와 마찬가지로 원인을 알 수 없는 질환이라고 한다. 필자의 경험으로는 루푸스든, 아토피든 병명에 관계없이 피부 질환은 독소로 인해 혈액이 오염되고, 오염된 혈액을 정화하기 위해 피부로 독소가 배출되는 증상으로 보인다. 왜냐하면 병원에서 병명을 모른다고 한 것들이 한결 같이 디톡스만 하면 개선되기 때문이다.

캐나다 교포인 원○○ 씨는 병원에서 루푸스로 진단받았다고 한다. 이민을 가기 전 얼굴에 붉은 점 같은 것이 생겼는데, 피부과에서는 여드름이라며 스테로이드 연고와 약을 처방해 주었다고 한다. 증상이 심해질 때마다 연고를 바르고 약을 먹었다. 캐나다로 이민 갈 때 스테로이드 연고도 넉넉하게 챙겨 갔으며, 많이 바르면 좋아질 것이라고 생각하여 밤에 잘 때 얼굴에 듬뿍 바르고 갔다. 캐나다 이주 후 현지 적응과 이민 영주권 스트레스, 영양 부족 등이 맞물리면서 염증은 얼굴 전체로 확산되었다.

건강 상태는 악화되는 데도 불구하고, 하루 8시간 동안 서서 하는 일을 하다 보니 과로로 쓰러졌다. 병원에서는 처음과 달리 루푸스라고 했다. 인체의 면역계가 자신의 인체를 공격한다는 것이었다. 스테로이드, 항생제, 항암제를 처방받고, 4개월 정도 병원 치료를 받았으나 상태는 점점 더 악화되었다. 입술 주변은 진물이 흐르고, 스테로이드 효과도 떨어졌다. 스테로이드 부작용을 알고 난 후 스테로이드를 끊고, 현미식으로 식단을 바꿨으나 피부 상태는 더욱 악화되었다. 현대 의학으로는 루푸스 질환을 치유할 수 없다는 의사의 말을 듣고 원 씨는 절망했다.

자미원 자연 치유법을 알게 된 원 씨가 필자에게 연락해 왔다. 2017년 5월 리셋Q1을 먹고, 올인원 겔을 바르는 것으로 자연 치유를 시작했다. 며칠이 지나자 장의 기능이 좋아지고 변비도 없어졌으며, 손발이 따뜻해지고 얼굴의 염증도 가라앉기 시작했다. 한 달 후, 얼굴의 붉은색은 큰 변화가 없었지만 열감이나 민감함은 줄어들었다. 이후 염증이 있는 부위에서 통증과 함께 진물이 나오는 리바운드 현상이 몇 차례 나타났다. 7월이 되자 얼굴의 붉은색도 옅어졌고, 염증도 많이 가라앉고 통증도 없어졌다. 몸의 피로도 없어지고 건강함을 되찾기 시작했다. 혈액 검사 결과 이상 없다는 결과가 나왔다. 병원에서도 루푸스가 치유되는 현상에 대해 의아해하면서 자신들의 진단에 대해 '루푸스가 아니었나?'하는 의구심을 가졌다. 원 씨는 아직 완치는 안 되었지만 개선되고 있다는 점에서 새로운 희망을 갖게 되었다고 한다.

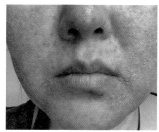 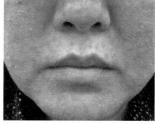 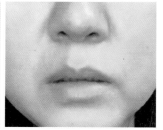

| 2017년 4월 30일 | 2017년 6월 3일 | 2018년 8월 9일 |

● 불치 질환으로 알려진 루푸스도 점차 개선되고 있다. 혈액 검사 결과 이상 없다는 결과가 나왔고, 피로도 많이 사라지고 있다고 한다.

아토피는 약이 만든 병

아토피도 마찬가지라고 생각한다. 근본 원인은 독소로 인해 혈액이 오염되어서 나타나는 증상이라는 점 말이다. '아토피(atopy)'라는 용어는 고대 그리스어 '아토피아(ἀτοπία)에서 유래한 단어로 '이상한', '비정상적인'이란 뜻이다.[3] 현대 의학에서는 아토피 피부염(atopic dermatitis)이라고 규정하고 있으며, 발병 원인에 대해서는 환경적인 요인과 유전적인 요인, 면역학적 반응 및 피부 장벽의 이상 등이 의심받고 있다. 환경적인 요인은 말 그대로 환경이 오염되면서 인체가 그 영향을 받아 아토피 질환이 생겼다고 보는 것이다.[4]

그런데 아토피의 발병 원인을 명확하게 밝혀내지 못하다 보니 뚜렷한 치료법도 찾지 못하고 있다.[5] 병원에서는 20%만 치료해도 성공적이라는 말이 있다. 그래서인지 아토피로 고통받는 환자는 꾸준히 증가하고 있다. 국내의 한 논문에 의하면 1995년 15세 이하 어린이 아토피 유병률은 약 10%로 나타났으며 2000년에는 15%로 증가하였다고 한다.[6]

그렇다면 아토피의 원인은 무엇일까? 유전적 문제, 면역 장애, 체질적 문제, 폐의 기능 저하, 알레르기 반응, 피부 장벽 이상 등 온갖 원인들이 지목되었다. 심지어 수백만 년 동안 인간과 함께 살아온 집먼지 진드기까지 범인으로 의심받고 있는 실정이다.

최근에는 환경오염이 의심받고 있다. 한국에서 아토피가 등장한 1980년대는 환경오염 역시 사회적 문제로 대두되던 시기다. 천식, 알레르기 비염, 아토피 등이 이 시기

3] '아토피(atopy)'는 1923년 미국의 의사 로버트 쿡과 면역학자 아서 코카가 공동으로 논문을 발표하면서 '아토피'라는 이름을 처음 사용했는데, 어원이 되는 'topos'는 장소를 의미하는 단어다. 반대의 뜻으로 사용되는 a를 앞에 붙이게 되면 '장소 밖(out of place)'을 의미하게 된다. 즉 아토피는 '이상한, 비정상적인 질환'을 의미한다고 볼 수 있다.

4] 삼성서울병원 아토피 환경보건센터, 『아토피 질환 예방·관리 총람』, 환경부, 2012, pp.11-14.

5] 서울대병원 자료에서 제시된 치료법을 요약하면 다음과 같다. '부신피질호르몬제, 면역조절제, 국소 면역조절제, 항히스타민제가 사용된다. 알레르겐, 자극 물질, 스트레스를 피하도록 하는 다각적인 치료가 필요하며, 환자에 따라 개별화된 치료를 시행해야 한다.'

6] 김규한, 「아토피 피부염의 우리나라 현황 및 특징」, 『대한의사협회지』 제57권 제3호, 대한의사협회, 2014, pp.208-209.

를 기점으로 등장하기 시작했다. 자동차 배기가스, 공장 가동 등으로 인한 대기오염과 수질오염, 밀폐된 주거 형태인 아파트로 인한 실내 환경의 변화, 화학 첨가물로 범벅이 된 가공식품 등이 아토피의 원인으로 꼽히고 있는 것이다.

우리는 자동차 매연, 담배 연기, 가정용 취사 기구, 건축 자재, 페인트 등이 배출하는 오염 물질 속에서 생활하고 있다. 이들이 방출하는 포름알데히드, 톨루엔, 에틸벤젠, 벤젠, 휘발성 유기 화합물, 이산화황, 자일렌 등이 인간의 몸을 유린하고 있는 것이다. 새집 증후군이라는 말이 등장한 것도 이런 배경을 두고 있다. 새로 지은 건물이나 리모델링한 집에 들어가면 특유의 냄새를 맡을 수 있는데, 이것은 건축 과정에서 사용된 온갖 종류의 화학물질들에서 나오는 것들이다.

이 같은 유해 화학물질로 범벅이 된 집에 들어가게 되면 이전에 없었던 피부염, 두통, 구토, 현기증, 알레르기 등 각종 질환에 시달리게 된다. 체내에 유입된 중금속 등의 독소가 아토피 등 환경성 질환의 원인이 될 수 있다는 연구 결과는 헤아릴 수 없이 많다. 국내의 아토피 환자들의 평균 혈중 수은 농도는 미국이나 독일에 비해 높은 것으로 나타났다. 연구 결과 혈중 수은 농도가 높아질수록 아토피 피부염의 유병률이 높아지는 경향이 있었는데 수은 농도가 높은 집단은 낮은 집단에 비해 무려 4.37배나 높은 것으로 나타났다.[7]

아토피에 대해 상담을 하다 보면 너무나 당연한 질문들을 던지곤 한다.

"아토피는 음식물 관리가 중요하다고 합니다. 먹고 싶은 것을 먹지 못한다는 것은 너무나 큰 고통입니다. 라면이나 피자, 햄버그 등 먹지 말라고 하는 것들은 왜 하나같이 맛있는 것들인지…… 그런데 정말 이런 것들을 먹으면 안 되는 것인가요?"

필자는 먹고 싶은 음식을 못 먹어서 생긴 스트레스가 더 큰 독소라고 생각한다. 음식물로부터의 독소는 아토피를 좌우할 만큼 크지는 않다. 좋은 음식은 아니지만 그렇다고 그 음식 자체가 독약은 아니다. 최초에 가려움을 유발하는 원인은 될 수 있겠지

---

7) 남분덕, 「청소년의 아토피 피부염과 혈중 중금속 농도의 연관성」, 가톨릭대학교 보건대학원, 석사 학위논문, 2013, pp.17-18. 국내 아토피 피부염 환자들의 평균 혈중 수은 농도는 $2.57\pm0.17\mu g/\ell$ 로, 미국의 $0.82\mu g/\ell$와 독일의 $0.58\mu g/\ell$에 비해 상대적으로 높은 것으로 나타났다.

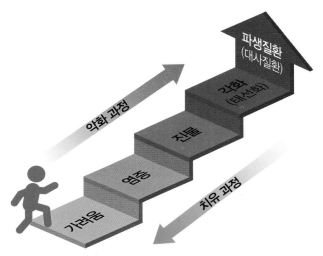

● 피부 질환은 가려움에서 시작하여 염증, 진물, 각화 단계로 악화된다. 좋아
  질 때는 악화되었던 길을 다시 내려오면서 치유된다.

만 염증이 생기고 진물을 흐르게 할 정도로 유해하다고는 생각하지 않는다.

필자는 아토피의 원인에 대해 1차적인 원인과 2차적인 원인으로 구분하고 싶다. 아토피의 1차적인 원인은 대개 음식물이나 화학물질의 접촉 등이다. 가볍게 시작하기 때문에 식단 관리나 환경 조절만 잘해도 자연스럽게 낫는다. 그런데 아이에게 가려운 증상이 나타나면 보호자는 병원으로 달려가게 되고, 병원에서 약을 처방받는다. 그 약이 2차적인 원인이라고 생각한다. 병원에서 처방받은 스테로이드나 항히스타민제 등을 쓰는 순간부터 끝도 없고 목적지도 모르는 아토피 열차를 타게 되는 것이다. 주로 유해 물질에 첨가된 음식물로 인해 시작된 피부 질환은 가려움에서 시작하여 염증, 진물, 각화 단계로 악화된다. 피부색은 악화 수준에 따라 살색에서 핑크색, 빨간색, 붉은색, 검붉은색으로 짙어지는 특성이 있다.

최근 아토피에 있어 새롭게 등장한 양상은 연령을 가리지 않는다는 점이다. 나이의 많고 적음에 관계 없이 아토피 증상이 나타나고 있다. 어렸을 때 아토피가 있었는데 청소년기에 증상이 사라졌다가 다시 성인기에 나타나는 경우도 있고, 소아기에는 전혀 증상이 없다가 사춘기가 지나면서 갑작스럽게 아토피가 발생하는 경우도 있고, 20~30대를 훌쩍 넘긴 성인, 혹은 노인층에서도 심한 아토피 증상을 호소하는 경우가 있다. 최근에는 피부 질환이 없었던 사람에게 어느 날 갑자기 아토피 증상이 나타나는 경우도 있다.

50대 중반의 박○○ 씨는 살아 오는 동안 피부 질환은 모르고 살았다. 처음에는 가볍게 시작된 가려움 증상에 스테로이드 연고를 바르기 시작했는데 1년 쯤 지난 뒤부터 증상이 악화되기 시작했다. 가려움은 연고를 바르는 것만으로는 가라앉지 않았고, 급기야 병원을 찾게 되었다. 대학병원 의사에게 원인에 대해 물었지만 답을 들을 수 없었다. 처음에는 불친절하다고 생각했는데, 시간이 지나면서 의사가 원인에 대해 알지 못한다는 것을 느꼈다. 그리고 약사를 통해 스테로이드의 부작용에 대해 알게 되었다.

시간이 갈수록 병은 심해졌다. 이때부터 걱정이 몰려오기 시작했다. 밤새 한숨도 못 잘 정도로 몰려드는 가려움도 고통이었지만, 이대로 평생 못 고치고 살아야 하는 것이 아닌가 하는 두려움이 엄습했다. 박 씨는 몸과 마음의 병이 심각한 상황에서 필자에게 연락을 해 왔다. 그에게 다음과 같이 말했다.

"진단이 중요한 것이 아니다. 의사의 처방은 모두 스테로이드나 면역 조절제인데, 이러한 피부 질환의 약이 오히려 병의 원인이 된다. 해결책은 간단하다. 독소를 제거해야 낫는다."

이후 자연 치유를 시작했는데, 박 씨의 리바운드 양상은 필자의 예상을 훨씬 뛰어넘는 수준이었다. 진물이 뚝뚝 떨어질 정도로 쏟아져 나왔다. 초기에는 스테로이드를 너무 많이 사용해서 그런 것이라고 추정했다. 그런데 박 씨가 사용한 스테로이드 사용량과 사용 기간에 비해 리바운드 증상이 너무 심각했다. 몇 번이나 확인했지만 필자가 의심하는 만큼 많은 양의 스테로이드는 사용하지 않았다고 했다.

도무지 알 수가 없었다. 증상이라도 완화해야겠다는 생각에 사혈을 했다. 그런데 사혈을 하면서 등을 보니 수술 자국이 있었다. 박 씨는 몇 해 전에 디스크 수술을 했다고 한다. 수술 과정에서 스테로이드 주사를 사용했다는 의심이 들었다. 물론 박 씨가 그것을 알리는 없었지만 말이다. 스테로이드는 상처 부위가 덧나지 않고 빠르게 치유되기 때문에 수술 과정에서 많이 사용하는 약물이다.

수술에서 사용한 스테로이드가 리바운드된 것은 아닌가 하는 의심이 들었다. 가려움이 발생한 시점도 수술한 지 2~3개월 후였다. 수술 과정에서 사용한 스테로이드가 리바운드되었고, 그것이 가려움으로 나타났으며, 가려움을 억제하기 위해 또 스테로이드를 발랐고, 그렇게 바른 스테로이드가 기존의 독소와 연합하여 피부로 솟구쳐 올라온 것이라 판단되었다.

박 씨를 포함해 수술 이후 극심한 피부 질환이 발생한 많은 사례들이 있었고, 성형수술 후 홍조 형태로 악화되는 사례도 적지 않았다. 이런 경우 수술 시 사용한 스테로이드가 주범이 아닌가 하고 의심된다.

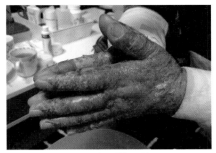

2017년 10월 24일

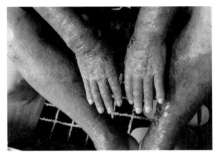

2017년 11월 20일

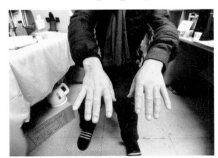

2017년 12월 8일

● 박 씨는 수술 과정에서 사용한 스테로이드로 인해 극심한 피부 질환을 앓았던 것으로 추정된다.

2. 비만&변비, 독소가 원인이다

비만의 원인을 찾아라

"비만은 일탈적 행동도, 성격적 결함도, 잘못이나 실수도 아니다. 미국 어린이 4명 중
1명은 비만이다. 심지어 젖먹이들 사이에서도 비만은 수위를 넘고 있다. 아이들은 비
만을 선택한 적이 없다. 아이들은 전적으로 피해자일 뿐이다."[8]

 젖먹이들이 살이 찌는 것이 아이의 식탐이라고 할 수는 없을 것이다. 비만은 개인의
식탐이 원인이 아니라는 말이다. 원인을 정확하게 파악하지 못한 상태에서 해결책을
찾아낼 수는 없다. 중독성을 갖고 있는 식품 첨가물, 유해한 식품 가공 물질 등의 문제
를 해결하지 않는 이상 비만 문제는 영원히 지속될 것이다.

 그런데 우리가 신뢰하는 전문가들은 사실 원인에는 관심이 없다. 해결책을 찾아서
'대박'나고 싶은 욕심 외에는 말이다.

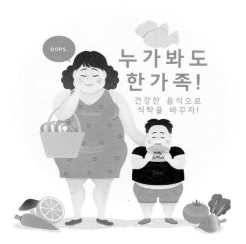

● 비만의 진짜 원인을 찾아야 다이어트도 가능하다.

---

8) 로버트 러스티그, 『단맛의 저주』, 한국경제신문사, 2014, p.8.

비만과의 전쟁에 참가한 교수는 "비만이 만연하게 된 원인이 뭔지는 관심이 없네. 난 그저 해결책을 알고 싶을 뿐"이라고 털어놓았다고 한다. 이 말을 들은 캘리포니아 의대 교수인 로버트 러스티그는 충격을 받았다.

그는 "수렁을 빠져나오기 위해서는 어쩌다 수렁에 빠졌는지 알아야 된다"고 주장했다. 빠진 뒤에 건져 올릴 방법을 찾는 것보다, 빠지게 된 원인을 찾아 두 번 다시 빠지지 않도록 표지판을 설치하고 차단벽을 만드는 것이 더 중요하다는 것이다.

비만의 진짜 원인은 무엇일까? 음식물을 과도하게 먹기 때문일까? 칼로리가 지나쳐서 지방에 축적되었기 때문일까? '음식물 자체에 비만을 유도하는 그 어떤 것이 포함된 것은 아닌지, 혹은 음식물을 과도하게 먹도록 유혹하는 물질이 들어간 것은 아닌지' 하는 의구심도 등장하고 있는 형편이다. 그런데 흥미롭게도 비만의 원인을 두고 이런 음모론이 점점 힘을 얻고 있다. 로버트 러스티그도 비만의 원인을 단순히 개인의 식탐 탓으로 돌려버리는 것은 옳지 않다고 한다.

비만의 원인이 어디에 있는가에 대해 인류는 수많은 이론들을 내놓고, 실천해 왔지만 결과는 실패다. 인류는 점점 더 뚱뚱해지고 있다. 비만에 관해 가장 전통적으로 지지를 받고 있는 것은 칼로리 개념이다. 칼로리 섭취량이 소비량보다 많아지면, 소비되지 못한 칼로리가 체지방으로 축적된다고 보는 것이다. 살이 찌는 원인을 칼로리에 있다고 인식하기 때문에, 살을 빼기 위해서는 열량 섭취는 줄이고 열량 소비를 늘리면 된다고 주장한다. 열량 소비량이 섭취하는 양보다 많으면 체중은 감소한다는 것이다.

체중을 조절하는 능력은 신체 기능 가운데 고도로 발달된 기능이다. 그런데 그 기능이 최근 몇십 년 사이에 급격히 바뀌었다. 그것은 기존의 인체의 메커니즘에 변화가 일어났다는 것을 의미한다. 인간의 유전자가 이렇게 짧은 시간에 바뀔 수는 없기 때문이다. 무엇일까? 우리의 환경이나 생활 습관, 식습관이 체중 조절 시스템에 변화를 준 것은 아닐까? 우울한 예감은 언제나 잘 맞는다.

비만의 첫째 원인은 호르몬 흉내를 내는 화학물질이라 할 수 있다. 폴라 베일리 해밀턴은 "비만은 생활 습관이나 환경의 문제이다. 가축을 살찌우기 위해 사용해 온 다양한 물질들은 결국 인간을 살찌우는 결과를 초래했다"고 말한다. 칼로리만 제한했던 다이어트가 장기적으로 효과가 없었던 이유는 우리 생활에서 살찌게 만드는 화학물질을 제거하는 데 실패했기 때문이며, 화학물질들을 제거하는 것이야 말로 비만을 극복하는 핵심 요소라는 것이 해밀턴의 주장이다.[9]

비만은 생존 본능의 결과물

매우 흥미로운 것은 이러한 위협에 맞서는 인체의 반응이다. 해독이 불가능한 화학물질들이 혈액을 타고 돌아다니면 인체는 지방 세포를 만들어 이들을 가둬 버린다. 지방 속에 독소를 저장함으로써 혈액 내 독소 수치를 낮추는 것이다.[10] 비만이란 결과적으로 유해 화학물질로 가득 찬 세상에서 살아남기 위한 신체의 자기 방어 본능이 만들어 낸 결과물인 셈이다.

비만의 원인이 되는 화학물질에는 어떤 것들이 있으며, 이들이 인체에서 어떻게 작용하여 살을 찌우는 것일까? 먼저 비만은 환경오염과의 관련성을 살펴볼 필요가 있는데, 2006년 영국과 미국에서 실시된 조사에서도 이는 사실로 입증되었다. 영국 국민건강보험은 영국 비만 지도를 출간했는데, 산업화 지역 사람들이 다른 교외 지역 사람들보다 더 비만인 것으로 드러났다. 미국 보건 트러스트도 2006년 보고서를 통해 미국에서 비만 인구가 가장 밀집한 곳은 미시시피주 등 10개로 주로 산업화 지역에 위치해 있다고 밝혔다.

화학물질들은 인체에 들어오면 호르몬처럼 작동하여 신진대사 작용과 식욕 조절 기능 등을 심각하게 바꿔 놓는다. 1990년대 후반 캐나다 라발대학교 연구팀이 내놓은 보고서에 따르면 다양한 유기염소계 살충제가 동물과 인간의 신진대사에 교란을 줌으로써 비만을 유발한다고 한다.

비만의 두 번째 원인은 항생제이다. 2005년 임페리얼 칼리지 런던의 생화학과 교수

---

9) 폴라 베일리 해밀턴, 『내 몸을 되살리는 친환경 다이어트』, 북센스, 2008, pp.25-45.
10) 팻 토마스, 『21세기가 당신을 살찌게 한다』, 이미지박스, 2009, p.129.

인 제러미 니콜슨은 "전 세계적으로 확산되고 있는 비만 현상 뒤에는 항생제가 있다"고 주장했다. 축산업계에서는 이미 1950년대부터 닭에게 항생제를 주입하면 성장률이 50%나 높아진다는 사실을 알고 있었다.

적은 양의 항생제를 동물에 투입하면 체중을 증가시킬 수 있다. 미량의 항생제가 체중 조절 호르몬과 신진대사에 손상을 입힘으로써 체중 증가를 촉진한다는 것이다. 1950년대 미국의 일부 의사들은 미숙아나 영양 실조 아이들에게 항생제를 처방, 체중을 증가시키는 데 활용하고 있었다.

1953년 미 해군에서는 질병 예방 차원에서 신병들에게 항생제를 투여했다. 놀라운 사실은 항생제를 복용한 신병은 항생제와 똑같이 생긴 플라시보 알약(가짜 약)을 먹은 신병에 비해 현저하게 몸무게가 증가한 것이다.

2016년 중국 어린이의 80% 체내서 항생제가 검출되었는데, 항생제 농도가 짙을수록 비만이 될 확률도 높아지는 것으로 나타났다. 2012년부터 2014년까지 3년간 매년 학령기 아동 1천500명을 검사 분석한 결과, 가축용 항생제 성분은 어린이의 비만 및 체중과 직접적으로 연관돼 있었다. 항생제 성분의 농도가 낮은 아동에 비해 중, 고농도 아동의 비만 위험은 각각 1.99배, 3배 가량 높은 것으로 조사됐다. 육류에 함유된 항생제 성분이 체중을 늘리는 데 적잖은 영향을 미친다는 것이다.

비만의 세 번째 원인은 호르몬이다. 축산업계에서는 동물의 성장을 촉진시키고, 달걀이나 우유 등을 많이 생산할 수 있다는 이유에서 성장 호르몬(에스트로겐)을 투여한다. 항생제, 호르몬 등을 투여하면 경제적으로 2배 이상 이득을 얻기 때문에 포기하기 어려운 유혹이다. 송아지 고기를 생산하는 과정은 범죄라고 해도 과언이 아닐 정도로 잔인하다. 송아지가 태어나면 눈이 발달하지 못하도록 어두운 곳으로 데려가 키우는데, 여러 가지 호르몬제를 투여한다. 미성숙한 분홍빛을 잃지 않도록 하기 위한 것이다.

침팬지의 행동 연구 분야에 대한 세계 최고 권위자로 꼽히는 제인 구달 박사도 성장 호르몬이 인체에 미치는 악영향에 대해 우려하고 있다. 젖소를 빨리 살찌우기 위해 투여하는 성장 호르몬은 유방에 감염을 일으키기도 하는데, 감염이 일어나면 고름이나 박테리아, 백혈구가 젖에 섞여 들어가 고약한 냄새가 나며 색이 변하는데, 낙농공장에서는 이런 우유를 정상적인 우유와 섞은 뒤 표백제를 넣고 향미제, 칼슘보충제, 비타민보충제(방부용) 등의 첨가물까지 넣어 가공하여 냄새를 없앤다고 한다.[11]

구달 박사는 식용 가축들에게 주기적으로 성장 호르몬을 투여하는 것은 사람의 몸에 에스트로겐이 쌓이는 것과도 연관이 있다고 지적하고 있다. 성장 호르몬을 투입하여 생산된 고기를 먹게 되면 호르몬은 인체로 유입되고, 여자 아이들에게 성조숙증이 나타나거나 남자들의 정자 수가 감소하는 원인이 된다는 것이다.[12]

생리적 인과율이라는 것이 있다. 들어온 것이 있으면 나가는 것도 있다는 말이다. 건강한 몸이 되려면 들어오는 것과 나가는 것의 균형을 잘 맞춰야 한다. 또한 좋은 것이 들어오면 건강이 좋아지고, 나쁜 것이 들어오면 건강이 나빠지게 되어 있다. 해로운 음식을 먹거나 몸에 독성 물질이 노출되면 인체는 각종 질환에 시달리는 것은 당연한 이치다. 유해 물질이 인체가 처리할 수 있는 능력 이상으로 쏟아져 들어오면 우리 몸은 독소 배출에 사활을 건다.

우리 몸에는 4가지 주요한 배설 기관이 있다. 대장, 신장, 피부, 폐이다. 이들 배설 기관들이 활발하게 작동하면 신체의 독소들은 제거되고 건강을 유지할 수 있다. 가장 많은 역할을 하는 곳이 대장인데, 체내 노폐물이나 중금속 등 독소의 70%가 이곳에서 처리된다. 그리고 소변으로 20%, 피부(발진·땀·손톱·모발)로 10%가 처리된다고 한다.

가장 많은 독소가 처리되는 곳이 장이라는 것을 알 수 있다. 그런데 장의 미생물 생태계가 온전하지 못하면 어떻게 될까? 70%를 차지하는 배설 기능이 멈추면, 독소는 온몸으로 퍼질 수밖에 없다.

장에 문제가 발생했음을 알려 주는 신호는 변비다. 또한 장에 유해균이 많으면 부패가 진행되어 부패 물질이나 독소가 대량으로 발생한다. 이 같은 독소들은 장(腸) 벽으로 흡수되어 혈액을 통해 온몸으로 이동한다. 그렇게 되면 피부는 점점 거칠어지고 칙

---

11) 이 과정에서 저온 살균이라는 이름으로 행해지는 방사선 살균도 문제가 아닐 수 없다. 저온 살균은 유익한 미생물과 효소를 전멸시키는 것은 물론 비타민, 미네랄까지 파괴한다.

12) 제인 구달, 『희망의 밥상』, 사이언스북스, 김은영 옮김, 2007, pp.152-153.

칙해질 뿐만 아니라 아토피 피부염을 유발하기도 한다. 노인 냄새도 노화된 피부에서 발산되는 독소 때문이라고 보면 된다.

결국 면역력의 열쇠를 쥐고 있는 것은 장내 환경이라 할 수 있다. 장 표면 세포는 외부 음식을 걸러 주는 작용을 하는데, 이 세포 사이의 결합이 느슨해지면서 유해 독소가 유입되면 변비, 설사, 아토피 등이 발생한다.[13]

항생제나 방부제 등이 인체에 들어가면 장내에 있는 미생물들이 가장 심각하게 타격을 받게 된다. 이렇게 되면 변비가 생기고, 변비가 지속되면 숙변이 많아진다. 숙변은 배설물이 침전되어 생기는 것이다. 섬유질이 부족한 현대인의 식습관과 과식, 그리고 유해 식품 첨가물 등의 유입으로 인해 배설물의 정체 현상이 일어나 숙변이 발생하게 되는 것이다.

디톡스 다이어트

장에 숙변이 끼면 무거워져 연동 운동을 잘 할 수 없다. 지방이 연소되지 못하고 축적되어 복부 비만이 되면서 허리 둘레도 늘어나는 것이다. 대장에 숙변이 있어 변비가 발생하면 복부의 순환이 떨어지게 되며, 과대한 지방이 쌓이게 되고, 나아가 복부 비만이 생기게 된다. 숙변이 쌓이게 되면 인체에는 유해한 세균들이 번식하게 된다. 또한 암모니아·일산화탄소·아황산가스 등 많은 종류의 독소가 생성되는데, 일부는 혈액에 녹아 온몸으로 퍼지게 되어 만성 두통·식욕 부진·위장 질환·자폐증·여드름·혈색 악화 등 좋지 않은 영향을 미친다. 또한 독소의 종류와 밀도에 따라 '동맥경화-고혈압-당뇨-암'으로 진행되기도 한다.

이를 해결하기 위해서는 새로운 독소 유입을 줄이고, 이미 들어와 있는 독소를 배출하면 된다. 비만을 유발하는 요인들은 많지만 해독법은 단순하다. 아토피의 경우도 독소가 원인인데, 아토피를 치유하다 보니 자연스럽게 비만이 해소되었던 사례가 많다.

현재 대학생인 김○○ 씨는 장기간의 피부과 진료와 스테로이드 주사 처방으로 스

---

13) 오쿠무라 코우, 『장을 클린하라』, 김숙이 옮김, 스토리유, 2011, p.107.

테로이드 중독이라는 진단을 받았으나 디톡스를 통해 건강을 회복하였다. 국내에서 스테로이드 중독 진단을 받을 정도면 위험한 수준까지 악화되었다는 것을 의미한다. 김 씨는 우연히 유튜브에서 필자의 동영상을 보고 스테로이드나 항히스타민제 등이 치료제가 아니라 증상만 억제한다는 사실에 놀랐다고 한다.

김 씨에게 스테로이드를 중단하고 디톡스를 할 수 있겠냐고 물어 보았다. 아토피와의 전쟁은 본인의 의지가 가장 중요하다. 스테로이드를 중단하면 이전에 사용했던 스테로이드의 양과 사용 시간에 비례해서 리바운드가 시작되는데, 그 과정을 이겨내지 못하면 치유할 수 없기 때문이다.

김 씨에게 제안한 방법은 단순하다. 장내 생태계 복원을 위해서 리셋(청국장+천궁, 당귀+미네랄 이온수)을 먹고, 피부의 독소를 제거하기 위해 올인원 겔을 바르게 했다. 디톡스를 시작한 지 보름 정도가 지나자 진물이 솟구쳐 올라왔다. 본인에게는 엄청난 고통의 시간이었을 것이고, 자신의 선택이 맞는 것인가에 대해 불안감을 떨칠 수 없었을 것이다.

약 2달 정도의 시간이 지나자 리바운드라는 고통의 터널은 끝이 나고, 조금은 편안한 상태에서 치유가 시작되었다. 힘겨운 치유 과정에서 그나마 김 씨를 즐겁게 한 것은 살이 빠졌다는 사실이다. 별도로 다이어트를 하지 않았는 데도 디톡스만으로 체중이 줄면서 외모에 자신감이 생겼다고 한다. 거칠고 탁했던 피부도 새살이 돋은 것처럼 깨끗해지고 매끄러워졌다.

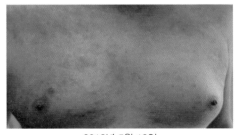
2018년 5월 13일

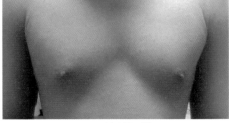
2018년 8월 7일

● 독소가 제거되면 체중은 자연스럽게 줄어든다.

3. 홍조, 피부 장벽이 손상되었다

클렌징은 피부에 대한 테러

"화장은 하는 것보다 지우는 것이 더 중요하다."

한번도 의심해 본 적 없이 믿어 온 말이다. 이제는 한번쯤은 의심해 봐야 하지 않을까? 이 말은 클렌징 용품을 판매하기 위한 업체의 주장이기도 하지만, 어느 정도는 맞는 말이다. 전문가라고 하는 사람들은 클렌징 오일이나 폼클렌징의 위험성보다는 세안의 중요성을 더 강조한다. 철저한 세안으로 피부를 깨끗이 유지하는 것이 중요하다는 것이다. 각종 유해 물질에 피부가 장기간 노출되면 피부 노화가 촉진되며, 땀과 피지를 제대로 제거하기 위해서는 이중 세안이나 폼 클렌징 등으로 피부를 청결하게 해야 한다는 논리다.

하지만 진실은 다르다.

"화장은 하는 것보다 하지 않는 것이 더 중요하다."

클렌징 용품들은 주방 세제와 동일한 계면활성제를 사용한다. 기름 때 묻은 접시를 닦을 수 있을 정도의 세정력을 가진 클렌징 용품들을 사용하며 '지우는 것이 더 중요하다'고 말해서는 안 된다.

"화장품 찌꺼기와 클렌징 가운데 어떤 것이 더 나쁠까?"

이 부분에 대해 늘 의문이 있었지만 정답을 알 수 없어 답답하던 차에 믿을 만한 답을 찾았다. 독일의 피부과 전문의 옐 아들러는 "화장품을 두껍게 바른 게 아니라면 물로만 씻어도 된다. 혹시 남아 있을 화장품 찌꺼기는 수건만으로도 충분히 닦인다. 설령 화장품 찌꺼기가 피부에 남아 있더라도, 클렌징 크림과 클렌징 워터를 쓰는 것보다는 피부에 덜 해롭다"고 했다.[14]

아들러 박사는 화장품 회사들이 말하는 피부 관리 순서대로 하는 것은 어리석은 행위라고 했다. 그는 클렌징 제품으로 씻어 낸 뒤 토너로 피부를 진정하고, 클렌징 제품

---

14) 옐 아들러, 『매력적인 피부 여행』, 와이즈베리, 배명자 옮김, 2017, p.212.

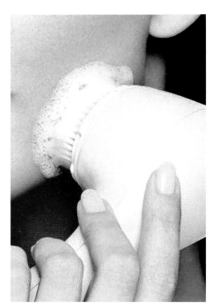

● 계면활성제를 듬뿍 묻힌 브러시를 연약한 피부에 문질러 대면 어떻게 될까?

이 씻어 낸 유분과 수분을 돌려 줄 크림을 바르는 것은 '피부에 대한 테러'라고 했다. 아무리 건강하고 튼튼한 피부라도 이런 공격을 지속적으로 받게 되면 건조, 가려움, 알레르기 같은 증상을 보인다는 것이다.

국내에서 유행했던 브러시를 이용한 클렌저는 더욱 위험하다. 굉장히 부드러운 브러시를 사용하여 "피부는 손상을 주지 않으면서 모공에 있는 노폐물까지 깨끗하게 클렌징할 수 있다"는 광고를 볼 때마다 아찔함을 느낀다. 브러시가 아무리 부드럽다고 해도 그것은 중요한 것이 아니다. 계면활성제로 씻어 낸다는 것이 핵심이다. 맨손으로 거품을 내어 세안을 해도 피부 장벽이 손상되는데, 하물며 회전하는 브러시로 문질러 대면 어떻게 될까?

지루성 피부의 경우에 과도한 클렌징은 오히려 상황을 더욱 악화시킨다. 계면활성제에 의해 피부 장벽만 손상될 뿐이지 피부 깊은 곳에 위치한 피지선은 멀쩡하다. 이런 상황에서 피부는 건조한데 피지는 번들거리는 이상한 현상이 벌어지게 되는 것이다.

피지가 과잉 생산되는 것은 클렌징이 과도했기 때문이다. 피부가 스스로의 방어 작용을 한다고 많은 피지를 만들어 낸 것이다. 발뒤꿈치의 굳은살을 아무리 깎아 내도 점점 두꺼워지는 것은 인체의 방어 작용이 작동하기 때문이다. 이럴 때는 그냥 두면 없어진다.

클렌징도 마찬가지로 인체에서 피지를 스스로 만들 필요를 느끼지 못하기 때문에 저절로 그 양을 줄이게 된다. 인체는 그냥 두면 스스로 치유한다. 건조하다고 유분이 많은 크림을 바르면 우리 몸이 피지 생산을 게을리하게 된다. 유분을 발라 주는데, 굳

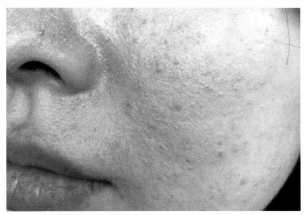

● 과다한 세안은 과다한 피지를 부른다. 계면활성제를 통해 세안을 하
면 피부는 방어 작용으로 더 많은 피지를 만들어 낸다.

이 생산할 이유가 없어져 버리기 때문이다. 주부들의 경우 잠들기 전에 콜드크림, 영
양크림 등을 번들거릴 정도로 듬뿍 바르는데, 이런 습관은 피부를 건성으로 끌고 가는
지름길이다. 유분을 잔뜩 발라 놓으면, 바른 직후에는 촉촉한 것처럼 느껴지지만, 그
것은 피부가 회복되어서가 아니라 유분의 효과 때문이다. 이 과정에서 피부는 스스로
피지를 생산할 이유가 없어져 버린다. 이런 방법으로 관리하면 시간이 갈수록 피부는
더 건조해지게 마련이다.

테러범의 실체는 계면활성제

아들러 박사가 말한 '피부에 테러'를 가한 계면활성제의 실체는 무엇인가? 계면활성
제란 물과 기름이 잘 섞이도록 만들어 주는 역할을 하는 성분이라 할 수 있다. 계면활
성제에는 자연에서 얻어지는 성분으로 만든 천연 계면활성제와 석유에서 추출한 합성
계면활성제의 두 종류가 있다.[15]

---

15) 기능에 따라 구분하면, 세정제(피부나 모발의 세정을 위해 사용), 유화제(서로 섞이지 않는 액의
유화를 위해 사용), 가용화제(물에 녹지 않는 물질을 녹이기 위해 사용) 등으로 분류된다.

계란 노른자나 콩 기름에 많이 들어가 있는 레시틴이나 코코넛, 야자 등 식물의 오일에서 얻는 지방산 등을 천연 계면활성제라고 부른다. 자연에서 얻는 천연 계면활성제는 피부에 자극이 적다는 장점에도 불구하고, 제2차 세계대전 후 천연 유지가 부족해지면서 원료 가격이 합성 계면활성제의 5~10배 더 비싸졌다.

합성 계면활성제[16]는 폼클렌저, 주방세제, 샴푸, 거품 목욕제, 바디클렌저 등에 들어 있다. 합성 계면활성제를 30~40% 정도 물에 녹인 것이 주방 세제라면, 폼 클렌저에는 이보다 약간 적은 10~20%가 들어 있다고 보면 된다.

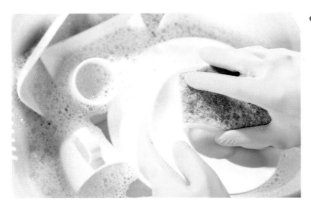

● 설거지를 맨손으로 하게 되면 계면활성제에 의해 피부 장벽이 손상되어 주부습진이 발생할 수 있다. 클렌저(계면활성제)를 사용하여 피부 장벽이 손상되는 것이 홍조이다.

문제는 합성 계면활성제의 세정력이 너무 강해 피부의 보호막까지 제거해 버린다는 점이다. 피부 장벽이 파괴되면 피부 속 수분이 증발하게 되고, 피부는 빠르게 건조해지며 주름이 생기고 노화가 급속도로 진행된다. 피부 장벽이 파괴되면 자연스럽게 피부도 피해를 입게 된다.[17]

대학생 최○○(21세) 씨는 아르바이트를 하는 과정에서 손에 습진이 생겼다. 주방에서 설거지를 하는 과정에서 급할 때는 맨손으로 했는데, 그것이 화근이었다. 강력한

---

16) 합성 계면활성제는 석유에서 추출해 화학적으로 합성한 것으로, SLS(Sodium Lauryl Sulfate), SLES(Sodium Laureth Sulfate), ALS(Ammonium Lauryl Sulfate) 등이 대표적이다.

17) 피부 장벽이 어느 정도로 유지되고 있는지는 세수할 때 확인해 볼 수 있다. 건강한 피부는 물을 튕겨 낸다. 피부를 통해 수분이 흡수되지 않는 피부가 건강한 피부다.

계면활성제가 어린 여학생의 피부를 녹인 뒤 침투하여 염증을 일으켰다. 최 씨는 피부과를 찾아 처방받은 스테로이드 연고를 매일 발랐다. 연고를 바르면 증상은 씻은 듯이 사라졌지만 시간이 지나면 다시 솟구쳤다. 피부는 물만 닿아도 쓰라렸고, 가려움에 긁기라도 하면 진물이 흘렀다. 스테로이드를 끊고 온갖 치료를 시도했지만 치유되지 않았다. 피부과에서는 "습진은 나을 수 없는 병"이라는 말과 함께 스테로이드와 면역 조절제를 처방해 줬다. 최 씨는 다시 약에 의존하게 되었고, 약을 바르지 않으면 증상이 심해지는 일이 되풀이되었다. 더 이상 선택의 여지가 없다고 생각한 최 씨는 자미원 디톡스를 시작했다. 손가락에 겔을 바른 뒤 랩을 감싸고 생활하기 시작했는데, 한 달 반이 지나자 손가락은 정상으로 돌아왔다.

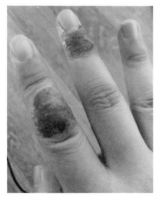 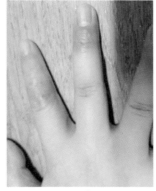 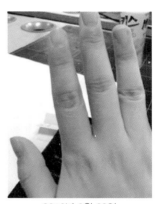

| 2016년 7월 16일 | 2016년 8월 23일 | 2016년 9월 22일 |

● 계면활성제의 침투로 발생한 염증이 디톡스를 통해 치유되었다.

피부 장벽이 손상되면 얼굴에서 열이 나고 붉어지는 홍조가 된다. 병원에서는 피부 장벽이 손상되어 혈관이 보일 정도가 되면 주사라고 한다. 주사가 되면 병원에서는 근본적인 치료가 어려우며, 레이저로 혈관을 없애는 것이 유일한 대안이라고 한다. 뾰루지라도 일어나면 스테로이드나 면역 반응 억제제를 처방한다. 한의원에서는 체질의 문제라고 하거나, 심장의 열이 위로 올라와서 이런 현상이 생겼다고 하면서 열을 내리는 한약을 처방하는 것이 일반적이다. 원인을 모르는 환자는 온갖 종류의 치료법에 귀를 기울이게 된다. 중년 여성들이라면 호르몬 변화에 따른 갱년기 홍조로 받아들이기도 한다.

홍조 & 주사는 같은 질환

홍조나 주사는 대부분의 경우 단순한 피부 장벽 손상이 원인이다. 50대 중반의 최○○ 씨와 상담한 적이 있었다. 얼굴이 붉고 열이 나는 증상이 있어 병원을 방문했는데 한 병원에서는 홍조라고 했으며, 다른 병원에서는 주사 질환이라고 했다고 한다. 주사 질환, 홍조, 민감성 피부 등 다양한 이름으로 분류되어 있지만 알고 보면 피부 장벽이 손상되어 있는 경우가 대부분이다. 피부 장벽이 얇아지고, 민감해지는 초기에는 홍조라고 하고, 증상이 악화되어 핏줄이 보이기 시작하면 주사 질환이라고 진단하는 것 같다. 만성적으로 얼굴이 붉고 열이 날 때, 병원에서 완치가 어렵다고 단정 지은 병이 주사다. 최 씨는 스스로는 자신의 질환을 갱년기 홍조로 의심하고 있었다. 물론 자신의 피부가 예민하다는 점은 인정했다. 햇볕 알레르기로 6월이 되면 얼굴, 팔, 다리, 목까지 빨갛게 붓고 두드러기가 솟아오른다고 하였다.

최 씨는 온갖 종류의 민간요법은 물론 병원 진찰까지 안 해 본 것이 없을 정도였다. 돈도 돈이지만 언제 끝날지 모르는 고통이 더 큰 문제였다. 해마다 여름만 시작

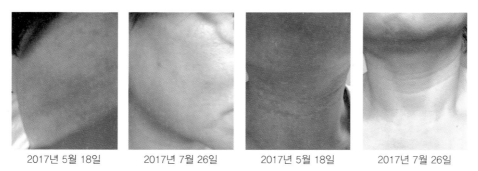

| 2017년 5월 18일 | 2017년 7월 26일 | 2017년 5월 18일 | 2017년 7월 26일 |

● 디톡스를 시작한 지 2달이 지나자 믿을 수 없을 정도로 피부가 시원해지고 피부 톤이 밝아졌다. 붉은 홍조도 사라졌다.

되면 피부가 쓰라리고 뜨겁고 아팠으며, 얼굴이 붉어지고 좁쌀 같은 두드러기가 올라와 화장으로 가려도 마치 도깨비 얼굴처럼 보였다. 급기야 스테로이드를 바르고 부작용이 나타나고 말았다.

낙담하고 있던 중 필자의 유튜브 동영상을 보게 되었다. 자미원 리셋, 올인원 겔, 리페어 크림으로 자연 치유를 시작하자 1달 만에 조금씩 달라지기 시작했다. 좁쌀 같은 두드러기들이 완전히 들어 갔고, 피부에 광택이 났다. 2달이 지나자 믿을 수 없을 정도로 피부가 시원해지고 피부 톤이 밝아졌다. 함께 사용하던 딸까지도 피부가 좋아져 파운데이션의 색깔을 한 단계 밝은 톤으로 바꾸었다고 한다. 과거의 고통을 생각하면 어떻게 견디고 살았는지 모르겠다고 한다.

최 씨가 피부에서 시원함을 느낀 것은 왜일까? 열이 내려간 것일까? 아니다. 피부에 열이 나는 것은 열이 많기 때문이 아니라, 피부 장벽이 얇기 때문에 조금만 열이 나도 더 크게 느끼게 되는 것이다. 같은 열이 발생해도 피부 장벽이 튼튼한 사람은 잘 느끼지 못 하는 데 반해 피부 장벽이 얇은 사람은 뜨겁게 느끼는 것이다.

피부가 밝아진 것은 피부에서 독소가 제거되었기 때문이다. 폼클렌저를 사용하게 되면 계면활성제 등의 화학물질이 모공으로 조금씩 침투하게 된다. 침투한 성분들은 산화되어 유해한 산화물로 변하여 염증으로 이어진다. 미세한 염증이라도 만성이 되면 멜라닌이 증가해 피부가 칙칙한 갈색으로 변하고, 결국 기미가 생긴다. 자미원 제품에 들어 있는 게르마늄과 셀레늄 등의 미네랄 이온이 피부에 침투해 있는 독소를 제거함으로써 피부도 밝아지게 된 것이다.

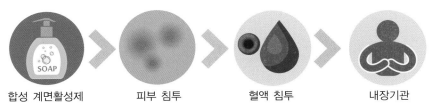

| 합성 계면활성제 | 피부 침투 | 혈액 침투 | 내장기관 |

● 계면활성제는 피부로 침투하여 혈액을 통해 내장기관까지 오염시킨다.

폼클렌저를 사용하지 않은 남자들 중에서도 홍조로 고생하는 경우가 있다. 아무리 찾아도 원인을 알 수 없었는데, 대화를 나누는 과정에서 본인들도 잊고 있었던 과거를 기억해 내고 웃기도 했다.

"분명 피부 장벽을 손상시키는 일을 했을 겁니다. 처음 피부가 따갑다고 느끼게 된 것이 언제부터인지 생각해 보세요."

청소년기에 여드름을 치료하기 위해 친구들과 같이 락스를 희석시켜 얼굴에 발랐다는 사람, 심지어 비듬 샴푸인 니조랄을 10분 정도 얼굴에 바르고 있었다는 사람도 있었다. 니조랄은 피부 및 피하조직에 손상을 줄 수 있는 물질인데, 그것도 모르고 얼굴에 직접 발랐다고 한다. 인터넷을 검색해 보니 니조랄로 각질을 제거하는 노하우가 공유되고 있었다. 일주일에 두세 번 니조랄로 세수를 하면 각질이 없어지고, 피부가 부드러워진다는 경험담에 여러 사람들이 호기심을 보이고 있었다. 위험하기 짝이 없는 경험담에 현혹되지 않았으면 한다.

안과 질환으로 스테로이드 안약을 사용했거나, 성형수술로 홍조가 되는 경우도 있다. 이는 안약이 피부로 흘러내려 독소로 변했거나, 성형수술 과정에서 사용한 약물이 남아 있다가 피부로 올라온 것으로 보인다.

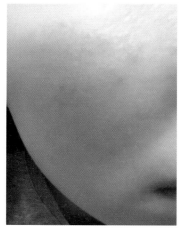
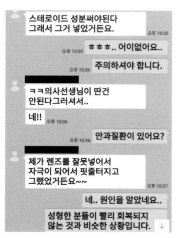

● 스테로이드 안약을 사용한 후 홍조가 발생하는 경우도 있어 주의가 필요하다.

홍조는 3달이면 치유 가능

홍조나 주사로 고통받는 사람들을 더욱 힘들게 하는 것은 이 병이 불치라고 알려져 있다는 것이다. 홍조의 고통에서 벗어난 최○○ 씨도 완치가 어렵다는 말을 들었듯이 말이다. 40대 중반의 박○○ 씨는 레이저 시술을 받기로 예약까지 했으나 불안한 마음에 유튜브를 통해 알게 된 필자에게 연락을 해 왔다. 피부에 문제가 생긴 것은 4년 전쯤이었다. 얼굴에 뽀루지 같은 것이 나서 스테로이드 연고를 로션처럼 발랐다고 한다. 어느 날부터인가 얼굴 피부가 얇아지기 시작하고 살찐 것처럼 부어 올랐다. 얼굴에서는 열도 많이 느껴지기 시작했다.

한의원에서는 열이 머리로 올라왔다면서 열 내리는 한약을 처방했다. 몇 달 동안 꾸준히 약을 먹었지만 효과는 전혀 없었고 상황은 더욱 심각해졌다. 입가는 모세혈관이 보일 정도로 피부가 얇아졌고, 병원과 한의원을 전전했지만 희망은 없었다.

마지막으로 찾아간 대학병원 피부과에서는 평생 회복할 수 없는 주사 질환이라고 했다. 엘리델 크림과 스테로이드 연고를 처방받아 사용했지만 이 역시 효과는 없었다. 병원에서는 2달이 지나자 혈관이 확장되고 늘어난 것에 효과적이라고 하면서 레이저 시술을 제안했다. 레이저 시술을 하면 주사 질환이 좋아지냐고 물었더니 완치는 안 된다고 했다.

박 씨는 의사에 대한 확신이 들지 않아 기분이 찝찝하고, 누구의 말을 믿어야 할지 몰라 밑겨야 본전이라는 마음으로 필자에게 연락을 했다. 이후 리셋을 먹고, 베이비 겔을 발랐으며, 물세안도 철저히 지켰다. 처음 며칠은 아주 많이 가려웠다. 스테로이드를 사용한 사람들의 경우 리바운드가 있다고 미리 얘기해 주어 각오는 했지만 두려웠다. 그런데 불과 일주일 만에 호전되기 시작했다. 가려움이 줄어 들고 열감도 내리기 시작했다. 일상적인 청소만 해도 얼굴이 터질 것 같았는데, 헬스를 해도 열이 오르지 않았다. 1달이 지나면서 술을 마셔도 뜨거워지지 않을 정도였고, 2달이 지나자 홍조로부터 완전히 벗어날 수 있었다. 주위에서도 예전으로 돌아간 것 같다고 했으며, 피부에 있던 잡티마저 없어졌다.

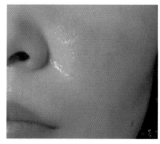 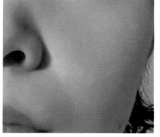 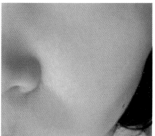

| 2018년 1월 22일 | 2018년 2월 10일 | 2018년 4월 30일 |

● 자연 치유를 시작한 지 3달 만에 헬스를 하고, 술을 마셔도 열감을 느끼지 못할 정도로 회복되었다.

4. 탈모, 샴푸가 원인이다

기적의 발모제는 노푸(no-poo)이다

"돈 없는 남자와는 결혼해도 대머리와는 결혼하지 않겠다."

　미혼 여성들이 우스갯소리처럼 하는 말이다. 그런데 이 말은 단순히 심미적인 이유로 한 말이 아닐 수도 있다. 머리카락이 가지는 상징성을 보면 더욱 그렇다. 메두사의 뱀으로 된 머리카락,[18] 히브리 전사 삼손의 긴 머리카락, 관우의 긴 수염, 슈퍼맨의 애교머리에서 머리카락은 힘과 생명력의 상징이다. 여성들은 무의식적으로 그것을 느끼고 있는 것은 아닐까?

　남성이든 여성이든 탈모는 심각한 고민이 아닐 수 없다. 머리카락이 빠져나갈 때마다 어깨 힘까지 빠지는 것을 느낀다. 문제는 현재 벌어지는 탈모 현상이 자연스럽지 않다는 점이다.

　탈모로 고민하는 우리나라 사람들이 무려 천만 명에 달한다고 한다. 탈모가 왜 이렇게 갑자기 급증했을까? 대한민국 국민들에게 어느 날 갑자기 탈모를 유발하는 바이러

---

18) 뱀으로 된 메두사의 머리카락은 여성적 생명력의 파괴적인 측면을 상징한다.

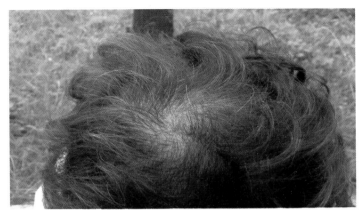

● 중년 여성의 탈모는 수십 년 동안 사용해 온 샴푸의 영향이라고 해도 틀린 말이 아니다. 당장 샴푸를 버리고 비누만 사용해도 탈모는 멈춘다. 탈모로 인해 스트레스를 받는 것보다는 약간의 불편함을 감수하는 편이 더 낫지 않을까?

스가 침투했을까? 탈모의 원인을 밝히고, 그것을 해소하지 않는 한 근본적인 해결은 어렵다.

그렇다면 탈모의 원인은 무엇일까? 탈모의 원인은 이미 밝혀졌다. 수많은 연구와 실천을 통해 원인도 밝혀졌고, 해결책도 나와 있다. 원인은 샴푸 속에 들어 있는 유해성이 강한 계면활성제 등의 화학물질이다. 해결책은 그것을 사용하지 않는 것이다. 이 방식이 효과적이라는 것은 '노푸(no-poo)'를 통해 입증되었다.

노푸는 샴푸 등 세정제를 사용하지 않고 물로만 머리를 감는 방식으로, 베이킹파우더, 베이킹소다와 식초 등 천연 재료를 사용해 머리를 감는 것이다. 할리우드 스타인 조니 뎁, 기네스 펠트로, 로버트 패틴슨뿐만 아니라 영국의 해리 왕자 등이 노푸족으로 알려져 있다.

노푸로 머리를 감으면 세정력이 약해 두피의 피지와 먼지 등이 깨끗이 제거되지 않아 모공에 피지가 계속 축적되어 비듬과 염증을 유발한다는 지적도 있다. 하지만 노푸를 실천하고 있는 사람들은 샴푸를 사용하지 않은 이후 오히려 두피가 더욱 깨끗해지고 건강해졌다고 입을 모은다. 두피 보호, 환경 보호, 비용 절감이라는 3마리의 토끼를 동시에 잡는 방법이 바로 노푸다.

물론 노푸를 실천하는 것은 쉽지 않다. 끈적거리고 냄새가 나는 것 같은 불편함이 있다면 비누를 사용하면 된다. 비누만 사용할 경우 처음 몇 달 동안 머리카락이 뻣뻣할 수 있다. 이럴 때는 헹굼 물에 식초 몇 방울만 떨어뜨리면 뻣뻣한 머리카락도 부드러워진다. 경제적으로도 절약되고 피부와 모발, 두피, 모두가 행복한 선택이다.

세상없이 부드러울 것 같은 샴푸에는 무엇이 들어 있으며, 어떤 작용을 하길래 머리카락들이 빠질까? 사람이 사용하는 샴푸는 보통 물, 합성 계면활성제, 프탈레이트, 점도 조절제, 실리콘 등이 주성분이다.

합성 계면활성제는 세정 작용이 아주 강해서 두피와 모근에 치명적인 손상을 입힌다. 두피가 손상을 입게 되면 모근도 자연스럽게 약해지게 되고, 머리카락은 가늘어지기 시작하면서 급속한 탈모로 이어진다. 만약 두피에 비듬이 많아지고, 건조하며 가렵거나, 뾰루지가 자주 생기거나, 머리를 감을 때마다 머리카락이 뭉텅이로 빠지거나 모

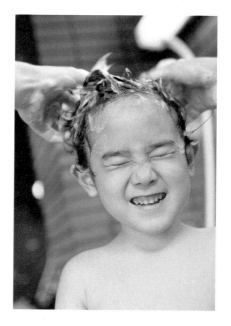

발이 가늘어지는 현상이 생긴다면 당장 샴푸 사용을 중단할 것을 권하고 싶다.

우리 몸에는 외부 환경으로부터 방어하는 피부 장벽이 있다. 피부 장벽은 케라틴 단백질과 다양한 종류의 지방질로 이뤄져 있으며 각종 세균과 유해 물질로부터 몸을 지켜 주는 역할을 한다. 또한 몸안에서 수분이 유출되는 것도 차단하여 건강한 피부를 유지하게 한다.

샴푸를 애용하는 것은 탈모의 원인이 되며, 화학물질을 몸으로 받아들이는 행위와 같다. 특히 어린이들은 흡수율이 높아 성인에 비해 더 위험하다. 성인은 물론이지만 어린이에게 샴푸는 사용해서는 안 될 물건이다. 유아용

샴푸라는 말에 속지 말아야 한다. 계면활성제는 나이를 가리지 않는다. 비누로도 충분히 건강한 두피와 모발을 유지할 수 있다.

샴푸는 화학물질 덩어리

샴푸 속에 있는 라우릴설페이트는 피부 장벽을 파괴한다. 이 같은 사실은 학계에서도 이론의 여지가 없이 규정된 사실이다. 샴푸에 함유된 합성 계면활성제(라우릴설페이트)는 피부 장벽을 파괴함으로써, 유해 물질이 체내에 흡수되도록 도와준다. 또한 머리카락의 표면을 덮고 있는 큐티클이라고 하는 모발 세포도 변형·파괴한다.

피부 장벽이 파괴되면 가장 먼저 타격을 받는 것이 세포이다. 세포도 울타리 역할을 하는 보호막을 갖고 있는데, 세포막이 파괴되면 세포 안에 있는 내용물이 유출되어 죽는다. 라우릴설페이트는 세포를 죽음에 이르게 하는 것이다.

그러면 라우릴설페이트는 어떻게 탈모를 유발할까? 라우릴설페이트가 주공격 대상으로 삼는 것은 모낭이다. 모낭은 머리카락 생성에 관여하는 모든 세포가 집결해 있는 곳이며, 머리카락을 생성하는 곳이다. 그런데 불행하게도 모낭의 입구에는 피부 장벽과 같은 구조가 없기 때문에 라우릴설페이트는 모낭까지 간단하게 침투할 수 있다. 머리카락을 생성하는 세포가 라우릴설페이트의 공격을 받게 되면 머리카락이 가늘어지게 된다. 온전한 머리카락을 형성하는 데 100개의 세포가 필요하다고 가정할 때, 라우릴설페이트에 의해 50개의 세포가 손상을 입게 되면 나머지 50개로 머리카락을 만들어야 한다. 결과적으로 머리카락은 가늘어질 수밖에 없다. 이런 상황이 지속되면 머리카락은 점점 가늘어지다가 결국은 가을의 낙엽처럼 우수수 떨어져 나가게 되는 것이다.[19]

샴푸에 들어 있는 라우릴설페이트의 농도는 어느 정도일까? 박철원 교수에 따르면, 물고기의 치사량 농도보다 약 65,000~130,000배나 더 높은 농도라고 한다. 이런 샴푸로 머리를 감는다는 것이 얼마나 위험한지 짐작할 수 있을 것이다. 이 정도면 머리카

---

19) 박철원, 『샴푸와 주방세제의 유해 물질들』, 북랩, 2014, pp.91-95.

락이 빠지지 않는 것이 오히려 이상하지 않을까?

더욱 심각한 문제는 우리 피부 가운데 화학 성분을 가장 많이 흡수하는 곳이 두피(22.5%)라는 것이다. 특히 어린이들은 피부가 얇기 때문에 어른들에 비해 흡수율이 높아 소량의 계면활성제일지라도 위험하다. 어릴 때부터 샴푸를 사용하게 되면 탈모는 물론 두피를 통한 화학물질의 침투까지 감수해야 한다.

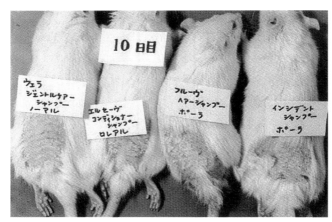

● 일본에서 실험한 것인데, 샴푸를 부분적으로 털을 민 생쥐 피부에 바르고 7일, 10일, 15일 단위로 관찰했다. 샴푸를 바르고 7일이 지나자 피부가 빨갛게 부어오르고 염증이 생겼으며, 10일이 지나자 피부가 짓무르기 시작하고 고름이 생겼으며, 15일째 되던 날 생쥐들은 폐사했다.

샴푸에 쓰이는 향료 역시 프탈레이트라는 가소제에서 나오는데, 이는 체내 호르몬 교란을 일으키는 대표적인 환경호르몬이다. 합성 계면활성제에 의해 파괴된 피부 장벽의 틈으로 향료와 같은 화학 첨가물들이 피부로 침투하여 산모의 양수까지 오염시킨다.[20]

가장 순하다고 알려진 샴푸를 사용한다거나 천연 성분이 들어갔다고 해도 본질적

20) 샴푸의 향료는 프탈레이트라는 환경호르몬이다. 일본의 한 산부인과 관계자에 따르면 "임신한 여성의 양수에서 산모가 평소 즐겨 사용하던 샴푸 냄새가 났다"고 한다. 계면활성제와 인공 향료 덩어리인 합성 샴푸와 린스가 피부를 통해 체내에 침투해 태반을 거쳐 양수에 들어간 것이다.

으로 의미가 없다. 물을 제외하고 나면 합성 계면활성제가 압도적인 비율을 차지한다. 제조사는 가장 근본적인 문제인 계면활성제나 화학 첨가물에 대해서는 언급하지 않고, 극소량 들어가는 추출물만을 강조한다. 천연 오일을 첨가했다거나, 비타민 성분을 넣었다거나, 식물 추출물을 넣은 순한 제품이라고 강조하는 것이 그것이다.

올리브 오일 몇 방울이 첨가되고 합성 비타민C가 들어갔다고 해서, 샴푸가 천연 제품으로 탈바꿈되는 것은 있을 수 없는 일이다. 샴푸에 사용된 계면활성제가 어떤 종류냐에 따라서 품질의 차이가 벌어지는 것이다.[21] 일반적으로 알려진 샴푸 성분의 구성 비율은 대략 다음과 같다.

샴푸 성분의 구성 비율

성 분	함 량
물	50 ~ 60%
합성 계면활성제	30 ~ 35%
실리콘, 살균제, 중화제, 방부제, 색소, 향료 등 첨가물	3 ~ 5%
오일, 비타민 등 각종 추출물	1 ~ 3%

샴푸가 품고 있는 유해 화학물질들은 두피에만 영향을 주는 것이 아니라 몸으로 흡수되기도 한다. 샤워할 때는 피부 표면의 온도가 상승해 독소 흡수율이 평소보다 10배나 높아진다고 하니 특히 조심할 필요가 있다. 바디샴푸도 같은 역할을 하니 안심하면 안 된다.

앞의 생쥐 실험에서처럼 샴푸가 피부에 직접 닿으면 어떤 피해로 이어지는지 잘 보여 주는 사례가 있다. 10여 년 전 직장 생활의 스트레스로 인해 지루성 두피염이 발병한 이○○ 씨가 겪었던 일이다. 이 씨는 지루성 두피를 해결하기 위해 순하다는 탈모 전용 샴푸를 찾아서 쓰거나 주변에서 권하는 샴푸를 번갈아 가면서 사용했지만 호전되지 않고 오히려 시간이 갈수록 염증이 생기기 시작했다.

---

21) 리타 슈티엔스, 『깐깐한 화장품 사용 설명서』, 신경완 옮김, 전나무숲, 2009, pp.182-183.

어느 날 부터는 뒤통수 쪽의 염증으로 인해 베개도 베지 못할 정도로 통증이 심해졌다. 똑바로 누워서 잘 수 없고 옆으로 누워서 자야 할 정도였다. 이 씨는 자연 치유를 하며 자미원 헤어 비누로 머리를 감은 후 빨갛게 염증이 난 두피 곳곳에 미스트를 뿌렸다. 아픈 부위가 따끔거리면서 시원한 느낌이 들었다.

미스트를 뿌린 다음날, 염증에 노랗게 딱지가 앉고 떨어지기 시작했다. 그 전까지는 머리카락을 만지지 못할 정도로 염증 부위의 통증이 심했는데 견딜 수 있는 수준이 되었다. 염증 부위는 붉은색으로 남아 있지만, 진물과 비듬이 없어지고 머리 냄새도 거의 느껴지지 않았다. 날마다 머리를 감아야 할 만큼 심한 지성 두피였는데, 헤어 비누를 쓰면서는 이틀에 한번 씩 머리를 감아도 될 만큼 유분기도 느껴지지 않는다고 한다.

그런데 이 씨는 어쩌다가 이렇게 심한 두피염을 겪어야 했을까? 이 씨는 지성 두피의 경우 샴푸를 2번에 걸쳐서 해야 된다고 배웠다고 한다. 한 번은 애벌 샴푸, 두 번째는 손가락으로 슬슬 문지르라고 말이다. 또한 샴푸를 도포한 후에 1분 정도 두피에 머무르게 하라고 해서 이 씨는 착실하게 지켰다. 지루성 두피염을 앓고 있는 염증 부위에 독소가 얼마나 많이 침투했을지 짐작이 가고도 남는다.

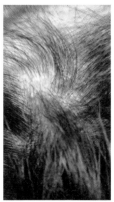 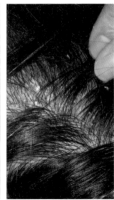 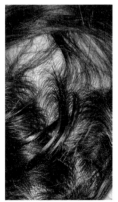 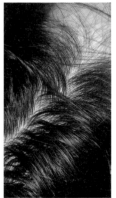

| 2018년 4월 15일 두피는 염증으로 진물이 흐르고 있었다. | 2018년 4월 16일 미스트를 뿌리자 염증에서 노란 딱지가 앉기 시작했다. | 2018년 4월 17일 헤어 비누와 미스트를 사용하여 염증과 딱지가 사라져 가고 있다. | 2018년 4월 18일 진물과 비듬이 없어지고 머리 냄새가 느껴지지 않는다. |

샴푸는 머리카락도 녹일 정도의 세정력을 갖고 있다고 하는데, 샴푸 후 머리카락이 더 부드러워지고 찰랑거리는 이유는 무엇일까? 그것은 바로 실리콘 때문이다. 샴푸를 만드는 업체에서는 합성 계면활성제에 의해 파괴된 큐티클층을 그대로 두면 소비자의 항의로 사업을 접어야 할 지 모른다. 그래서 고안된 것이 실리콘(Silicone)이다.[22] 실리콘으로 큐티클층에 랩과 같은 막을 형성해 광택을 내는 것이다. 그런데 업체들은 시간이 갈수록 머리카락의 손상도가 높아지면서 샴푸의 실리콘만으로는 부족함을 느꼈다.

새로운 대안으로 등장한 것이 린스였다. 업체들은 샴푸로 부족한 광택과 찰랑거림은 린스로 얻을 수 있다고 유혹한다. 지금은 그것도 부족해서 컨디셔너, 에센스까지 이용해야 된다고 강조한다.

샴푸의 강력한 합성 계면활성제가 상재균을 죽이는 것도 탈모의 원인이 된다. 상재균이 없어지면 피부 보호막을 형성할 수 없다. 굳이 사용하고 싶다면 샴푸를 희석시켜 사용하고, 맑은 물로 3번 이상 헹궈 내는 것이 좋다. 물론 가장 좋은 방법은 헤어 비누로 머리를 감고, 헹구는 물에 식초를 몇 방울 떨어뜨려 사용하는 것이다. 머리를 말린 후에는 미네랄 미스트를 두피에 뿌려 주면 된다. 경제적으로도 절약되고, 피부와 모발과 두피 모두가 행복한 선택이다.

머리카락이 뻣뻣해서 도무지 비누로는 머리를 감지 못하겠다면, 린스를 사용하는 것은 괜찮다. 다만 린스는 오로지 머리카락에만 발라야 하고, 두피에는 닿지 않도록 조심해서 사용해야 한다.

---

22) 실리콘(Silicone)은 유기성과 무기성을 겸비한 독특한 화학 재료다. 실리콘은 의학·화장품 분야에서도 널리 쓰이고 있는데, 특히 의료관계에는 보호크림으로 이용된다. 의료용 기구의 방청, 주사 침의 윤활성 향상, 유리 용기 등의 발유·발수에도 이용된다. 최근에는 폴리옥시알킬 변성 실리콘 오일이 크림, 에센스 등의 화장품은 물론 샴푸, 린스 등 헤어 제품에도 널리 사용되고 있다. 실리콘이 첨가되면 화장품의 발림성이 현저하게 좋아진다. 실리콘 성분이 들어간 화장품을 바르면, 바르는 그 순간 피부에 미끄러지는 듯한 발림성을 느낄 수 있다. 화장품의 발림성이 좋다고 하는 것은 거의 실리콘 계열 성분이 함유되었다고 봐도 틀리지 않을 것이다. 대부분의 여성들이 화장품을 구매하거나 사용할 때 '좋다'는 감정을 가지는 것은 사용한 후 '좋아진 상태'를 보고 결정하는 것이 아니라 '바르는 그 순간의 느낌'이 좌우한다.

염색 & 파마 약품의 발암 우려

염색약이나 파마약은 안전할까? 이렇게 묻는 것 자체가 의미가 없을 정도로 이들 약물의 유해성은 널리 알려져 있다. 실제로 미용업 종사자의 경우 발암률이 높다는 연구 결과가 그것을 입증해 준다. 물론 그 원인이 염색약과 파마약이라고 단정 지어 말할 수는 없지만, 분명한 것은 염색약과 파마약에 들어 있는 파라페닐렌디아민(PPDA) 성분이 주요한 원인이 될 수 있다는 점이다. PPDA는 발암 물질과 알레르기 유발성 물질로 알려져 있다.

염색을 하거나 파마를 하게 되면 PPDA의 독성에 노출되게 된다. 파마는 두피의 모공 구조를 파괴한 뒤 다시금 화학 약품으로 고정시키는 것이라 할 수 있다. 염색도 마찬가지로 염료의 주성분이 모발의 단백질을 파괴시켜 털구멍을 통해 모근에 악영향을 준다.

염색약에 포함된 여러 종류의 중금속과 화학물질은 다양한 경로를 통해 인체에 흡

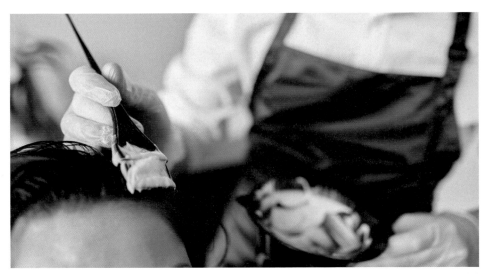

● 염색약에 포함된 유해 화학물질은 두피를 통해 인체로 유입되어 장기에까지 영향을 준다. 물론 탈모가 가장 먼저 나타나는 부작용이다.

수되는데, 특히 염모제의 화학물질은 주로 두피 등을 통해 장기로 전달된다. 이는 수십 년 동안 파마나 염색을 해 온 중년 여성들의 모발이 약해지고, 탈모가 심해지는 이유 가운데 하나가 아닐까 한다.

수년 간 진행된 동물 실험에서는 염색약에 포함된 상당수 화학물질에서 기형 유발 물질이 발견되었다고 한다. 그리고 염색약을 오랜 기간 지속적으로 사용한 여성들에게서 악성 림프종의 일종인 비호지킨 림프종의 발병률이 크게 높았다고 한다. 비호지킨 림프종은 림프절뿐만 아니라 뇌, 위, 폐, 간, 골수, 피부 등 온몸에 나타날 수 있으며, 치료도 쉽지 않다고 한다.

염색약이 피부 알레르기 등 각종 질병을 유발할 수 있다는 연구 결과는 많다. 2001년 미국 사우스 캘리포니아대 연구진은 염색약과 여성의 방광암이 상당한 연관성이 있다는 것을 밝혀냈다. 한 달에 한번 꼴로 1년 이상 염색을 한 여성군은 그렇지 않은 여성군에 비해 방광암 발병 빈도가 2배나 높게 나타났으며, 미장원에서 염색약을 자주 다루는 사람도 방광암 발병률이 매우 높은 것으로 조사됐다. 2000년 미국 보스턴 보건대학 연구진이 미용실 종업원 56명을 대상으로 조사한 결과에서도 15%가 천식, 습진, 발진을, 30%가 건초열을 앓고 있는 것으로 나타났다.

연구진은 방광암 유발 물질 중 하나인 아릴아미드가 염색약에 포함돼 있다는 부분에 주목했다. 아릴아미드 성분이 피부를 통해 일부 흡수, 소변을 통해 배출되는 과정에서 방광암을 유발할 수 있다는 것이다. 국내 염색약 사용자의 6~12% 정도가 각종 알레르기를 경험한다고 한다. 피부 증상 외에 복통, 설사, 구토, 발성 장애 등이 나타날 수 있으며, 일부는 신장 기능 저하, 현기증, 암 등을 일으키는 것으로 보고되고 있다.

염색제의 주성분에는 파라페닐렌디아민, 파라톨루엔디아민 등 디아민계의 산화염료가 있는데, 여기에는 페놀 성분이 들어 있다. 붉은 갈색, 검정 색소를 지닌 염료에는 다량의 페놀 성분이 포함돼 있다. 염색약에는 이 외에도 포르말린, 납, 나프탈렌, 레소시놀 등 10여 가지 이상의 화학물질로 구성되어 있다.

염색약에 포함되어 있는 포르말린(포름알데히드)이 암을 일으킬 수 있다는 미국 정부의 공식 보고서도 있다. 미 국립 독성학 프로그램은 연방 정부에 제출한 제12차 「발암 물질 보고서(2011년)」에 포르말린과 스티렌 등을 새로 등재했다. 미 보건당국은 염색약 등 머리 손질 제품에서 포르말린의 분량이 우려할 만한 수준이라고 경고했다. 미국 직업안전보건국에서는 특정 머리 손질 제품이 허용치 이상의 포르말린을 함유하고 있으며, 미용실 종사자들이 두통, 코피 등의 증세를 보였다는 보고를 내놓은 바 있다.[23] 임산부나 결혼을 앞둔 여성이라면 염색이나 네일숍 이용은 자제할 필요가 있다.[24]

염색약의 유해성이 알려지면서 식물 성분을 표방한 제품들이 등장하기도 했다. 그런데 식물 성분만을 사용했다는 모발 염색제도 믿을 수 없기는 마찬가지다. 한국소비자원은 식물성 천연 헤나만을 원료로 사용했거나 알레르기 유발 화학 성분인 파라페닐렌디아민 등을 첨가하지 않았다고 표시한 25개 염모제 및 염모용 화장품을 시험한 결과, 3개 제품에서 해당 성분이 검출됐다. 염색제를 사용한 뒤 가려움, 부종, 발진 등의 부작용 사례도 해마다 증가하고 있다.

피부병이 있거나 임신, 출산 직후, 생리 중이거나 질병 등이 있는 경우에는 가급적 머리 염색을 하지 않는 것이 좋다. 한창 성장하고 있어 부작용 확률이 높은 어린이들이나 청소년기에는 특히 염색을 삼가야 한다.

---

23) 한겨레, 「포르말린・스티렌 등 8종, 미국 발암 물질로 등재」, 2011년 6월 13일자.

24) 네일숍에서 손톱 경화제 용도로 쓰이는 포름알데히드 등 유해 물질이 검출되었다. 2012년 한국보건사회연구원의 「공중위생 분야 위해 물질 실태・관리 방안 연구」 보고서에 따르면 네일숍의 포름알데히드 농도는 평균 $117.3\mu g/m^3$로 나타났다. 미용실($9.33\mu g/m^3$)에 비해 상당히 높은 수준이었다. 발암 물질로 널리 알려진 포름알데히드는 눈, 코, 목에 자극을 주고, 반복적으로 피부에 노출되면 피부 자극, 알레르기성 발진이나 피부염, 기침과 천식을 유발한다. 네일숍은 국제 암연구센터가 분류한 A급 발암 물질인 휘발성 유기 화합물 농도가 $1000.40\mu g/m^3$으로 국내 기준($500\mu g/m^3$)의 두 배에 달했으며, 아세톤, 톨루엔, 디부틸 프탈레이트 등도 많이 사용한다.

5. 화학물질 민감증, 향수도 독이다

독소의 희생물은 피부

2012년 KBS 1TV 'KBS 스페셜'에서는 합성 향에 관한 충격적인 실상이 공개되었다. 방송에서는 향기에 노출되면 면역 체계가 활동을 멈춘다는 향기 민감증 환자의 사례를 소개했다. 미국 미주리주 케이시빌시에 살고 있는 제리 블레이락(63) 씨는 향료 회사에서 버터밀크향을 팝콘에 배합하는 일을 하다가 그 향의 독성으로 폐가 망가졌다.

미국 애리조나 사막 한복판에서 10년째 살고 있는 스틴 베드(43) 씨는 화학물질 민감증(MCS: Multiple Chemical Sensitivity) 증후군 환자다. 향수나 섬유유연제의 향을 맡으면 통증이 며칠씩 지속되고 사고 기능이 마비돼 저능아처럼 된다.

이들처럼 향기 나는 유연제와 방향제 등의 일상적인 생활 냄새에 의해 건강이 위태로운 지경에 이르게 된 사람들을 화학물질 민감증 환자라고 하며, 세계적으로 인구의 10% 전후가 이에 해당된다고 한다. 다량의 화학물질에 노출되거나 소량이지만 장기적으로 계속 노출돼 그 사람의 신체 허용치를 초과했을 때 신체 반응으로 단숨에 증상이 발병한다. 그런데 일단 발병 후에는 극미량의 다양한 화학물질에 접촉하는 것만으로도 강한 신체 반응이 나타난다.

가장 흔하게 나타나는 것은 피부 질환이다. 화학물질과 접촉한 부위에서 발진이 일어나거나 염증으로 확대되는 경우가 많다. 청소년 수영 국가대표로 선발될 정도로 실력을 인정받았으나 화학물질로 인한 염증 때문에 수영 선수의 꿈을 포기해야 했던 학생이 있다. 박○○ 군(20세)은 화학물질로 오염된 수영장 물에 피부가 염증을 일으켜 물에만 들어가면 온몸이 벌겋게 되면서 가려웠으며, 수영복과 접촉되는 부분에는 염증이 생겼는데 심한 부위는 살이 패일 정도였다. 병원에서는 특별한 치료법이 없다고 했다. 결국 박 군은 염증이 심해지면서 청소년 국가대표를 끝으로 선수 생활을 접어야 했다.

수영장은 물을 관리하기 위해 많은 화학물질들이 투입된다. 가장 흔한 것이 락스,

염소 등의 소독제다. 이들 약품들은 사람들에게서 나오는 부산물과 합쳐져 화학 변화를 일으키면서 독성 물질을 생성한다. 실제로 미국 일리노이주대학교 유전학 박사 마이클 플레와 교수의 분석 결과 수영장 물에 첨가한 소독제가 이용자들에게서 나오는 땀, 머리카락, 오줌, 화장품 등의 부산물과 합쳐져 독성이 있는 물질로 변한다는 것이 밝혀졌다. 땀, 오줌 등에는 질소가 많이 들어 있는데 화학물질인 소독제와 결합해 유전자 변형을 일으킬 수 있다는 것이다. 연구팀은 이러한 독성 물질은 임신부의 뱃속 태아에 좋지 않은 영향을 끼칠 수 있고, 노화를 촉진할 수 있으며, 호흡기 질환과 각종 암의 원인이 될 수도 있다고 주장했다.

수영장의 염소 냄새는 호흡을 통해 우리 몸에 들어온다고 생각해야 한다. 염소의 부산물인 클로로포름과 같은 트리할로메탄 물질들은 암의 원인이 될 수 있다. 수영장에 다녀오면 녹초가 될 정도로 힘들다는 사람들은 수영보다는 다른 운동법을 찾는 것이 더 좋겠다. 수영을 하는 동안 입이나 호흡기로도 화학물질들이 들어 올 수 있기 때문이다.

박 군은 자미원 디톡스를 시작한 지 일주일이 지나자 상처 부위에 딱지가 생기고 새 살이 돋아나기 시작했다. 가려움 증상도 나아졌고 15일 만에 거의 호전되었다. 지금은 수영 강사로 활동하고 있지만 피부 질환은 생기지 않는다.

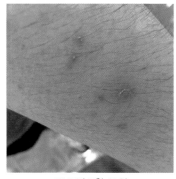

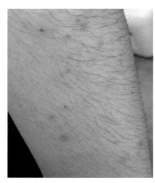

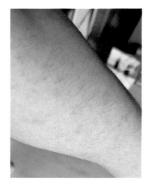

| 2017년 3월 20일 | 2017년 4월 10일 | 2017년 5월 14일 |

● 화학물질로 오염된 수영장 물에 피부가 염증을 일으키면서 선수의 꿈을 접어야 했던 박○○ 군은 디톡스로 치유될 수 있었다.

사고 & 기억 장애 유발

화학물질 민감증 중에서 피부 질환 다음으로 많이 나타나는 증상은 사고 장애와 기억 장애라고 한다. 단순한 계산을 못하거나 구구단을 외우지 못하고 기억이 사라지는 등의 증상이 광범위하게 나타난다고 한다. 화학물질 민감증은 1982년 발표된 논문에서 이미 제기되었는데, 논문에서도 뇌와 행동에 대한 반응이 소개되어 있다.

'현재까지 알려진 화학물질 민감증 증상 중 가장 놀랍고 잘 알려진 것은 뇌와 행동에 나타나는 반응이다. 편두통, 피로감, 어지럼증, 학습 장애, 혼란스러움, 집중 불가, 의욕 상실, 기억력 감퇴, 난독증, 성격 변화, 기분 변화, 과잉 행동, 우울증이 일반적인 증상이다.'

화학물질 민감증은 국내에서는 다소 생소한 질병이다. 방송에 소개된 전○○(56) 씨의 사례처럼 알려지지는 않았지만, 드러나지 않은 경우도 많을 것으로 추정될 뿐이다. 전 씨는 향기에 민감해 외출을 거의 하지 않는다고 한다. 그는 쇼핑, 관공서 일, 은행 일 등 모든 일을 집안에서 인터넷으로 처리하고, 배달되어 온 물건들은 반드시 베란다에서 화학적 향을 뺀 후 사용한다.

KBS스페셜 팀이 방송문화연구소에 의뢰해 '한국인의 향기 민감도 설문조사'(표본 크기 1,614명/신뢰 수준 95%±2.44%p)를 실시했는데, 첨가 제품의 향(냄새)을 맡은 후 부정적 반응을 묻는 말에 '어느 정도 있다'는 답변이 912명(56.5%), '매우 심하다'는 답변이 94명(5.8%)에 이르렀다. 62.3%가 향기에 부정적인 반응을 보인 것이다.

국내의 분야별 대표 향 첨가 제품들(향수, 화장품, 방향제, 샴푸, 섬유유연제, 양초 등 15개 기업의 23개 제품)을 대상으로 독성 물질 검사를 실시한 결과, 모든 제품에서 한 가지 이상의 독성 물질이 검출됐다. 그 중에는 포름알데히드, 디에틸프탈레이트(DEP)를 포함해 총 24가지의 화학물질이 있었다. 관련 기준이 있는 경우는 검출량이 기준치 이하이었지만, 관련 기준이 없는 독성 성분도 많이 검출됐다. 방송은 합성 향에 숨어 있는 독성 성분의 위험성을 폭로하여 시청자에게 충격을 안겨 주었다.

합성 향의 실체는 1급 발암 물질인 포름알데히드, 내분비계 장애 물질로 추정되는

DEP 등 각종 유해 화학물질이다. 특히 프탈레이트는 현재 환경호르몬 추정 물질로 구분되어 사용이 금지되고 있는 것이다. 프탈레이트가 궁금하다면, 새 차를 탈 때 느껴지는 특유의 강력한 냄새를 떠올리면 된다. 이 냄새의 원인이 전 세계적으로 10억 톤이 생산되는 프탈레이트다.[25]

프탈레이트는 다양한 소비재 제품의 냄새와 색깔을 유지하는 데 사용되는 물질인데, 우리의 일상에서 '없으면 생활이 곤란할 정도'의 위치를 차지하고 있다. 유연성을 지닌 플라스틱 제품이나 향수, 매니큐어, 립스틱, 헤어스프레이, 방향제, 세탁 건조기용 유연제 등에는 대부분 프탈레이트가 포함되어 있다.

향수는 아이에게 독(毒)

여성의 매력을 극대화시키는 고급 향수에도 프탈레이트가 들어 있다. 2002년 미국 『뉴욕타임스(The New York Times)』에 전면 광고가 실렸다. 이 광고에는 프탈레이트가 들어 있는 향수들의 이름이 명시되어 있었다. 광고에 따르면 세계적으로 유명한 브랜드의 헤어스프레이, 방향제, 헤어젤, 바디로션과 여러 종류의 향수 등 72개 제품 가운데 3/4에서 프탈레이트가 발견되었다고 한다. 이 광고의 헤드 카피는 다음과 같다.

"Sexy for her. For Baby, it could really be poison.(그녀에게는 성적 매력을 줍니다. 아이에게 이 향수는 독이 될 수 있습니다.)"

광고에 함께 실린 보고서에 따르면 가임기 여성에게서 독성 화학물질이 놀라운 수준으로 발견되었다고 한다.[26]

"연간 200억 달러에 달하는 퍼스널케어 제품이 꼭 필요한 검사도 받지 않고, 건강에 미치는 영향 평가도 받지 않으며, 심지어 라벨에 표시도 하지 않고 무제한으로 유해 화학물질을 담은 채 시중에 판매되고 있다. 화장품 회사들은 향수 성분을 비밀로 유지

---

25) 프탈레이트에는 디니트로부틸프탈레이트(DnBP), 부틸벤질프탈레이트(BBzP), 디이소부틸프탈레이트(DiBP), 디에틸헥실프탈레이트(DEHP), 디에틸프탈레이트(DEP) 등 다양한 종류가 있다.
26) 스테이시 맬컨, 『화장품 회사가 당신에게 알려 주지 않는 진실』, 유정현 옮김, 2008, pp.48-53.

하고, 라벨에 성분 표시조차 하지 않아서 소비자는 제품에 어떤 유해 화학물질이 포함되었는지 알 방법이 없다."

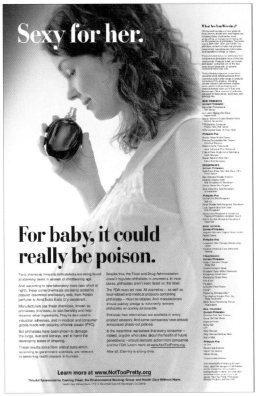

● 향수가 화학물질이라는 사실을 폭로한 2002년 미국 『뉴욕
타임스(The New York Times)』에 실린 전면광고

유럽에서 조사한 내용도 미국과 비슷하다. 유명 방향제, 향수, 헤어스프레이, 무스, 젤의 79%가 프탈레이트를 포함하고 있었으며, 그 중 반 이상이 2종 이상의 프탈레이트를 포함하고 있었다.

이 같은 물질들이 인체에 좋지 않은 영향을 미친다는 연구 결과는 어렵지 않게 찾아

볼 수 있다. 2013년 영국 일간지 『데일리메일』에 따르면 켄트앤드캔터버리병원의 피부과 컨설턴트 스잔나 바론 박사는 "향기 제품에 노출된 사람 중 1/3이 건강에 부정적 영향을 받고 있다며 특히 접촉성 알레르기가 가장 주된 질병"이라고 밝혔다. 향초나 방향제 등 향기가 나는 제품이 알레르기나 천식, 편두통의 원인이 될 수 있다는 것이다.

흥미로운 사실은 알레르기 반응은 제품을 사용한 직후에는 나타나지 않는다는 점이다. 인간의 기억 세포는 거부감이 드는 화학물질을 저장했다가 다시 노출됐을 때 반응한다고 한다.

바론 박사는 "향수나 향기가 나는 샴푸 및 샤워젤 등을 지속적으로 사용하면 천식이 더욱 심해지며, 두통의 원인이 되기도 한다"고 조언한다. 특히 어린이가 있는 가정에서는 향기가 짙은 제품들은 사용하지 않는 것이 좋다.

인공 향료를 사용하는 거의 모든 제품에는 문제가 있다고 봐도 무방하다. 심지어 냄새를 없애기 위해 뿌리는 섬유 탈취제나 방향제에도 1급 발암 물질이 포함되어 있다. 2013년 환경부 조사 결과에 따르면 시판 중인 방향제와 탈취제 42개 제품에 대한 위해성 평가 결과, 1급 발암 물질로 취급이 제한된 포름알데히드 등 14종 화학물질이 검출됐다.[27] 일반적으로 가정에서 사용하는 뿌리는 바퀴벌레 약이나 모기향 등에도 프탈레이트 외에 노닐페놀, 솔벤트, 자일린, 사이퍼메트린, 퍼메트린 등의 성분이 들어 있다.

공기를 통해 흡수되는 화학물질은 입으로 흡수되는 것보다 더욱 위험하다. 음식물은 흡수된 후 입에서 침을 통해 일차적으로 해독되고, 위장에서 강한 산의 영향으로 이차적으로 해독되며, 이후 간과 신장 등을 거치며 상당 부문 해독되고, 마지막으로 대장을 거쳐 배설된다. 그렇지만 공기를 통해 흡수되는 향료 등의 화학물질은 최소한의 방어막조차 없는 체내로 들어와 몸 전체를 돌아다닌다. 후신경에 달라붙은 화학물

---

27) 이데일리, 『냄새는 없애지만 탈취·방향제에서 1급 발암 물질 검출』, 2013년 2월 3일자. 포름알데히드는 조사 대상 중 4개 제품이 함량 기준을 크게 초과했으며, 과도하게 흡입하면 두통이나 구토, 피부염, 암 등을 유발하는 톨루엔도 38개 제품에서 0.04~11.9mg/kg이 나왔다. 유독 물질로 분류된 트리클로산도 3개 제품에서 최대 26.9mg/kg이 검출됐다. 분사형 섬유 탈취제와 실내 방향제는 액상형, 젤형 방향제에 비해 포름알데히드 검출 농도가 낮음에도 불구하고 인체에 직접 영향을 미치기 쉬운 특성상 유해 지수가 더 높은 수준(0.1 이상)으로 나왔다.

질의 상당한 양이 그대로 뇌로 직행한다. 공기 오염은 심각한 인체 장애를 유발할 수 있다고 한다. 어린이의 경우 흡입하는 공기는 어른보다 적지만, 체중 1kg당으로 비교하면 어른의 약 2배에 해당하는 화학물질을 받아들이게 된다는 점이 더욱 우려된다.

심지어 산모의 자궁 속 양수에서 샴푸 냄새가 날 정도로 화학물질의 체내 침투는 심각한 지경에 이르렀다. 일본의 한 산부인과 관계자에 따르면 "임신한 여성의 양수에서 산모가 평소 즐겨 사용하던 샴푸 냄새가 났다"고 한다.[28] 계면활성제와 인공 향료 덩어리인 합성 샴푸와 린스가 피부를 통해 체내에 침투해 태반을 거쳐 양수에 들어간 것이다. 산모가 중학교 때부터 샴푸를 사용했다고 가정하더라도 최소한 10년 이상은 유해물질이 체내에 침투했고, 임신 후에는 자연스럽게 자궁으로 유입되었을 것으로 추정할수 있다. 샴푸의 유해 물질이 체내에 흡수되고 있다고는 꿈에도 생각지 못할 것이다.

임신부가 프탈레이트에 과다 노출되면 이후 태어난 아이의 지능지수(IQ)가 또래보

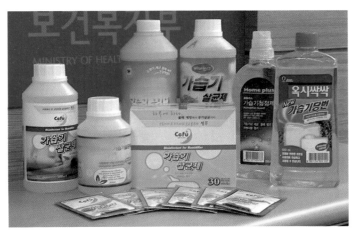

● 옥시 제품의 "아이에게도 안심"이라는 문구는 사람들에게 더욱 충격을 안겨 주었다. 가습기 살균제(세정제)로 인해 폐손상이 일어나 146명이 사망하고, 추정 미상의 사람들이 건강에 손상을 입었다. 이 사건은 가습기 살균제가 출시된 1997년 이후부터 시작되었다고 추정되지만, 알려지기 시작한 것은 2011년 4월부터였다. 환경성 질환은 인과관계를 밝히기 쉽지 않다는 특성이 있다.

---

28) 후나세 슌스케, 『의식주의 무서운 이야기』, 윤새라 옮김, 어젠다, 2014, pp.226-227.

다 낮아질 수 있다는 연구 결과도 있다. 2014년 미국 컬럼비아대 조사 결과 프탈레이트계 화학물질에 노출된 수치가 높은 여성의 자녀는 이 물질에 낮게 노출된 여성의 아이보다 IQ가 평균 7점 낮았다고 한다. 놀라운 점은 모든 프탈레이트계 화학물질의 수치가 미국 내 허용 기준치 이내였다는 것이다. 허용 기준치를 준수했다고 해서 안전하다고 믿을 수 없다는 사실을 여기서도 알 수 있다. 연구팀은 임신부에게 방향제나 세탁기용 섬유 유연제, 시트 등의 냄새에 노출되는 것을 피할 것을 권했다. 또한 플라스틱 용기에 음식을 담아 전자레인지에 데우는 행위를 피하도록 당부했다.[29]

예방이 최선이다

냄새를 제거하거나 향기를 내는 탈취제나 방향제 등 인공 화학물질로부터 자유로워질 수 있는 방법은 없다. 개인의 힘으로는 피할 도리가 없다. 이제 정부가 나서야 한다. 옥시 사태처럼 문제가 터지고 난 후 대책을 마련하면 이미 늦다. 지금부터라도 지나친 향기는 규제해야 하고, 향기의 유해성에 대해 적극적으로 교육을 실시해야 한다. 캐나다의 한 병원에서는 향수를 뿌린 사람의 출입 자체를 제한하며 사용하는 의료품 역시 '무향 제품'을 사용한다. 캐나다폐협회는 향수 사용의 에티켓에 대해 팔 하나 길이 이상 떨어진 사람이 향수 냄새를 맡지 못하는 정도로 정의하며, 무향수 환경을 장려하고 있다.

개인의 입장에서 할 수 있는 것은 노출을 줄이는 것이 최선이다. 이들로부터 노출을 줄이기 위해서는 다음과 같은 방법이 있다.

첫째, 말랑말랑한 플라스틱 제품은 프탈레이트가 포함되었을 가능성이 매우 높다. 그런 장난감은 절대 아이에게 주어서는 안 된다.[30]

---

29) 서울신문, 「임신 기간 '이런 것' 접하면 아이 IQ 떨어진다 -美 연구」, 2014년 12월 15일자. 미국 컬럼비아대 메일맨 보건대학원과 질병통제예방센터(CDC) 산하 국립환경보건연구소(NCEH) 공동 연구진이 뉴욕 시내에 사는 저소득층 여성 328명과 이들의 자녀를 7년간 장기 추적 조사한 결과이다.

30) 어린이용 장난감에서도 다량의 프탈레이트가 발견되고 있다. 2014년 한국소비자원에서 시중에 유통 중인 캐릭터 가면 21개 제품을 시험 검사한 결과, 3개 제품에서 35.1~45.5% 수준의 프탈레이트계 가소제(DEHP, 디에틸헥실프탈레이트)가 검출되었다. 허용 기준의 351~455배가 검출된 것이다.

둘째, 플라스틱 용기에 아이들의 음식을 담아 전자레인지에 데우면 안 된다. 유리 제품을 사용하는 것이 좋다.

셋째, 방향제는 사용하지 않는 것이 최선이다. 화장실이나 주방의 냄새를 없애기 위해 놓은 방향제에서 냄새보다 더욱 유독한 화학물질이 방출된다. 특히 밀폐된 공간인 차량 내부의 경우 그 피해는 더욱 심각하다. 일부 운전자들은 차량에서 냄새가 난다고 방향제나 향수를 뿌리기도 하는데, 이는 자해 행위이다. 차량 내부에서는 톨루엔이나 벤젠 같은 물질이 도로보다 더 많이 검출되는데, 이들은 폐에 도달할 확률이 실외의 그것보다 천 배나 높다고 한다.

넷째, PVC 플라스틱으로 만든 제품은 피하고, PVC 무첨가, 방향제 무첨가 표시가 된 제품을 사용한다.

다섯째, 향이 강한 헤어 제품, 화장품, 향수 등은 가급적 피하는 것이 좋다. 특히 임신부나 결혼을 앞둔 여성들은 사용하지 않는 것이 바람직하다. 앞에서도 언급되었듯이 임신부의 양수에서 샴푸 냄새가 날 정도로 샴푸의 인체 침투가 심각하다.

여섯째, 최소 하루 30분 이상 창문을 열어 자연 환기를 시켜야 한다.

인체에 무해한 방향제를 이용할 수 있는 방법도 얼마든지 있다. 허브나 전통 한약제를 활용하면 된다. 머리를 맑게 해 주거나, 호흡기를 시원하게 하는 특성을 가진 약제를 면 보자기에 넣어 사용하면 된다. 그것도 귀찮으면 만들어 놓은 것들을 구매하면 된다. 가격도 저렴하고, 향기도 오래 간다.

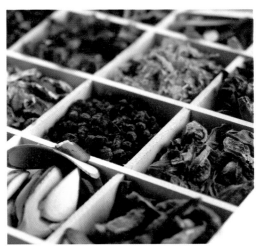

● 전통 한약제를 활용한 방향제는 인체에 도움이 된다. 굳이 화학 방향제를 사용할 필요가 없다.

6. 뇌 질환(자폐, ADHD), 화학물질이 주범

화학물질이 뇌 질환의 원인

아이가 산만하고 과잉 행동의 증상을 보인다면 어디서 도움을 받아야 할까? 정신적인 증상을 보인다고 해서 무조건 정신과로 달려가면 문제의 근원을 보지 못하고 치료의 기회도 잃을 수 있다. 유전적·신경학적·사회심리학적인 요인 등도 있겠지만, 만약 환경적인 요인 즉, 오염된 음식으로 인해 발생한 정신 질환이라면 정신과에서 도움을 받기 어렵기 때문이다.

아이를 미치게 하는 간단한 방법이 있다. 아이에게 시리얼, 햄버거, 피자, 콜라, 과자, 소시지, 아이스크림 등 자극적인 음식을 많이 먹이기만 하면 된다. 아이의 몸에 들어간 유해 화학물질들은 아이의 내분비계를 무력화시켜 자연적인 호르몬이 제 역할을 하지 못하도록 막을 것이다. 이 독성 물질들이 신경계로 들어가면 아이는 정신적인 이상을 보일 것이다.[31] 임상영양학자인 캐롤 사이먼타치는 아이들의 뇌 질환의 원인 가운데 가장 큰 것이 음식이라고 의심하고 있다. 오늘날 우리가 먹는 음식물은 자연의 것이 아니며, 화학물질로 범벅이 된 가짜 음식이라고 한다.

지난 2016년 7월, 미국 전국의사협회(NMA) 등은 어린이의 뇌신경 장애가 급증하는 추세에 있고, 이것은 생활 화학물질 탓이라는 성명을 발표하여 세상을 놀라게 했다. 이들이 밝힌 '신경 발달에 미치는 환경 위험 요소 연구(TENDR)'[32] 결과에 따르면, 현재 미국 어린이 6명 중 1명이 자폐, 주의력결핍 과잉행동장애(ADHD), 학습 장애를 비롯한 여러 발달 장애를 겪고 있다고 한다. 이는 10년 전에 비해 무려 17%나 증가한

---

31) 캐롤 사이먼타치, 『사람을 미치게 하는 음식들』, 중앙books, 석기용 옮김, 2009, p.238.

32) 미국 내 의학 및 보건 환경 분야의 유명 전문가 40여 명과 국제신경독성학회(INA), 미국 전국의사협회(NMA), 산부인과학회, 내분비학회, 아동신경학회 등 관련 단체들이 경고에 나섰다. TENDR는 미국 국립보건원(NIH), 국립환경보건과학원(NIEHS), 환경청(EPA) 등의 자금 지원을 받아 환경 화학물질들이 어린이 뇌신경 등에 주는 영향을 폭넓고 종합적·장기적으로 연구하는 프로젝트다.

것이다. IQ가 정상보다 떨어지는 등의 지적 장애 아동들도 늘고 있다.[33]

자폐증은 1943년 처음 등장한 후 최근 급속도로 확산되는 추세에 있다. 2002년 캘리포니아대학의 연구에 따르면 자폐증은 1987년부터 1998년까지 270% 증가했다고 한다. 노르웨이의 라이헬트 박사는 자폐증(틱 장애 등)의 원인이 화학물질의 전달 체계에 문제가 있기 때문이라는 사실을 밝혀냈다.

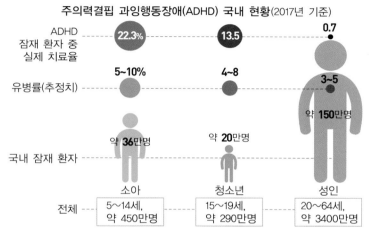

주의력결핍 과잉행동장애(ADHD) 국내 현황(2017년 기준)

● ADHD도 지속적으로 증가 추세에 있어 더욱 우려된다.

출처: 건강보험심사평가원 진료 데이터로 산출

이런 화학물질들은 각종 소비 제품에 들어 있는 것들이며, 인간이 음식으로 섭취하는 것들도 적지 않다는 데 문제의 심각성이 있다. 마가린으로 대표되는 트랜스 지방도 음식으로 섭취되는 화학물질이라 할 수 있다.[34] 트랜스 지방은 혈관 속 지방질 플라크의 양을 증가시키고, 뇌로 통하는 혈관을 굳게 만들 수 있다. 트랜스 지방을 많이 섭취

---

33) 미국 어린이 10명 중 1명꼴인 590만 명이 ADHD를 앓고 있으며(2012년 기준), 68명 중 1명꼴로 자폐스펙트럼 장애(ASD) 증상을 보이고 있다(2014년 통계).

34) 트랜스 지방은 플라스틱 지방으로 불릴 정도로 유해하며, 체내에서 정상적으로 대사가 이루어지지 않는 악성 기름 덩어리라 할 수 있다. 마가린이나 쇼트닝 등의 주성분이 트랜스 지방이다.

할 경우 뇌질환, 비만, 심혈관 질환, 암에 걸릴 가능성도 높아진다.[35] 트랜스 지방산이 뇌세포에 가서 자리 잡게 되면, 만성피로 증후군이 나타나고 학습 능력 장애를 초래한다. 이는 인체 에너지의 절반을 사용하는 뇌의 활동으로 생겨나는 엄청난 노폐물과 유해 물질을 뇌세포가 제대로 배출시키지 못하게 되어 나타나는 현상이다.

화학물질은 산모에게서 태아에까지 전해진다. 임신부가 유해 물질을 섭취하게 되면 뇌 질환 아기를 낳을 확률이 높아진다. 실제 선천성 기형아 가운데 50~60%는 원인을 알 수 없다. '원인 미상'이라는 부분은 체내로 유입되는 유해 환경 물질이 아닌가 의심된다.

양수와 제대혈(탯줄)을 통해 엄마의 환경호르몬이 아이에게 옮아간다는 사실은 여러 동물 실험에서도 확인됐다.[36] 부모가 환경호르몬에 노출되면 자식은 태중에서부터 영향을 받는다. 태아는 태내에서 입으로 양수를 '마셨다 뱉었다'를 반복한다. 이 과정에서 산모의 몸속에 축적되어 있던 유해 물질들을 들이마실 수밖에 없다. 미국에서는 자궁에 있는 태아 중 1/3은 산모를 통해 폴리염화비페닐(PCBs)을 흡수한다고 한다. 폴리염화비페닐은 신생아의 뇌에 직접적으로 작용한다고 알려진 유해 화학물질인데, 모유의 30%에서도 폴리염화비페닐이 발견되었다고 한다.

임신 중이거나 모유를 먹이는 기간에 화학물질에 노출된 엄마가 낳은 딸은 사춘기가 빠르고 나중에 생식 능력이 떨어질 우려가 있다. 프탈레이트[37]는 성조숙증을 일으키고 인지 발달 장애를 초래하므로, 아이가 공격적이 되거나 학습 장애, ADHD, 자폐증 등을 유발할 수 있다. 또한 비만, 당뇨, 심혈관 질환, 대사증후군 등을 유발할 위험

35] 트랜스 지방은 복부 비만을 일으키기 때문에 더욱 위험하다. 우리 몸에 들어오면 상당히 오랜 시일 (약 50일)이 지나기 전에는 없어지지 않는다. 먼저 섭취한 트랜스 지방이 없어지기도 전에 또 다시 트랜스 지방을 섭취하게 되면 몸속의 트랜스 지방은 점점 늘 수밖에 없다. 하버드대학교 연구자들은 매년 최소한 3만 명의 미국인들이 트랜스 지방 때문에 사망한다고 보고 있다.

36] 한양대 실험에서, 임신한 쥐에 화학물질(프탈레이트)을 주입했더니 얼마 후 태어난 암컷 새끼의 생식기가 정상(생후 33일)보다 5일 일찍 열렸다. 성체가 된 후에는 정상 쥐들보다 20% 가량 적은 수의 새끼를 낳았다.

37] 프탈레이트는 향료나 플라스틱을 부드럽게 만드는 가소제이며, 호르몬 교란을 일으키는 대표적인 환경호르몬이다.

성이 있다.

　프탈레이트가 어린이의 ADHD와 두뇌 발달에 악영향을 미친다는 사실은 국내 연구에서도 밝혀진 바 있다. 그동안 프탈레이트의 유해성에 대해 많은 보고가 있었지만, 아이들의 ADHD 증상 악화와 두뇌 발달에 대한 실증적 영향을 뇌 영상 연구를 통해 밝힌 것은 최근의 일이다.

　서울대병원 김붕년 교수팀(소아정신과)은 ADHD 어린이 180명(비교군)과 일반 어린이 438명(대조군)을 대상으로 소변 검사를 실시한 후, 프탈레이트 농도를 비교·분석했다. 그 결과 프탈레이트 농도가 ADHD 어린이에서 더 높게 나타났다.[38] 프탈레이트는 ADHD 증상의 심한 정도와 유형에도 영향을 미쳤는데, 프탈레이트의 검출 농도가 높으면 어린이의 공격적이고 충동적인 성향도 높았다.

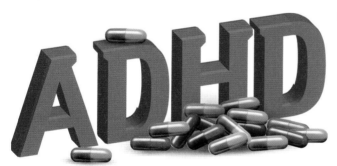

● 오염된 음식으로 인해 당뇨, 고혈압, ADHD 등의 증상이 발생했다면, 이를 약물로 치유할 수 있을까? 증상을 억누르기 위해 사용한 약물이 ADHD를 더욱 악화시킬 수 있다.

　과잉 행동(폭력적 성향)이 식생활과 관계가 깊다는 사실이 지적된 것은 이미 1977년 미국 상원 영양문제특별위원회 보고서를 통해 나온 바 있다.[39] 영양문제특별위원

---

38) 프탈레이트 대사 물질인 MEHP(비교군 48.18μg/g, 대조군 25.3μg/g), MEOP(비교군 43.99μg/g, 대조군 20.53μg/g), MBP(비교군 65.96μg/g, 대조군 50.86μg/g) 모두 비교군에서 더 높게 검출됐다.

39) 미국 상원 영양문제특별위원회는 저명한 학자 270명을 동원해 2년간 실시한 '식생활이 건강에 미치는 영향'에 대한 조사에서 「잘못된 식생활이 성인병을 만든다」는 5000여 쪽에 달하는 보고서를 내놓은 바 있다.

회의 토론에서 식품 첨가물 등 화학물질의 행동 독리학[40]이 문제가 되었다. 식품 첨가물 등은 모두 행동에 문제를 일으키는 행동 독리학상의 물질들이라 할 수 있다. 영양문제특별위원회는 캐나다의 한 초등학교를 예로 들었다. 이 초등학교에서는 아이들에게 첨가물, 인공착색제, 보존제 등이 들어 있는 가공식품을 먹지 못하게 했다. 그랬더니 갑자기 아이들이 침착해지고 집중력 결핍 등이 개선되면서 학습 의욕도 향상되었다고 한다.

이 작업에 참여한 브라운 박사는 "등교 거부, 학습 불능의 반항적인 아이들은 식품 첨가물의 희생자"라고 단언했다. 그는 "문제아들에게 화학물질이 들어 있지 않은 음식물을 먹게 했더니 몇 주 만에 믿기 어려울 정도로 증상이 개선되었다"고 한다. 아이들의 폭력성을 가정환경이나 심리적인 측면에서만 고려해 왔는데, 식품 첨가물이 원인이 될 수도 있음을 밝힌 것이다.[41]

죽음을 부르는 맛

『비타민 바이블』의 저자 얼 민델 역시 "모든 음식에서 식품 첨가물, 방부제 따위를 끊을 수만 있다면 과잉 행동의 50%는 치료할 수 있다"고 주장하고 있다. 국내의 학교 폭력 문제나 군대 폭력 문제 역시 정신적인 데에서만 문제의 원인이 있다고 단정하지 말고, 이들의 식생활에 어떠한 문제가 있는지에 대해서도 살펴볼 필요가 있을 것이다.

아이들이 즐겨 먹는 정크푸드도 뇌에는 독이나 다름없다. 가공식품들은 지능을 떨어뜨릴 뿐만 아니라 행동에도 영향을 끼치며, 과잉 행동같은 장애도 유발할 수 있다. 가공식품에 빠지지 않고 들어가는 글루탐산나트륨(MSG)은 알츠하이머, 파킨슨, 다발성경화증과 같은 질환에 치명적인 역할을 한다.

---

40) 몸속에 들어간 중금속이나 화학물질, 약품, 음식물 등을 문제시하는 것이 행동 독리학이다. 1970년대에 새로 탄생한 새로운 학문으로, 술을 마시면 사람의 행동이 달라지는 것처럼 유해 물질이 인체에 유입되었을 때 어떠한 행동의 변화가 있는지 등에 대해 연구하는 학문이다.

41) 미국 상원 영양문제특별위원회, 『잘못된 식생활이 성인병을 만든다』, 원태진 편역, 형성사, 2003, pp.51-54.

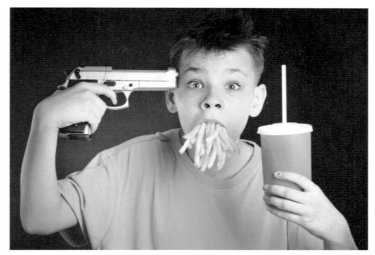

● 아이들이 즐겨 먹는 정크푸드는 뇌를 죽이는 물질이다. 이런 류의 가공식품들은 과잉 행동과 같은 장애를 유발할 수 있다.

미국 신경외과 전문의 러셀 블레이록은 MSG를 '죽음을 부르는 맛', '흥분 독소'라고 부른다. MSG의 위험성을 폭로해 온 러셀 블레이록은 『죽음을 부르는 맛의 유혹』에서 뇌가 얼마나 MSG에 취약하고 어떤 뇌병변을 일으키는지 생생히 보여 주었다. 독성을 일으킬만한 용량의 MSG를 투여해도 동물들은 정상적인 행동을 한다. 하지만 동물의 뇌를 현미경으로 들여다보면, 시상하부의 핵심적인 뉴런들이 영구 손상된 것을 확인할 수 있다. 이 실험은 세인트루이스 소재 워싱턴대학 정신의학부에 근무하던 신경과학자 존 올니 박사에 의해 수행되었는데, 실험 쥐들은 단 한번의 MSG 투여로 뇌가 손상된 것으로 나타났다. 하지만 겉으로는 문제가 드러나지 않기 때문에 더 위험하다. 하지만 정부기관에서는 유해성이 없다고 평가할 수밖에 없다.[42]

---

42) 글루탐산나트륨(MSG)에 대해 1987년 2월 세계보건기구(WHO)에서는 '현재의 가능한 자료를 기초로 한 화학 조미료의 섭취 허용량을 원하는 기술적 효과를 달성하기 위해 필요한 수준만큼의 양을 사용하면 건강에 해롭지 않다. 그러나 최소한의 양을 사용해야만 한다'고 밝힌 바 있다. 그런데 국내의 식품의약품안전청에서는 화학 조미료를 '평생 먹어도 해롭지 않다'고 발표했다.

러셀 블레이록은 "만약 누군가가 당신에게 음식에 첨가된 화학물질이 자녀들의 뇌를 손상시킬 수도 있다는 말을 했다고 하자. 그리고 이 화학물질이 성장기 자녀들의 신경계를 형성하는 데 악영향을 끼쳐 훗날 학습 능력이나 감정 조절 능력이 떨어질 수도 있다고 한다면 어떨까?"라고 묻는다.[43]

중금속의 치매 유발

최근에는 '초로기 치매'라는 신종 질환이 공포를 안겨 주고 있다. 초로기 치매란 30~50대 젊은 사람들에게서 치매가 나타나는 것으로, 뇌에 독성 물질이 쌓여 기억력이 떨어지고 지적 능력과 운동 능력까지 상실해 결국 사망에 이르게 되는 질환이다. 그런데 초로기 치매는 노년기에 발병하는 치매보다 좀 더 빨리 악화되는 경향이 있다.

초로기 치매의 원인은 독성 물질의 유입으로 추정되는데, 알루미늄이 주범으로 의심되고 있다. 알루미늄은 포일, 냄비, 캔 등 우리 생활 속에서 매일같이 접하는 금속이다. 양은 냄비에 라면을 끓여 먹고, 알루미늄 포일 위에 삼겹살과 김치 등을 함께 요리하고, 알루미늄 캔에 담긴 콜라나 맥주도 마신다. 인간은 알루미늄을 생각보다 많이 섭취하고 있다. 유럽 식품과학위원회 보고서에 따르면 알루미늄 첨가물은 하루 섭취 허용량의 6~7배까지 초과했다고 한다.

알루미늄에 과다 노출되었을 경우에는 구토, 메스꺼움, 설사 같은 소화기계 부작용이 발생할 수 있으며, 알루미늄에 장기간 노출되었을 경우 골경화증이나 치매 같은 질환을 유발하기도 한다. 알루미늄을 뇌에 전달하는 역할을 하는 것이 구연산이다. 구연산은 콜라나 환타 등의 청량음료와 과자류에 들어가 있으며, 뇌의 알루미늄 흡수를 촉진하여 치매의 위험을 높인다. 이외에 구리, 아연, 크롬, 철 같은 금속 이온도 뇌 질환의 원인이 된다.

약물로 인한 독성도 뇌에 영향을 미친다. 약물 과다 복용이 치매를 유발할 수 있다는 연구 결과도 있다. 2017년 ○○대학의 연구 결과, 약을 5개에서 10개 복용하는 사

---

43) 러셀 블레이록, 『죽음을 부르는 맛의 유혹』, 강민재 옮김, 에코리브르, 2013, p.17.

람은 약을 먹지 않는 사람에 비해 치매 위험이 2.6배, 10개 이상 복용하는 사람은 3.3배까지 치솟았다. 약물 자체의 독성과 그것들이 섞이면서 칵테일 효과까지 일으켜 치매를 유발한 것이다. 특히 신경안정제나 위장약, 종합 감기약 등을 장기 복용할 경우 뇌신경 전달 물질을 차단해 인지 기능을 떨어뜨릴 수 있다고 한다.

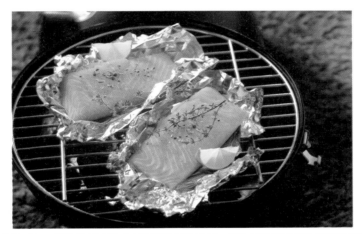

● 알루미늄 포일로 요리를 하거나 캔 음료 등을 마시는 것은 뇌에 좋지 않은 영향을 준다.

초로기 치매 환자(명)

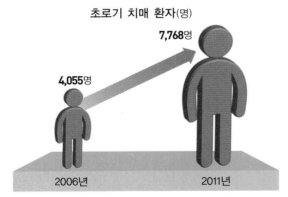

4,055명

7,768명

2006년   2011년

● 30~50대 젊은 사람들에게서 치매가 나타나는 '초로기 치매'는 뇌에 독성 물질이 쌓여 기억력이 떨어지고 지적 능력과 운동 능력까지 상실해 결국 사망에 이르게 한다.

출처: 국민건강보험공단

어린이들을 위협하는 식품 첨가물

국내에서도 타르 색소 등의 식품 첨가물이 뇌를 파괴한다는 연구 결과가 있다. 한양대학병원 이승남 교수는 "황색 4호 같은 인공 색소는 뇌의 전두엽에 상처를 입힌다. 전두엽은 판단력, 사고력, 기억력, 의지 등을 관장하는 곳으로, 뇌에 해로운 물질이 들어오지 못하도록 대뇌관문을 세워 둔다. 그런데 인공 색소는 쉽게 전두엽에 침투하곤 한다"고 밝혔다. 대뇌관문이 아직 완성되지 않은 어린이들의 경우 더욱 치명적이라고 한다.[44]

영국에서는 2009년에 이미 이들 색소들이 ADHD, 집중력 결핍, 알레르기, 분노, 발작 등 행동 장애의 원인이 될 수 있다고 경고하고 6가지 식용 색소를 사용 금지했다.[45] 우리나라 식품의약품안전청에서도 2010년부터 어린이 기호 식품에 타르계 색소의 사용을 전면 금지하기로 한 것은 아주 잘한 결정이다.

하지만 타르 색소는 여전히 어린이들의 주위에서 유령처럼 떠돌고 있다. 치약, 젤리, 심지어 의약품에까지 숨어 들어가 아이들의 건강을 노리고 있다. 2014년 식품의약품안전처로부터 허가받은 치약 10개 중 4개가 타르 색소를 함유하고 있는 것으로 나타났다. 발암성 등으로 어린이 기호 식품에 사용이 금지된 적색 2호 타르 색소를 사용하는 어린이 치약도 43개에 달했다. ADHD, 천식, 암 등을 유발하는 것으로 알려진 황색 4호, 녹색 3호 등의 타르 색소를 사용하는 치약도 각각 271개, 99개로 조사됐다.[46]

아이를 미치게 하는 설탕

설탕으로 인한 폭력성 증가도 사회문제가 되고 있다. 제인 구달도 자신의 조카손자가 설탕만 먹으면 끔찍한 반응을 보였다고 털어놓았다. 귀엽고 영리하던 아이가 약간의

---

44) 이승남, 『내 가족을 위협하는 밥상의 유혹』, 경향미디어, 2010, p.46.

45) 사용 금지된 품목은 황색 4호(E102 Tartrazine), 황색 5호(E110 Sunset yellow), 적색 102호(E124 Ponceau 4R), 적색 40호(E129 Allura Red), E104 Quinline yellow, E122 Carmoisine 등이다.

46) 국내 대표적인 제약사들이 만든 어린이용 시럽형 감기약에 타르 색소가 포함된 것으로 나타나 충격을 주었다. 딸기나 포도색 등을 냄으로써, 약에 대한 아이의 거부감을 줄이기 위해 사용된 것이다.

설탕만 섭취하면 몇 분 만에 도저히 통제할 수 없는 포악한 아이로 돌변했다는 것이다. 소리를 지르는 것은 예사고 심지어는 사람을 때리기까지 했다고 한다.[47]

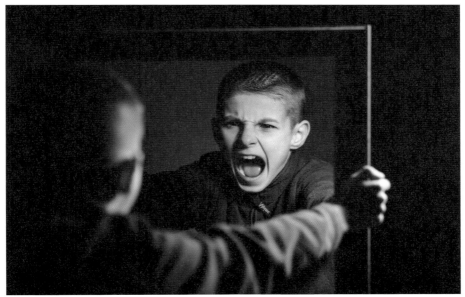

● 설탕을 많이 먹으면 몸이 산성화되고, 산성화된 몸을 정상화시키기 위해 칼슘을 소모하게 되는데, 신경안정제 역할을 하는 칼슘이 부족하면 신경질적으로 변한다.

　설탕이 우리 몸속에서 어떻게 작용하기에 이런 행동을 야기할까? 설탕을 많이 먹으면 우리 몸은 산성화가 되는데, 산성화된 몸을 정상화시키기 위해서는 미네랄이 필요하다. 대표적으로 칼슘이 있는데, 몸을 정상화시키기 위해 칼슘을 사용하고, 몸에 저장된 칼슘이 고갈되면 뼈와 치아에 있는 칼슘을 꺼내 써야 한다. 이것 때문에 골다공증이나 충치가 발생하게 된다. 양치질을 하지 않아 충치가 발생하는 게 아닌 것이다. 신경안정제 역할을 하는 칼슘이 부족하면 성격이 예민해지고 충동적이며 신경질적인 특징이 나타난다. 설탕이 첨가된 식품을 많이 먹는 아이들이 거칠어지는 것도 이런 이

47) 제인 구달, 『희망의 밥상』, 김은영 옮김, 사이언스북스, 2007, p.373.

유에서다. 아이들이 참을성이 없고 집중력도 떨어지며 폭력적이라면 설탕 과잉에 대해서 의심해 볼 필요가 있다.[48]

최근 증가하는 치매도 설탕의 과잉 섭취와 관련이 있다. 설탕을 많이 먹게 되면 저혈당증이 생기고, 이것이 지속되면 뇌세포가 견디지 못하기 때문에 치매 현상이 나타날 수 있다는 것이다. 일본 노인전문병원의 연구 결과에서는 과자를 많이 먹는 사람, 과식하는 사람, 밤에 많이 먹는 사람들이 치매에 많이 걸리는 것으로 드러났다. 다른 연구들에서도 치매 환자 그룹에는 인슐린 분비가 많아서 혈당이 낮은 경향을 볼 수 있다고 한다.

저혈당과 범죄율과의 인과관계는 이미 오래전에 내려진 상태다. 미국 상원 영양문제보고서에서도 "저혈당증은 신체와 정신의 양면에 걸쳐 여러 가지 복잡한 증상을 일으키는데, 기분이 우울해지고 자살 지향적이 되며 돌발적으로 흉기를 휘두르게 되는 등의 경향이 나타는 것이 확실하다"고 지적하고 있다.[49]

미국에서 캘리포니아 산루이스오비스포의 청소년 교정원에서 어린 범법자들의 혈당치가 극히 낮다는 사실이 밝혀졌다. 조사 결과 수감된 10대 청소년 한 사람이 매년 거의 200kg에 달하는 설탕을 먹는 것으로 확인됐다. 교정원 책임자는 수감자의 부모와의 협상을 통해 수감자를 조기에 풀어 주는 대신 2년 동안 '단 것은 먹지도 마시지도 못하도록 하라'는 조건을 제시했다. 결과는 대만족이었다. 청소년들의 재범 빈도가 70%나 줄어든 것이다.[50]

---

48) 습관적으로 설탕을 먹게 되면 만성적인 저혈당증이 발생하게 되고, 인체는 혈당치를 끌어올리기 위해 신경호르몬인 아드레날린을 분비한다. 아드레날린은 아침에 잠에서 깬 뒤 활력을 불어넣고 에너지를 생성하게 하지만, 이때 나오는 아드레날린은 '분노의 호르몬'이라고도 불릴 정도로 맹독성을 자랑한다. 뱀독보다 무려 3배나 강한 것으로 알려진 아드레날린이 분비되면 순간적으로 화가 치솟는다. 흔히 '우발적인 범죄'가 이럴 때 발생한다.

49) 미국 상원 영양문제특별위원회, 『잘못된 식생활이 성인병을 만든다』, 원태진 편역, 형성사, 2003, p.42.

50) 클라우스 오버바일, 『내 몸을 망치는 달콤한 중독, 설탕』, 김희상 옮김, 더북, 2005, pp.157-158.

미국에서는 이미 10여 년 전부터 학교에서 설탕 음료를 추방하고 있다.[51] 설탕으로 인해 학생들의 폭력, 등교 거부 등의 소란 사태가 눈에 띄게 늘었다고 판단한 것이다. 영국의 식품기준청(FSA)도 어린이의 TV 시청이 많은 오후 9시 이전에 지방, 당분, 소금기가 많은 음식에 대한 광고 금지를 요구하고 있다. 하지만 정부의 노력은 기업의 마케팅을 따라가지 못한다. 정부 대응만 바라보기에는 문제가 너무 심각하다. 그럼에도 불구하고 인체의 배출력만 원활하다면 문제를 상당 부분 완화시킬 수 있다.

소장은 제2의 뇌

자폐증으로 고통받는 아이들은 내장에 문제가 있으며, 그 중 상당수는 상태가 심각하다. 캐롤 사이먼타치에 따르면 자폐증 아동들은 변비가 끔찍할 정도로 심하거나 끝없는 설사로 고통받고 있는데, 그들의 대변은 초록빛을 띠고 있거나 악취가 심하다고 한다.

그런데 뇌 질환과 장의 손상에는 어떤 관계가 있을까? 소장은 제2의 뇌가 자리 잡고 있는 장소이다. 최근 학자들의 연구에 따르면 소장에는 세로토닌 같은 핵심적인 '두뇌 신경 전달물질'을 받아들이는 동일한 수용체 자리가 있다는 것을 알아냈다. 이 말은 대장이나 소장에 독소가 배설되지 않고 쌓이면 소장 내에 있는 예민한 조직에 상처를 입게 되고, 나아가 뇌신경상의 문제로 이어질 수 있다는 의미다.[52]

배설할 수 있는 양보다 많이 먹게 되면 변이 장 속에 대량으로 정체되기 시작하고, 숙변이 된다. 숙변이 많아지면 장의 독소가 두뇌에 영향을 주게 되어 두뇌 회전이 늦어진다. 머리가 무겁거나 어지러움을 느끼는 증상은 장에 배설물들이 정체되어 있기 때문이라고 볼 수도 있다.

뇌 질환을 유발한다고 알려진 물질들의 공통점은 혈액을 오염시킨다는 점에 있다.

---

51) LA교육위원회에서는 2003년, 학교 내 자판기의 탄산음료 및 설탕 함유 음료 판매 금지를 결의했고, 일리노이주 교육위원회는 초등학교와 중학교에서 콜라를 비롯한 청량음료와 감자칩, 사탕 등 정크푸드 판매를 전면 금지하는 조례를 통과시켰다.
52) 캐롤 사이먼타치, 『사람을 미치게 하는 음식들』, 중앙books, 석기용 옮김, 2009, p.310.

혈액이 오염되면 인체의 모든 곳이 오염된다고 볼 수 있다. 우리가 일상적으로 먹는 음식은 혈액으로 흡수되고, 그 혈액은 온몸의 장기를 돌아다니기 때문이다. 혈액은 세포들과 접하면서 세포를 키우고 보호하며, 노폐물은 거둬 들여 폐와 신장으로 배달한다. 피가 더럽다는 말은 혈액 속에 노폐물이 쌓여 있거나 영양 성분이 너무 많다는 이야기다. 혈액이 오염되면 피가 통하는 모든 세포와 장기, 그리고 피부에 이상이 생기게 마련이다. 뇌의 이상 반응도 오염된 혈액이나 유해 물질의 침입으로 이해할 수 있는 것이다.

7. 대사 질환, 생활 독소가 만들었다

자가 면역 질환이란 말은 거짓

현대 의학은 외과적 문제를 해결하는 데는 탁월한 해결 능력을 보이고 있지만, 암이나 당뇨병 등에서는 수십 년 동안 전혀 성과를 내지 못하고 있다. 미국의 경우에도 1950년부터 2007년까지의 통계 자료를 보면 암, 당뇨병, 심혈관 질환 등에 의한 사망률은 크게 바뀌지 않았다. 이런 질환들은 흔히 대사 질환 혹은 생활 습관병이라고 한다.

대사 질환이라 불리는 고혈압, 당뇨병, 혈관 질환 환자는 2012년 884만 명에서 2013년 913만 명, 2014년 937만 명으로 지속적으로 증가하고 있다. 2018년에는 1천만 명을 훌쩍 넘어섰다. 대사 질환 유병률은 30% 정도, 즉 3명 중 1명이 대사 질환을 앓고 있다. 대사 질환이 이렇게 급증한 원인은 무엇일까?

대사 질환은 몸안에서 내분이 일어나 내 몸이 나를 공격하는 '자가 면역 질환'이라고 알려져 있다. 하지만 인체는 스스로 파괴하도록 설계되어 있는 것이 아니라, 삶을 지속하도록 설계되어 있다. 설사 자가 면역 질환이라고 하더라도 의문은 남는다. 대사 질환의 근본 원인은 무엇일까? 다른 제3의 원인에 의해 면역계에 이상이 생겼을까? 병의 원인을 정확히 파악해야 문제를 해결할 수 있기 때문에 던지는 질문이다. 물론

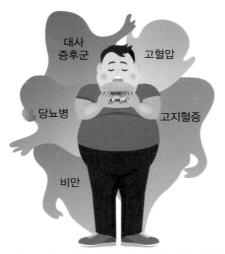

● 암, 당뇨병, 고혈압, 천식, 아토피 등 각기 이름은
다르지만 모두 같은 원인에서 출발한 질환들이다.

우리 몸은 단 한 번도 우리를 배반하지 않았고, 앞으로도 그럴 것이다. 대사 질환을 자가 면역 질환이라고 봐서는 결코 문제를 해결할 수 없다.

대사 질환의 원인으로는 생활 습관의 급속한 서구화가 꼽히고 있다. 특히 과도한 육식으로 인한 비만, 특히 복부 비만과 관련해 고혈압, 당뇨병, 고지혈증, 심뇌혈관 질환 등이 폭발적으로 증가하고 있다고 한다. 이런 대사 질환은 너무 많이 먹어서 유발되는 것이 대부분이다. 최근 급증하고 있는 아토피, 천식, 대장암, 변비 등도 섬유질이 부족한 육류 중심의 식단으로 바뀌면서 생긴 것으로 봐야 한다.

암, 당뇨병, 고혈압, 천식, 아토피 등 각기 이름은 다르지만 모두 같은 원인에서 출발한 질환이라 할 수 있다. 인스턴트 식품, 화학 첨가물, 인공 감미료 같은 것들을 먹고 스트레스로 잠을 제대로 이루지 못하며 자연과 멀어진 생활 습관들은 우리 몸속에 독소를 축적하게 한다. 그리고 독소가 넘쳐나게 되면 혈액이 오염되어 신진대사에 장애가 생긴다. 신진대사 장애가 지속되면 암이나 혈관 질환, 당뇨병 등이 발생하게 되는 것이다. 이것이 대사 질환이 발생하는 메커니즘이다. 대사 질환이 발생하

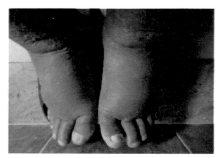

2017년 10월 24일

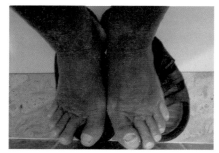

2018년 2월 4일

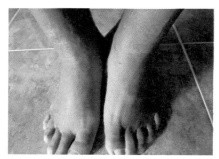

2018년 2월 27일

는 근본적인 메커니즘을 제대로 살피지 않는 이상 인간은 대사 질환과의 전쟁에서 결코 승리할 수 없을 것이다.

어렸을 때부터 아토피로 온갖 약물 치료를 받아 온 김○○ 씨(55세)는 체내 독소 수치가 높아져 온몸에 부종이 생겼다. 몸속에 독소가 많아지면 우리 몸은 독소의 농도를 낮추기 위해 수분을 내보내지 않게 된다. 김 씨는 신진대사가 안 되다 보니 항상 피곤하고, 한여름에도 추위를 느낄 정도로 몸이 쇠약해졌다. 자미원 리셋을 통해 독소를 줄여 나가다 보니 몇 달 지나지 않아 부종이 정상으로 돌아왔다. 물론 여름에 추위를 느끼지 않을 정도로 몸이 회복되었다. 몸의 독소가 빠지면 신진대사가 활발해지고 건강을 회복할 수 있다는 것을 보여 주는 사례였다.

비만, 혈관 질환, 당뇨병은 세쌍둥이

비만이 되면 당뇨병 발생 위험은 일반인보다 2.5~2.6배 높고, 고도 비만의 당뇨병 발생 위험은 4~4.8배 높다. 고혈압도 비만인 경우 2배, 고도 비만인 경우 2.7~2.9배 높다. 왜 이럴까? 앞에서 설명했듯이 비만, 당뇨병, 혈관 질환이 모두 하나의 메커니즘으로 만들어지기 때문이다. 몸속에 독소(영양 과잉)가 들어오면 비만이 되고, 혈관에 노폐물이 축적되면서 혈관 질환을 일으키고, 당대사에 교란이 생겨 당뇨가 되는 원리다.

전문가들은 "비만은 비만으로 그치는 것이 아니라 각종 질병의 원인이 될 수 있다"고 경고하는데, 이는 문제의 본질을 잘못 보고 하는 말이다. 비만이 질병의 원인이 아니라 독소가 원인이며, 비만도 독소로 인해 생긴 신종 질환이라고 봐야 한다.

비만은 세계적인 문제로 떠올랐는데, 미국 어린이의 1/3에 해당하는 2500만 명이 과체중이거나 비만이다. 지난 30년간 아동의 비만율은 3배 가량 늘었다. 2000년에 태어난 여자 아이의 경우 제2형 당뇨병에 걸릴 확률은 40%에 달한다고 한다.

당뇨병은 제1형 당뇨병과 제2형 당뇨병이 있는데, 제1형 당뇨병은 인슐린이 전혀 분비되지 않아서 평생 인슐린을 복용하거나 주사를 맞아야 한다. 그런데 당뇨병 환자의 95%는 제2형 당뇨병이고, 제1형 당뇨병은 드문 편이다. 제2형 당뇨병은 췌장에

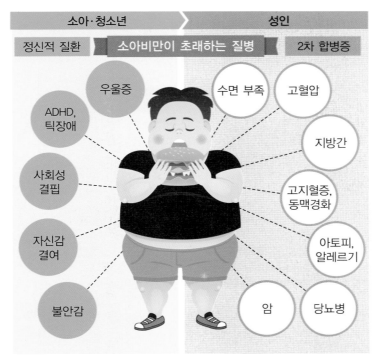

● 비만은 모든 질환의 원인이 된다. 그런데 비만은 식탐이 아니라 잘못된 음식물에 그 원인이 있다.

서 인슐린 분비가 되고 있지만 정상적으로 인슐린이 분비되지 않는 등 기능이 떨어진 상태를 일컫는다.

당뇨병과 비만이 밀접하게 관련되어 있다는 사실은 당뇨병 비율이 낮은 사람들과 높은 사람들이 먹는 음식이 다르다는 점에서도 드러난다. 학자들의 조사 결과, 탄수화물을 즐겨 먹는 사람들은 당뇨병에 걸릴 확률이 낮았으며, 고칼로리의 동물성 단백질과 동물성 지방을 많이 섭취하는 서구식 식습관을 가진 사람들은 당뇨병에 걸릴 확률이 높았다. 연구자들은 전 세계 사람들을 대상으로한 조사에서 당뇨병과 체중이 밀접한 관계가 있다는 것을 발견했다.

그렇다면 우리나라는 어떨까? 세계보건기구 발표에 따르면, 조사 대상 40개국 중 한국의 소아·청소년 비만율은 12위로 나타났다. 2010년 20.1%였던 한국 아동 청소년 비만율은 2015년 26.3%로 가파르게 상승해, 현재 청소년 6명 중 1명이 비만 증세

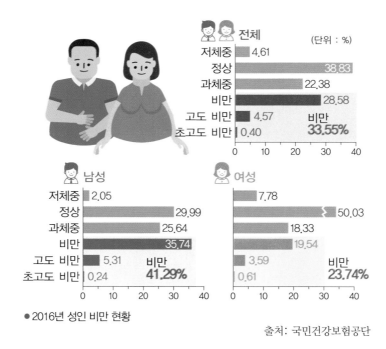

● 2016년 성인 비만 현황

출처: 국민건강보험공단

를 보이고 있다. 성인들은 이보다 더 심각하다. 2018년 국민건강보험공단이 발간한 『2017 비만백서』에 따르면 2016년 성인 비만율은 33.55%로 성인 3명 중 1명이 비만이며, 특히 30대 남성 비만율은 무려 46%로 나타났다.

이렇듯 우리나라의 비만율이 급속히 증가한 원인은 쌀과 같은 탄수화물을 중심으로 한 식단에서 고기류를 중심으로 한 서구식 식단으로 바뀐 덕분이다. 특히 젊은 층의 경우 고열량 식단, 인스턴트 식품, 햄과 라면 등의 가공식품을 즐겨 먹다 보니 비만율이 50%에 육박하고 있는 것이다.

그런데 독소는 우리 몸에서 어떻게 작용하여 당뇨병을 유발하는 것일까? 독소가 우리 몸으로 유입되는 가장 큰 통로는 입이다. 우리는 생존하기 위해 반드시 먹어야 하는데 과거에 비해 너무 많이 먹는다는 문제가 있다. 우리가 먹는 식품 속에는 온갖 종류의 영양소가 있는데, 당분도 그 가운데 하나다. 당분은 글리코겐이 되어 간이나 근육에 축적되는데, 필요할 때 포도당으로 바뀌어 혈액으로 들어가고 전신으로 운반되어 근육을 움직이는 데 필요한 에너지원이 된다.

혈액 속에 있는 포도당의 농도를 혈당치라고 한다. 혈당치가 상승하면 췌장에서 인슐린을 분비하여 혈당치를 정상으로 되돌리는 기능을 한다. 체내에서 감당할 수 있는 수준을 넘어서는 당분이 유입되면 미처 소비되지 못한 포도당은 혈액 속에 남게 된다. 혈당치가 상승하면 췌장은 인슐린을 분비하기 시작하는데, 포도당이 너무 많으면 췌장은 기능이 쇠퇴하게 된다. 인슐린이 분비되지 않으면, 혈당치는 상승하여 당뇨 상태가 되고, 혈액이 끈적끈적해진다.

설탕과 같은 당분은 췌장을 더욱 심하게 괴롭히는 존재들이다. 설탕은 혈액 내에 빠르게 흡수되기 때문에 췌장도 과도한 인슐린을 분비한다. 췌장의 급속한 인슐린 분비로 인해 오히려 저혈당증(혈액에 당이 부족한 증상)에 빠지게 된다. 설탕을 지속적으로 먹게 되면 인슐린의 과다 분비가 습관화되고, 당분이 들어오는 데도 당분이 줄어들어 저혈당증이 발생한다. 집중력 감퇴, 무기력과 피로, 정서 불안, 우울증 등이 저혈당의 증세들이다.

체내에 영양 과잉 상태가 되어 혈당이 높아지면 적혈구에 변화가 나타난다. 우리 몸은 적혈구를 뭉쳐서 오염된 혈액이 돌아다니는 것을 막는데, 혈당이 높아져 유연성이 없어진 적혈구는 여러 개가 뭉쳐 혈전의 원인이 되기도 한다.

혈관 질환

고혈압, 동맥경화 등의 혈관 질환은 어떤가? 혈관벽에 노폐물이 쌓여 동맥경화가 생기고, 혈압이 높아지는 것은 독소가 원인일까 동맥경화 자체가 원인일까?

만약 독소에 오염된 혈액이 간과 신장 등 장기로 마구 돌아다니면 어떻게 될까? 세포 하나하나까지 오염시키는 것은 물론이고 장기에까지 악영향을 줄 것이다. 우리 몸은 오염된 혈액을 조금이라도 정화하기 위해 노폐물(독소)을 혈관 내벽에 모아 둔다. 이렇게 되면 혈관에는 기름이 잔뜩 끼게 되고 딱딱해질 수밖에 없는데, 이런 증상을 동맥경화라고 한다.

'혈관이 얼마나 되길래 노폐물을 쌓아 둘 수 있을까'라는 의심이 생길 수도 있다. 인간 몸의 구석구석을 누비고 다니는 혈관의 길이는 약 8~10만 km라고 한다. 이것은 대략 지구를 2바퀴 정도 돌 수 있는 길이에 해당한다. 인체는 이렇게 긴 혈관 속에 노폐물을 가두어 장기로 돌아다니는 것을 최대한 봉쇄하려 한다. 이들 노폐물에 의해 혈관이 좁아지게 되면 혈액이 원활하게 흐를 수 없다. 이때 심장은 혈액을 잘 흐르게 하기 위해 압력을 높이게 되는데, 이때 고혈압이 된다.[53]

여기서 다시 질문을 던져 보자. 혈압이 높아지는 것이 문제일까? 만약 심장에서 압력을 높이지 않으면 어떻게 될까? 인체 곳곳으로 전달되어야 할 혈액이 원활하게 돌지 못할 것이다. 그렇게 되면 손끝과 발끝이 저리고, 두통이 올 수도 있다. 특히 나이가 들면 혈관의 탄력이 떨어지고 굳어지기 때문에 혈압이 약간 높아야지 혈액이 우리 몸 구석구석까지 잘 흘러간다.

그런데 현대 의학에서는 고혈압 자체를 병으로 보고, 심장의 힘을 약화시키거나 혈

---

53) 이시하라 유미, 『혈액을 맑게 하는 건강 혁명』, 양문, 김희웅 옮김, 2003, p.99.

관을 확장하는 약을 사용하여 혈압을 낮춘다. 이런 대증적인 처방은 뇌졸중이나 심근
경색을 예방하는 데는 효과가 있을지 모르나 근본적인 치료는 아니다. 일본에서 '전직
수상과 의사들을 치료하는 의사'로 유명한 이시하라 유미 박사는 "근본적인 문제를 해
결하지 않는 이상 혈액은 다시 더러워진다"며 "생활 습관을 바꿔 독소 생성을 막아야
한다"고 강조한다.

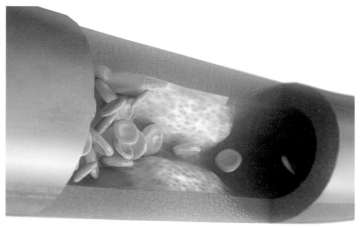

● 혈전은 우리 몸이 오염된 혈액을 정화하기 위해 혈관 내벽에 독소(노폐물)를 모아
둔 것이다. 즉, 혈전 자체가 문제의 원인이 아니라 독소가 진짜 원인인 셈이다.

지속적으로 독소가 생성되면 우리 몸은 깨끗한 피를 유지하기 위해 몸에서 더러워
진 피를 한곳으로 몰아 가두려는 반응을 일으킨다고 한다. 이시하라 박사에 따르면 이
렇게 피가 어느 한곳에서 굳어 버리는 것을 혈전(血栓)이라고 한다. 혈전이 생기면 병
원에서는 혈전 용해제를 사용하여 녹이지만 혈전의 더러움 자체는 해소되지 않는다.
혈액순환을 위해 혈전 용해제를 쓰거나 혈압을 떨어뜨리는 약을 쓰면 지각이 둔해지
거나 몸이 휘청거리게 된다. 핀란드의 한 연구팀이 75세에서 85세까지의 혈압강화제
를 먹지 않는 남녀 521명을 조사했는데, 최고 혈압이 180mmHg 이상인 사람들의 생
존율이 가장 높았고, 최고 혈압이 140mmHg 이하인 사람들의 생존율은 낮았다.

일본 도카이(東海)대학 오구시 요이치 교수의 조사 결과도 비슷하다. 혈압 약을 먹는 사람이 안 먹는 사람보다 뇌경색 발병률이 두 배 더 높다고 한다. 몸은 뇌로 혈액을 보내기 위해 온갖 힘을 다하는데, 혈압 약이 혈압을 내려 버리니 몸은 혈관을 막아서라도 혈압을 높이려 한다. 약을 먹을수록 혈전이 쌓이고 혈압이 높아지는 이유다. 이런 과정에서 뇌경색도 일어나는 것이다.

사실 모든 사람에게 동일하게 적용되는 혈압은 없다. 사람마다 몸의 상황에 따라 적절한 혈압은 따로 있다. 살아가는 데 필요한 혈압은 몸이 정한다. 적정 혈압이라는 것은 누가 정하는 것인가? 2017년 말 미국심장학회는 고혈압 진단 기준을 수축기 혈압 140mmHg, 이완기 혈압 90mmHg 이상에서 130/80mmHg 이상으로 강화하겠다고 밝혔다. 1987년 180/100에서 점점 낮아져 2004년 140/90, 2017년 130/80까지 거론되는 형편이다. 이를 국내에 반영할 경우 무려 650만 명의 새로운 고혈압 환자가 발생한다. 누군가 고혈압 기준을 정해 주면 우리는 그대로 따라야 하는 것일까?

인위적으로 혈압을 떨어뜨리면 더 큰 문제를 야기하게 된다. 우리 몸은 오염된 혈액을 차단하기 위해 혈전을 만들었는데, 이것이 녹아서 돌아다니게 되면 다른 대응에 들어간다. 그것이 바로 암이다. 인체는 오염된 혈액이 온몸의 세포에 영향을 미치지 않도록 한곳에 묶어 두는데, 그것이 바로 종양이다.

인체가 종양을 만드는 것은 생존 메커니즘 때문이다. 몸은 치명적인 독소나 노폐물들이 림프액과 혈액에 녹아들어 가서 결국은 심장이나 뇌, 그 밖의 생명 유지에 필수적인 장기들 속으로 들어가지 못하도록 덩어리로 만든다. 이 과정에 도움을 주는 것이 암세포이다. 따라서 암세포를 죽여 없애는 것은 생명을 위태롭게 하는 것이다.[54]

몸속의 독소를 제거하는 것만으로도 혈압이 조절된 사례도 있었다. 아이가 피부 질환이 있어 리셋을 먹었는데, 아버지도 함께 먹었다고 한다. 그런데 불과 한 달 만에 혈압이 낮아지기 시작했고, 약을 먹지 않아도 정상치를 유지할 수 있었다고 한다. 장을 통해 몸속의 독소 배출이 원활해지면, 혈액순환을 방해하던 혈관 속 노폐물들도 배출

---

54) 안드레아스 모리츠, 『암은 병이 아니다』, 에디터, 정진근 옮김, 2014, p.101.

되고, 나아가 혈액이 맑아지고 순환이 잘되기 때문에 자연스럽게 혈압이 내려간 것으로 추정된다.

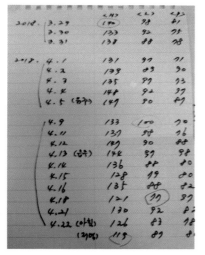

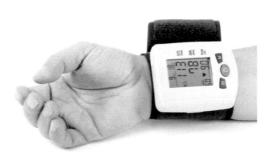

● 리셋을 먹으면서 체크한 한 달 간의 혈압 리스트

암(癌)의 메커니즘

암과 혈관 질환은 근본적으로 동일한 메커니즘을 갖고 있다고 볼 수 있다. 인체에 노폐물이 쌓이면 혈관벽은 점점 더 두꺼워진다. 세포가 정상적인 에너지 대사와 재생을 하기 위해서는 물과 영양, 그리고 산소가 필요한데, 혈관벽이 두꺼워지면 혈관을 통해 피가 각 장기로 제대로 공급되지 않고, 또 그 피를 통해 운반되는 산소도 곳곳에 전달되지 못한다. 세포는 산소와 생체 활동에 필요한 다른 필수 영양소까지 부족해진다. 결국 세포의 신진대사율은 더 낮은 수준으로 떨어지고, 노폐물의 생산이 늘어난다. 혈관에 노폐물이 쌓이면 붙어 있는 림프관까지 영향을 받는다. 전체 림프계는 청소에 지치게 되고, 림프관도 막히기 시작하면서 림프액은 정체되기 시작한다.

이 상황에서 세포는 돌연변이를 일으킨다. 산소가 없어도 생존할 수 있도록 변이를 일으키는 것은 산소가 부족한 상황에서 최소한의 부분이라도 생명을 유지하기 위해서다. 1931년 노벨 생리의학상을 수상한 바르부르크 박사도 "암이 발생하는 데는 단 한 가지의 중요한 원인이 있다. 우리 몸의 세포들이 무산소성 호흡으로 바뀌는 것"이라고 말한 바 있다. 안드레아스 모리츠도 『암은 병이 아니다』에서 "이러한 적응 방식 때문에 암은 환경이 허락하는 한 인간의 생명을 최대한 보존하는 생존 메커니즘"이라고 설명하고 있다.

암이 발생하는 메커니즘을 정리해 보면 다음과 같다. 먼저 인체에 유해 물질(발암 물질)이 침투한다. 인체는 방어 작용으로 혈관에 독소를 축적하고, 덩어리(종양)로 묶어 둔다. 독소 수치가 일정 수준을 넘어서서 산소가 부족해지면 세포는 돌연변이를 일으켜 기능을 유지하려 한다. 즉, 체내에 독소가 쌓여 혈액이 오염되면, 혈관이 막혀 동맥경화가 되고, 동맥경화가 심화되어 영양분과 산소 공급이 없어지면 암이 발생하는 것이다.

염증의 경우에도 최초의 발생은 세균에 의해서 일어나는 것이지만, 근본적인 원인은 독소이다. 체내 독소를 제거하기 위해 세균들이 염증을 발생시키는 것이다. 오염된 혈액을 인체의 정화 작용만으로는 도저히 감당할 수 없을 때 세균이 도우미로 나선다. 세균은 체내에 침입하여 폐렴, 방광염, 피부염 등의 염증을 일으킨다. 현대 의학에서는 세균을 나쁘게만 생각하여 항생제로 세균을 죽이는 식으로 대응한다.

그렇지만 세균은 어디에나 있다. 그것이 발현되는 곳은 한결같이 더러운 곳이다. 깨끗한 곳에서는 세력을 확장하지 않는다. 왜 그럴까? 세균은 필요 없어진 것을 분해하여 흙으로 되돌리는 것이 그들의 사명이다. 세균이 인간의 몸에 들어와 염증을 일으키는 것은 인간의 혈액이 그만큼 더러워졌다는 증거이다.

세균은 발열과 진물 등을 일으켜 독소를 몸 밖으로 배출함으로써, 우리 몸과 공생 관계에 있음을 입증한다. 아토피를 자기 파괴 행위(자기 면역 질환)로 잘못 이해함으로써, 불치의 병으로 만들었듯이 암도 같은 길을 걷고 있는 것이다.

대사 질환 가운데 가장 사망률이 높은 것이 암이다. 암은 '죽음'과 같은 말로 인식하곤 한다. 암 환자에게는 암이라는 병보다도 암이 주는 공포가 더욱 고통스럽다. 암 환자가 가지는 공포는 그 원인을 모르고, 죽음의 확률이 너무 높으며, 아무도 죽음을 막아 줄 수 없다는 데 있다. 암이 사람을 죽게 하는 것보다 암에 대한 공포가 사람을 더 많이 죽게 한다는 말이 있을 정도다.[55]

아유르베다 의학 전문가 안드레아스 모리츠는 "암은 질병이 아니다. 그것은 몸이 이용할 수 있는 최후의 생존 메커니즘이다. 암은 절대로 스스로를 파괴하는 신호가 아니다"라고 말한다. 암이 인체를 아프게 하는 것이 아니라, 아프기 때문에 암이 생긴다는 것이다. 우리 몸의 독소 수치가 최고 수준에 이르렀을 때, 우리 몸에서 마지막 수단으로 암세포를 동원해서 격리시킨 것이 바로 암이라는 설명이다.[56]

암에 대한 인식은 치료법에 그대로 드러난다. 현대 의학에서의 치료법은 문제의 원인을 해결하기보다는 증상을 억제하는 데 초점을 맞춘다. 병의 원인은 그대로 둔 채 질병을 치료하는 것이 과학적이고 합리적인 것일까? 암이 어디에서 왔는지, 어떻게 생겼는지도 모르면서 효과적인 치료가 가능할까? 증상에 초점을 맞춘 치료법은 잠재적으로 수많은 부작용을 초래할 가능성이 있고, 그로 인해 더 많은 치료를 필요로 하게 만든다. 이런 치료법에 의해 미국에서만 1년에 최소한 90만 명 이상이 사망한다고 한다. 아토피를 잡기 위해 스테로이드를 사용하고, 그 스테로이드 때문에 더 심해지는 것과 같은 양상이다.

예를 들어 우리 집에 음식물 쓰레기들이 쌓여 있으면 어떻게 될까? 악취가 진동하면서 썩어갈 것이다. 독한 약을 뿌려 파리를 잡고, 기어 다니는 구더기를 죽인다고 문제가 해결되지 않는다는 것은 모두가 알고 있다. 해결책은 간단하다. 음식물 쓰레기를 치우면 된다.

이렇게 간단한 방법이 있는 데도 굳이 엉뚱한 방법을 찾아 헤매고 있는 이유를 모르

---

55) 중국계 의사 황여우핑 박사(베이징 국제노화장지의학센터 고문)는 30년 동안 매년 200여 구의 병사자 시신을 부검한 결과, 암 환자는 암으로 사망하기도 하지만 암에 대한 공포 때문에 사망하는 경우도 그만큼 많았다고 한다.

56) 안드레아스 모리츠, 『암은 병이 아니다』, 에디터, 정진근 옮김, 2014, p.90.

겠다. 세계보건기구(WHO)의 보고서에 따르면, 오늘날 의료 기관에서 이용되는 모든 의학적 치료의 85~90%가 증명되지 않았거나 과학적인 연구 없이 시행되고 있는 방법이라고 한다. 항암 화학 요법이나 방사선 치료도 그런 것 가운데 일부다. 방사선 치료, 항암 화학 요법, 수술과 같은 억제 방법으로 암을 치료하는 것은 암이 완치될 확률을 28%에서 7% 이하로 떨어뜨린다는 통계도 있다.

혈관 질환, 암, 당뇨병의 원리는 앞에서 설명한 것처럼 독소가 원인이다. 해결책은 독소의 청소에 있다. 체질적인 것도 아니고 값비싼 의료비를 지출할 필요도 없다. 돈 한 푼 안 들이고도 예방이 가능하며, 현재 진행 중이라 하더라도 멈추거나 되돌릴 수 있다. 바로 음식이 그 답이다. 지방이 많은 음식을 먹지 않고, 채식과 섬유질 위주의 식단만으로도 치유가 가능하다. 된장, 청국장, 나물 위주의 우리 전통 식단이면 충분하다. 클린턴 전 대통령의 심장병을 음식 조절로 고친 것으로 유명해진 콜드웰 에셀스틴 박사는 이들 질환은 100% 치료된다고 한다. 질환의 치료를 위해서는 생선, 육류, 달걀, 우유, 유제품, 식용유(올리브유), 견과류(아보카도 포함)도 먹지 말아야 한다는 것이 에셀스틴 박사의 주장이다. 대신 통곡물(현미), 과일, 콩, 야채, 채소 등은 마음껏 먹어도 된다.[57] 필자는 어느 정도 호전된 다음에는 견과류나 수육 형태의 고기를 적당히 먹는 것이 좋다고 생각한다.

57) 콜드웰 에셀스틴, 『당신이 몰랐던 지방의 진실』, 사이몬북스, 강신원 옮김, pp.20-21.

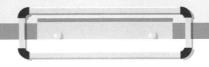

생명력 있는 먹을거리를 먹어라

증상이 심한 분 가운데 의외로 빨리 호전되는 경우가 있다. 그 분들의 공통점을 확인해 보면 어린 시절 시골에서 성장한 분들이라는 점이다. 홍○○ 씨도 그 분들 중 한 분인데, 스테로이드를 많이 사용해서 어려움이 예상되었으나 40일 만에 80% 정도가 치유되었다. 홍 씨는 시골에서 성장하였고, 부모님께서는 지금도 시골에서 농사를 지으신다고 한다.

시골에서 성장한 분들이 치유가 빠른 이유는 무엇일까? 그것은 생명력 있는 음식물을 먹고 자란 덕분이 아닐까 한다. 자연의 건강한 먹을거리를 먹으면, 내장기관도 건강해지고, 해독력이 좋아짐으로써 피부 질환도 빨리 호전되는 것이 아닌가 한다.

좋은 먹을거리란 무엇일까? 자연과 가까울수록, 인간의 손길이 덜 갈수록 좋은 먹을거리라 할 수 있다. 예를 들어 하우스에 재배하는 것보다는 노지에서 재배하는 것이, 노지에서 재배하는 것보다는 야생의 음식이 더 좋다. 어린 시절 시골에서 성장한 분들은 아무래도 생명력 있는 먹을거리을 많이 먹고 자랐기 때문에 좀 더 튼튼한 몸을 갖게 된 것이 아닐까 추정해 본다.

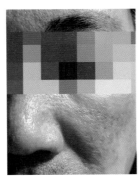 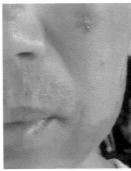 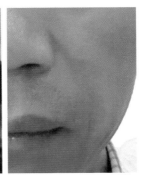

| 2017년 12월 18일 | 2018년 1월 16일 | 2018년 1월 25일 |

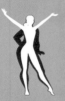

암, 심혈관 질환, 당뇨 등 이른바 환경성 질환 앞에 현대 의학은 속수무책이다. 절반이 넘는 국민들이 환경성 질환으로 생명을 위협받고 있다. 이들 질환의 희생자가 더욱 늘어날 것은 불을 보듯 뻔하지만, 현대 의학은 해법을 제시하지 못하고 있다. 기존의 의료 체계는 이러한 신종 질병의 원인과 대응책에 대한 준비가 전혀 되어 있지 않기 때문이다. 그럼에도 불구하고 현대 의학은 자신들을 믿지 않으면 금방이라도 죽을 것처럼 공포를 조장한다. 살아남기 위해서는 스스로 똑똑해지는 수밖에 없다.

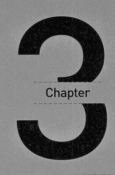

Chapter

3

독소의 공격에 무력한
첨단 의학

1. 병원만 믿어서는 안 된다

병원을 떠나는 사람들

첨단 의학도 현대 질환 앞에서는 속수무책이다. 의학은 눈부신 과학의 발전에 힘입어 인간의 꿈을 이뤄 줄 것으로 믿어져 왔으나 기존의 질병을 정복하지도, 새로운 질병에 대응하지도 못하고 있다. 의학에 대한 믿음이 과거와 다를 수밖에 없다. 2018년 여론 조사 기관 엠브레인 트렌드모니터가 전국 만 19~59세 성인 남녀 2000명을 대상으로 '사회적 자본 및 전문가 권위와 관련한 설문 조사'를 실시한 결과, 단 36.1% 만이 의사를 신뢰한다고 답했다. 심지어 의사가 하는 말을 그대로 믿지 않는다는 답변도 24.7% 나 됐다. 상당수는 전문가의 의견에 의지하지 않고 스스로 문제를 해결하려고 하는 모습을 보였다.[1]

한 한의사는 언론을 통해 "요즘에는 내원하기 전에 모든 환자들이 본인의 증상에 대해 다 꿰고 온다. 심지어는 인터넷을 통해 병명, 치료법, 처방까지 본인이 다 결정하고 이렇게 해달라고 요구하기도 한다"며 "환자의 증상에 따라 옳게 진단하고 처방하더라도 환자가 생각했던 바와 다르면 이를 설득하느라 곤혹스럽다"고 토로했다.

일본에서도 2014년 도쿄여자의과대학의 의료 사고 이후 의료에 대한 불신이 노골적으로 표출되기 시작했다. 일본 후생노동성의 2011년 수료(受療) 행동 조사에서 '의료 기관에 대한 불만을 느낀 적이 있다'고 답한 사람은 31%에 달했다. 이전까지 의료는 신뢰할 수 있는 대상이었지만, 지금은 불신을 갖게 되는 것이 당연시되고 있다.

의료에 대한 불신이 가장 직접적으로 표출되는 분야는 피부과인 것 같다. 한국의 의사들이 전가의 보도처럼 휘두르는 스테로이드는 엄청난 부작용이 있음에도 불구하고 제대로 된 조사 한번 시행된 적이 없다. 부작용의 위험성을 제기할 때마다 "스테로이

---

[1] 응답자의 60.6%는 병원에 방문하기 전후로 병에 대한 정보를 스스로 찾아본다고 응답했다. 이들 가운데 절반(46%)은 평소 몸에 생긴 증상에 대해 검색해서 찾아본다고 했고, 의사가 하는 말이 사실인지 확인해 보는 사람도 27.1%에 달했다.

드는 위험하지 않다. 전문의의 지시만 착실히 따르면 된다"고 되뇌일 뿐이다. 이러한 말을 그대로 받아들인 사람들 가운데 부작용으로 고통받는 사람들이 한둘이 아니다. 아토피라는 수렁에서 허우적거리던 사람들도 시간이 지나면서 스테로이드를 의심하기 시작했다. 중증 아토피의 원인이 스테로이드에 있다는 것을 알게 된 아토피안들은 탈출을 감행했는데, 이른바 '탈스'가 그것이다. 탈스란 '스테로이드로부터의 탈출'을 의미한다. 탈스를 시작한 사람들은 '아토피의 원인 = 스테로이드'이며, '아토피 치유 = 스테로이드 해독'이라는 것을 깨닫게 된 것이다.

청주의 한○○(30대) 씨는 어렸을 때부터 아토피가 있었는데 고등학교 때부터 엄청난 양의 스테로이드를 사용했다고 한다. 완벽주의적인 성격이라 아토피도 철저하게 관리하면 낫는 줄로 알았던 것이다. 그는 병원에서 처방하는 대로 철저하게 실천했다. 스테로이드 연고를 열심히 바르면 치료가 되는 줄 알고 온몸에 발랐다. 그렇지만 시간이 지날수록 아토피는 심해졌고, 급기야 돌이킬 수 없는 지경에 이르렀다. 더 이상 스테로이드 연고도 듣지 않기 시작한 것이다.

문제의 원인이 스테로이드에 있다는 것을 알게 되면서 한 씨는 탈스를 감행했다. 300일이 넘는 시간 동안 수차례의 리바운드를 참고 견디며 스테로이드와 싸웠지만 기대만큼의 치유 효과는 얻지 못했다. 안타까운 점은 우리 몸이 스테로이드를 분해하는 데 익숙하지 않다는 점이다. 엄청난 고통을 겪고도 얻을 수 있는 성과는 너무나 미흡했다.

혼자 힘으로는 힘들다는 것을 알게 된 한 씨로부터 연락이 왔다. 한 씨는 2017년 2월 24일, 100일 치유를 목표로 자미원 자연 치유를 시작했다. 처음에는 몸에서 각질이 많이 일어나며 통증이 있었다. 1주일이 지나자 수포 같은 것들이 올라오며 진물과 악취가 났다. 3월 4일부터 2일 동안은 한숨도 못 잘 정도로 엄청난 고통이 밀려들었다. 상처 부위가 욱신거리면서도 가려웠다. 3월 14일이 되자 수포들은 말라서 딱지가 되었고, 딱지들이 떨어지면서 피부는 아기 살결처럼 부드러워졌다. 간헐적으로 조금씩 긁더라도 생활에 지장이 없을 정도까지 치유되었다. 100일이 되기 전에 아토피는 가

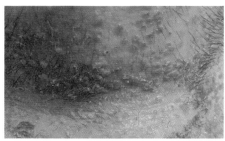

2017년 3월 9일

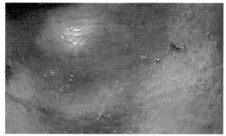

2017년 4월 20일

2017년 5월 10일

● 한 씨는 수차례의 리바운드를 참고 견디며 스테로이드와 싸웠지만 기대만큼의 치유 효과는 얻지 못했다. 우리 몸이 스테로이드를 분해하는 데 익숙하지 않기 때문이다.

려움이 느껴지지 않을 정도로 약해졌다. 정확히는 87일 만에 85%의 성과는 얻었다고 했다. 87일째는 부대찌개, 라면, 곰탕 등 아토피에 좋지 않다는 음식을 먹어도 상태가 좋아졌다고 했다.

　한 씨와 같은 경험을 가진 사람들은 절대로 병원을 신뢰하지 않는다. 지난 2017년 자연주의 건강 관리 커뮤니티인 '안아키(약 안 쓰고 아이 키우기)' 카페가 사회적으로 큰 이슈가 되었다. 안아키는 영유아의 예방접종 거부, 장염 등에 숯가루 처방, 아토피에 햇빛 쏘이기 등 비상식적인 치료 방식으로 논란을 일으켰다. 필자도 화상에 햇빛 치료를 권하는 등의 극단적인 방법은 옳지 않다고 생각한다.

대한한의사협회는 카페 폐쇄 조치 촉구는 물론 무면허 의료 행위 등 불법 사항 적발 시 사법 기관에 고발하겠다는 입장을 내놓았다. 같은 해 11월, SBS '그것이 알고싶다'에서는 안아키 카페를 비판하는 방송을 내보냈지만 안아키 회원들은 여전히 자연주의 치료법이 옳다는 믿음을 버리지 않았다.

왜 그랬을까? 방송에서는 이들이 무지하다는 식으로 몰아갔지만 그들이 그렇게까지 현대 의학을 불신하게 된 현실에 대해서는 언급하지 않았다. 전문가들이 자신들은 대단히 우월하고, 나머지 사람들은 무지하다고 생각하는 것 자체가 오만이다. 전문가가 전문가로 인정받으려면 문제 해결 능력이 있어야 한다. 문제를 해결하지 못하면서 전문가로 대접받으려는 것은 옳지 않다. 또한 책임지지 않는 자세는 전문가로서의 권위를 스스로 버리는 행위다.

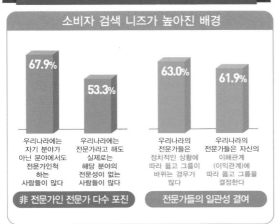

● 2017 사회적 자본 및 전문가 권위에 대한 인식 평가.
이 조사에서는 전문가들의 말을 신뢰하지 않는다는 사람들이 크게 늘어난 것으로 나타났다. 비전문가들이 전문가 행세를 하고, 전문가들조차 일관성이 결여된 경우가 많기 때문이라고 한다.
출처: 엠브레인 트렌드모니터

불안하고 고독한 결단

스테로이드를 처방한 의사는 심각한 부작용이 발생해도 책임지지 않는다. 병원에서는 만병통치약처럼 스테로이드를 처방하고 있으며, 통증 클리닉에서는 뼈주사라는 이름으로 스테로이드 주사제를 시술하고 있다. 스테로이드 주사제 하나로 류머티즘 등의 관절염이 유발하는 극심한 통증을 완화시켜 주다 보니 중독이 되기도 한다. 필자의 어머니를 비롯한 많은 분들이 뼈주사에 의존하고 있다. 환자들이 겪었던 지긋지긋한 통증을 단번에 없애 주다 보니 아무리 위험성을 강조해도 스테로이드 주사제의 유혹에서 벗어나기 쉽지 않다.

일본 국립나고야병원 피부과 의사 후카다니 모토쓰기는 『스테로이드 의존 – 스테로이드를 중단하려는 아토피성 피부염 환자를 위하여』라는 책에서 다음과 같이 말하고 있다.

"아토피성 피부염에 관하여 피부과 의사는 벌거 벗은 임금님이 되어 버렸다. 많은 환자들은 이제 더는 피부과 의사를 찾지 않는다. 그리고 환자들은 고독하고 불안한 이탈을 결단한다."

황○○ 씨(40대)도 그런 사람 가운데 하나였다. 황 씨는 8살에 아토피가 시작되었고, 고 3이 되었을 때에는 얼굴까지 올라왔다. 이때부터 얼굴과 목에 심한 염증이 생겼다. 병원에 열심히 다닐수록 증세는 더 심해져만 갔다. 스테로이드에 문제가 있다는 것을 알게 된 황 씨는 불안한 이탈을 결단했다. 증상이 심해져도 병원을 찾지 않았던 것이다. 가려움이 밀려와도 참았고, 진물이 흘러도 견뎠다. 다행히 고비들은 잘 넘겨서 완치되는 듯했다. 10년 동안은 재발하지 않았다. 목 쪽은 장마철 습도가 높을 때 가끔 가렵기도 했지만 제습기를 사용하면서 그럭저럭 잘 지냈다.

그런데 2017년 2월 무렵 오른쪽 눈의 눈물샘 부위가 따끔거렸고, 3월 중순이 되자 따끔거렸던 곳의 부위가 넓어지며 붉어지고 가렵기 시작하더니 몸에 발진까지 생겼다. 사회생활을 하는 상황이라 결국 눈물을 머금고 끊었던 스테로이드를 콩알만큼 3번 발랐다. 그래도 좋아지지 않아 피부과에서 항히스타민제와 알레르기 억제 주사까지 맞았다. 하지만 증상은 더욱 나빠졌으며, 4월 중순 염증은 폭발했다. 한의원을 찾아 한약과 침 치료를 했으나 상태는 걷잡을 수 없었다. 얼굴, 목, 오금까지 염증이 번졌고 얼굴과 목은 독소가 올라와 화상을 입은 듯이 새빨갛고 뜨거웠다. 스트레스로 밥도 제대로 못 먹었고, 새벽에는 가려움으로 잠을 이루지 못했다.

황 씨는 2017년 8월 27일부터 자연 치유를 시작했다. 리셋은 하루에 500알 정도 먹었다. 5일 정도가 지나면서 리바운드가 시작되었다. 얼굴은 더욱 붉어지고 부었다. 목의 가려움도 심해졌다. 특히 잘 때 베개와 닿고 살이 접히는 쪽이 많이 가려워 계속 긁다 보니 상처와 진물이 나왔다. 스테로이드 연고를 바른 곳에서는 진물이 몇 번씩이나 나왔다. 5주째 되던 날 드디어 화장을 하고 외출이 가능해졌고, 3달이 지난 후부터는 며칠 연속으로 화장을 해도 괜찮을 정도로 피부가 회복되었다.

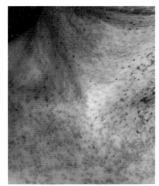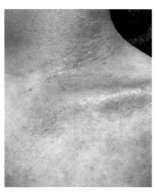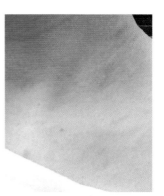

| 2017년 8월 27일 | 2017년 9월 22일 | 2017년 11월 1일 |

황 씨와 같은 결단을 하고 성공을 하는 경우는 생각보다 드물다. 끝이 보이지 않는 싸움만 지루하게 계속될 뿐이다. 이런 상황으로 이끈 의사들은 자신들이 만든 가이드라인만 지키면 처벌받지 않는다. 2010년 3월 일본 피부과 의사 7명은 '가이드라인에 재발 가능성과 중독성을 기재하라'는 내용의 진정서를 일본피부과학회에 제출했다. 스테로이드의 극심한 부작용을 겪는 환자들의 참상에 참다 못한 의사들이 반기를 든 것이다.

최악의 부작용에도 불구하고, 아토피 치료 가이드라인에는 스테로이드 부작용에 대한 언급이 없다. 아무리 많이 처방해도 의사는 처벌받지 않는다는 말이다. 그렇게 처방된 스테로이드로 인해 백내장, 신장 질환 등으로 전이될 경우에도 책임이 없다. 질환의 원인을 입증할 방법이 없기 때문이다. 필자도 경험으로 알게 된 사실일 뿐이지 소위 말하는 과학적인 증거로 제시할 능력은 없다. 슬픈 현실이지만 한국에서는 본인 스스로가 자신의 건강을 지킬 수밖에 없다.

원인 치료에 집중해야

병은 표준적인 치료만으로는 다루기가 힘들다. 병명은 동일해도 증상은 사람마다 다르게 나타나며, 약에 대한 반응도 모두 다르게 나타난다. 현재 우리가 살아가는 환경은 표준적인 치료라는 것이 통용될 수 있는 환경이 아니다. 개인에 따라 치료법이 미묘하게 다를 수 있으며, 같은 약제라 하더라도 미세한 조정을 해야 한다.[2]

현대 의학은 진단과 감염증, 응급 질환, 외상에는 매우 탁월하다. 하지만 대증치료에 집중하는 것은 문제가 있다. 눈앞의 증상만 억제하고자 하는 대증요법만으로는 근본적인 치유가 어렵다. 부분적으로 나타나는 증상만 억누르면 당장은 치료가 된 것 같지만, 자연 치유 작용을 억제당한 몸의 병은 더욱 악화되기 때문이다.

증상을 완화시키는 것은 나쁜 의학으로 가는 지름길이다. 증상을 유발한 근본적 요인을 제거해야 된다. 증상은 내부의 정보를 우리에게 알려 주는 신호이다. 마이클 머레이 교수는 "증상의 완화가 좋은 것이냐 나쁜 것이냐는 치료가 단순히 증상을 억제하느냐 아니면 그 증상을 유발한 근본적인 원인을 제거하느냐에 달려 있다. 증상이 완화되었다고 해도 그것만으로는 진짜 문제가 처리되었다고 볼 수 없다"고 밝혔다.[3]

---

2) 오카모토 유타카, 『병의 90%는 스스로 고칠 수 있다』, 스토리30, 김정환 옮김, p.116. 본래 표준 치료의 기준은 '표준 치료대로 치료하면 완벽하다'가 아니라 '표준 치료를 참고하면서 개별 환자에 맞춰 미세 조정을 하시오'라는 의미라고 한다. 가이드라인과 표준 치료 기준만 지키면 불의의 사고가 나더라도 의사에게 책임을 묻지 않기 때문에 의사는 당연히 표준 치료와 가이드라인을 고집하는 것이다. 그런데 이런 융통성이 없는 의사라면 피하는 것이 좋다.
3) 마이클 머레이, 『당신의 의사도 모르는 11가지 약의 비밀』, 이영래 옮김, 다산초당, 2011, p.132.

증상을 유발한 근본 원인을 처리하지 않고 증상을 완화하는 데에만 치중하게 되면 몸의 병은 더욱 깊어진다는 말이다. 즉, 치유는 증상 완화와 함께 증상을 유발한 근본 원인을 해결하는 데 모아져야 한다.

증상에만 집중하는 현대 의학의 특성상 생활 습관으로 인한 만성질환에는 그다지 효과가 없다. 미국 상원 영양문제특별위원회에서 테오도르 쿠퍼 박사는 "지금 문제가 되는 성인병은 현대 의학으로는 직접적으로 손을 쓸 수 있는 방법이 없는 것들뿐이다. 현대 의학은 세균성 질환에는 강력하게 대처하고 있지만, 성인병에는 속수무책이다" 라고 털어놓았다. 세균성 질환은 세균만 퇴치하면 되지만, 성인병은 우리의 몸 자체가 변질되어 일어나는 병이다. 암, 동맥경화, 고혈압, 당뇨병 등은 우리 몸의 한 부분의 부조화에서 일어나는 현상이다.

그렇다고 절망할 필요는 없다. 인류는 질병과의 전쟁을 통해 다양한 노하우를 습득해 왔다. 환경성 질환을 극복하기 위해서는 현대 의학, 한방, 자연 치유, 민간요법까지 힘과 지혜를 모아야 한다. 현대 의학이 가진 탁월한 장점은 어느 누구도 부인하지 못한다. 한의학이 가진 장점 또한 무시할 수 없다. 마찬가지로 수천 년 동안 축적되어 온 전통 의술이나 자연 치유의 경험도 활용되어야 한다. 21세기 의학은 질병에 대한 인류의 지혜를 총체적으로 아우르는 방향으로 나아가야 하는 것이다.

백신을 거부하면 미개인?

"백신 거부에 대해서: 잔말 말고 백신 맞아라. 백신을 거부하고 기피할 의학적 근거가 전혀 없음에도 아직도 ……."

백신을 거부하면 비과학적이고 무지몽매한 것인가? 거의 모든 언론이나 정부 기관에서는 백신을 맞아야만 질병에 걸리지 않고 건강한 삶을 유지할 수 있기 때문에 주사를 무서워하는 아이들을 잘 훈육시켜서 무조건 맞도록 해야 한다는 논리를 펴고 있다. 그러면서 나이지리아의 사례를 든다. 예방접종이 불임이나 에이즈를 유발시킨다는 괴소문이 퍼지면서 주민의 상당수가 백신 접종을 거부하였고, 이로 인해 소아마비 발병이 지속되었다는 것이다. 이는 미개한 아프리카 사람들처럼 예방접종을 거부하다가는 죽을 수도 있다는 협박이나 다름없다. 이쯤 되면 백신을 거부하던 사람들도 공포에 질려 병원을 찾을 수밖에 없다.

그럼에도 불구하고 백신을 완강하게 거부하는 사람들이 있다. 이들은 왜 백신을 거부할까? 단순히 백신에 대한 오해 때문일까?

백신이 아무런 문제가 없다면 왜 미국 최고의 소아과 의사로 선정된 사람이 백신 접종 스케줄을 거부했던 것일까? 미국 소아과 전문의 폴 토마스 박사는 자폐증으로 고통받던 아이를 통해 백신의 유해성에 대해 눈을 떴다고 한다. 이후 그는 독소 및 백신의 안전성에 대해 연구하기 시작했고, 백신을 거부하기에 이르렀다. 그는 "우리가 한 세대를 독살하고 있다"며 미국질병예방통제센터(CDC)가 정해 놓은 백신 예방접종 스케줄을 거부하고 있다. 미국 플로리다주에서 소아과 전문병원 프란츠센터를 운영하고 있는 코넬리아 프란츠 박사도 "내 아이에게는 절대 백신을 안 맞히겠다"고 선언하고 있다.

이들도 무지몽매해서 그럴까? 아니면 경제적 목적 때문일까? 이들은 기존의 의료

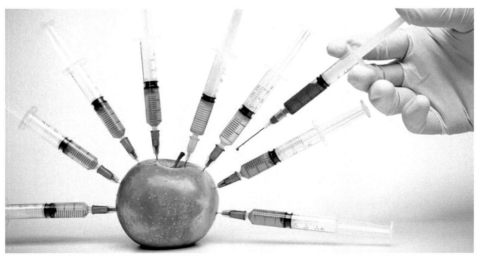

● 백신은 정말 안전한 것인지 대해 다시 한 번 진지하게 질문을 던져 봐야 하지 않을까?

체계에 반발하면 어떤 결과를 가져올지 몰라서 그랬을까? 오히려 입을 다물고 있는 의료인들이 더 의심스러운 것은 아닐까?

이쯤에서 우리는 너무나 당연시되고 있는 것에서부터 다시 한 번 짚어 보아야 할 것이다. 가장 먼저 던져야 할 질문은 '백신은 안전한가?'이다. 그리고 '백신이 면역력을 강화시키고, 질병을 예방한다는 말은 옳은 것인가?'에 대해서도 생각해 보아야 할 것이다.

몇 해 전 온 나라를 공포로 몰아넣었던 신종플루 사건이 있었다. 필자는 당시 초등학교에 다니던 아들에게 신종플루 백신을 접종시키지 않았다. 당시는 백신 부작용에 대해 구체적으로 알지 못했지만, 너무나 정치적 행위인 것 같았다. 부정한 정치 집단이 신종플루라는 공포를 조성하여 국민적 관심을 다른 곳으로 돌리기 위한 장치로 보였던 것이다.[4]

상식적으로도 납득이 되지 않았다. 독감 바이러스는 수백 종이 있고 해마다 변종이 생긴다. 수백 종이나 되며, 해마다 변종이 생기는 바이러스를 백신으로 잡겠다고 하는 발상부터가 이해되지 않았다. 백신 속에 뭐가 들었는지도 알지 못하는 상황에서 정부의 말만 믿고 아이의 혈관 속에 이물질을 집어넣을 수가 없었다.

실제로 신종플루 백신의 효과는 과장되었고, 부작용에 대해서는 축소되었음이 드러나고 있다. 일본의 신문에 실린 「신종플루 백신 접종에 대하여」라는 홍보문을 보면 "병세가 악화되거나 사망을 예방하는 데에는 어느 정도 효과가 기대됩니다. 다만 감염을 막는 효과는 증명된 바 없고 접종했다고 해서 감염되지 않는 것은 아닙니다"라고 되어 있다. 백신을 맞아도 신종플루에 걸릴 수 있고, 옮길 수도 있다는 말이다. 그렇다면 이런 사실을 알고 있던 보건 당국은 왜 수많은 사람들에게 신종플루 백신을 맞혀야 했을까? 집단적인 공포가 만들어 낸 해프닝이 아닌가 한다. 의료기관이나 정부는 집단 공포를 유발하지 않기 위한 목적에서인지 백신의 부작용에 대한 정보는 제대로 공개하지 않았다. 신종플루 백신의 이런 미미한 효과에 대해서 들어본 사람은 없을 것이

---

4) 나중에 밝혀진 사실이지만, 당시 신종플루 양성 반응자는 1만 5천 160건으로, 이 중 9명이 사망했다고 한다. 감기로 인한 사망률은 통계상 0.1%로 1000명 중 1명인 것을 감안하면, 신종플루의 공포가 얼마나 과대 포장되었는지 알 수 있다.

다. 심지어 부작용이 발생할 수 있다는 사실조차 알려 주지 않는 경우가 많다.

　부모들은 부작용이 발생해도 그 원인이 백신에 있었다는 사실을 알 수 없다. '안전한 예방접종을 위한 모임(www.selfcare.or.kr)'이 탄생한 것도 이런 이유에서다. 이 모임은 백신의 안전성과 부작용에 대한 정보를 나누기 위해 엄마들이 직접 만든 공간이다. 모임을 만든 차혜경 씨는 아이들을 통해 백신의 부작용을 직접 겪었다고 한다. 간호학 박

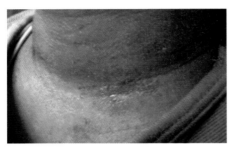

2016년 2월 22일

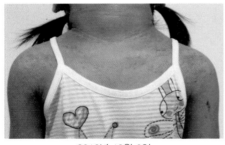

2016년 12월 6일

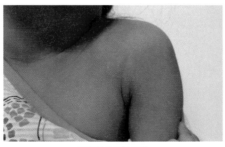

2017년 3월 5일

사이기도 한 차혜경 씨였지만, 아이들의 황달, 발진, 아토피, 경련 등의 증상들이 백신 부작용이라고는 생각하지 못했다고 한다. MMR(홍역, 풍진, 볼거리) 접종 후 아이는 옹알이를 멈추었고, 막 걷기 시작하던 걸음도 멈췄다. 그녀는 원인을 찾던 중 아이가 아팠던 모든 질병의 발생 시점이 백신 스케줄과 정확히 일치한다는 사실을 발견했다. 필자 역시 백신이 아토피와 이토록 깊은 관련을 갖고 있는지에 대해 알지 못했다. 그런데 백신 부작용 때문에 아토피가 나타난 경우가 의외로 많다는 사실에 깜짝 놀랐다.

　아토피를 심하게 앓았던 여자아이의 경우 필자도 처음에는 도무지 원인을 알 수 없었다. 결혼 전부터 철저하게 친환경적인 생활을 해 온 엄마는 아이의 아토피를 이해할 수 없었다고 한다. 아이의 엄마는 백신 접종 시기와 아토피 출현 시기가 거의 일치한다는 것을 확인하고는 경악할 수밖에 없었다.

아이는 생후 18개월 무렵 MMR 예방접종을 하고 나서 열과 함께 온몸에 울긋불긋한 발진이 올라왔다. 예방접종을 한 보건소에서는 백신 부작용이 아니라고 말했지만 소아과 의사는 아이에게서 홍역과 풍진 증상이 복합적으로 나타난다며 백신 부작용이 거의 확실하다고 했다. 발진으로 인해 아이가 긁어서 생기는 상처들이 생겨났고, 음식으로 인한 두드러기도 나타났다. 엄마는 아이에게 2년 이상 동물성 식품과 가공 식품의 섭취를 멀리하고 현미와 채소, 과일을 풍부하게 먹였다. 그런데 식습관 관리가 실패하면서 피부의 염증 부위가 늘어났다. 멀쩡한 곳이라고는 손바닥과 발바닥뿐이었다. 병원에서 정기적인 진료를 받았지만 피부염은 좀처럼 개선되지 않았다. 병원에서는 해결책이 없다고 하면서 스테로이드제와 항히스타민제만 계속 처방했다.

자연 치유를 시작하면서 피부 속에 축적된 독소를 빼내기 위해 디톡스를 시작했다. 처음 2주 동안은 아이가 더 가려워하고 상처도 심해져 진물도 많이 났지만 3주가 되면서 급속도로 상처가 치유되었다. 한 달 후부터는 또 다시 리바운드 현상으로 상처가 심해지고 진물이 나기 시작했다. 아이의 몸은 예전처럼 진물이 흐르고 피투성이가 되었다. 열흘 넘게 잠을 못 자면서 심한 우울과 절망감에 빠져들기도 했다. 1년여 동안 힘겨웠던 리바운드 과정을 몇 차례 겪은 후 아이는 드디어 평범한 일상을 누릴 수 있었다. 아이 엄마의 추정처럼 백신에 의한 것인지는 확실하지 않다. 다만 아이의 경우 치유 기간이 통상적인 경우보다 두 배 이상 걸렸다는 점은 특이했다.

차혜경 씨는 "백신 접종은 아이의 인생이 달린 문제다. 백신 접종의 득과 실을 잘 따져 봐야 한다. 접종하기로 결정했다면 백신은 독성 화학물질이 들어 있지 않은 제품을 선택해야 한다"고 강조한다.

백신에는 수은, 페놀, 포르말린, 항생제, 염산, 에틸렌글리콜 등이 들어 있다. 이들은 하나같이 맹독성 화학물질이다. 태어나자마자 접종받는 B형 간염 백신에는 알루미늄과 염산, 수은이 들어 있다. 국내에서 접종되는 백신 중 유일하게 수은이 들어 있지 않은 백신은 녹십자의 헤파박스진TF이다.[5] 접종을 원한다면 의사에게 수은(치메로

---

5) 스테파니 케이브, 『예방접종 어떻게 믿습니까』, 바람, 2008, pp.5-25.

살) 없는 백신으로 접종해 달라고 요청해야 한다. 일본 뇌염 백신에도 포르말린과 수은이 들어 있으며, 소아마비 백신에도 페놀계 2-페녹시에탄올과 포름알데히드가 들어 있다.

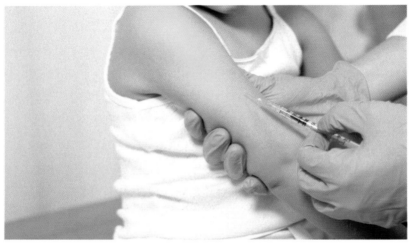

● 백신은 혈관으로 곧장 주입하기 때문에 인체에서 정화시킬 여지조차 없다는 것이 더욱 문제다.

수은 논란이 일자 제약 회사들은 수은을 뺀 백신을 만들기 시작했다. 하지만 혼합 백신(파상풍, 백일해)에는 페놀계 2-페녹시에탄올, 알루미늄, 치메로살, 포르말린 등이 여전히 들어 있다. 치메로살은 에틸수은으로 만드는 독극물인데 방부제로 사용된다. 에틸수은은 일본에서도 독극물 단속법에 명시한 독성 물질로 지정되어 있다.

독성 물질인 에틸수은이 어린아이 몸에 들어가면 어떤 영향을 미칠까? 2000년 미국에서 치메로살에 함유된 수은이 자폐증의 원인 요소라는 보고서가 발표됐고, 2004년에는 일본에서도 치메로살과 자폐증이 관계가 있다는 언론 보도가 있었다. 치메로살과 아토피의 상관관계에 대한 연구 결과는 없지만, 분명 관련성은 높다고 본다.[6]

6) 2001년 10월 일본에서 개최된 수은국제회의에서 수은합금 아말감이 아토피의 원인이라는 조사 결과가 발표되었다. 300명의 아토피 환자의 치아에서 아말감을 제거한 결과 70%가 개선되었다. 이런 결과로 볼 때 수은이 아토피의 주요 원인 물질임을 짐작하기란 어렵지 않다.

백신은 면역 체계에 대한 간섭

병원에서는 동시 접종을 선호하는데, 동시 접종은 몸에 심각한 충격을 주는 행위라는 것을 알아야 한다. 여러 화학물질들이 한꺼번에 혈관 속으로 들어가기 때문에 동시 접종은 피하는 것이 좋다. 또 꼭 필요하다고 생각하는 백신을 선택해서 접종하도록 한다.

아이들의 면역계는 독성 물질을 해독하는 능력이 현저히 부족하다. 백신에 포함된 독성 화학물질은 비록 극미량이라도 아이들에게는 치명적일 수 있다. 백신 접종이 늘어날수록 자폐증, 학습 장애, 소아 당뇨, 영유아 돌연사 증후군, 천식, 아토피 등이 급격하게 늘어난다는 것이 밝혀지고 있다.[7]

MMR(홍역, 볼거리, 풍진) 백신이 자폐증을 유발할 수 있다는 논란이 벌어지자, 많은 부모들이 백신에 대해 의심을 품기 시작했다. 주류 의학자들은 'MMR 백신과 자폐증의 관계를 입증하는 데이터가 부족하다'고 주장한다. 이에 대해 대체 의학 운동가 조크 더블데이는 의미심장한 제안을 던졌다.

"6세 아동 권장량과 똑같은 양의 표준 백신 첨가제 혼합물을 공개적으로 마신다면 2만 달러를 내놓겠다."

지금까지 어떤 학자나 제약사 회장도 2만 달러를 받겠다고 나서지 않았다. 아이들처럼 혈관 속에 직접 투여하는 것도 아닌 데 말이다.

백신은 면역력을 강화시키는 것이 아니라 오히려 면역 체계를 손상시킨다는 주장도 있다. 백신에 들어 있는 합성 화학물질과 유전 물질이 독성 중독의 원인이 된다는 것이다. 이 물질들은 면역 체계를 약화시킴으로써, 질병을 막고 몸을 건강하게 만드는 능력을 떨어뜨린다는 의심을 받고 있다. 안드레아스 모리츠는 "자연스러운 면역 체계

---

7) 2012년 1월 『의학연보(Annals of Medicine)』에는 「인유도종 바이러스 백신 정책과 근거 중심 의학」이라는 논문이 실렸는데, 자궁경부암 백신의 경우 예방 효과는 검증되지 않은 반면, 그 위험성은 증명되었다는 내용을 싣고 있다. 또한 자궁경부암을 예방한다고 알려진 백신이 실제로는 암의 원인이 된다는 사실을 담고 있다. 미국에서는 어린이들이 5세 이전에 36가지 백신을 접종받는다. 91명 중 1명꼴로 자폐증이 나타나는데, 백신을 접종받지 않은 어린이의 경우에는 2000명 중 1명꼴로 자폐증이 나타난다. 또한 5세 미만 어린이 1000명당 5명이 백신 접종으로 사망하는데, 여기에 영유아 돌연사 증후군은 포함되지 않은 수치다.

에 쓸데없이 간섭하는 것은 엄청난 희생을 요구한다"고 지적한다.[8]

백신이 면역력을 강화시키고, 질병을 예방한다는 말은 과연 옳은 것인가? 실제로 독감 백신은 독감 예방 효과가 거의 없다는 것이 입증되었다. 2011년 영국의 의학 저널『란셋(Lancet)』에는 5707종의 논문과 31종의 보고서를 검토한 연구 결과가 실렸다. 이 자료에 따르면 백신을 접종한 성인 100명 중 15명 만이 그 효과를 본 것으로 나타났다. 독감 백신의 98.5%는 효과가 없다는 것도 입증되었다.[9]

그렇다면 정부에서는 왜 문제가 많은 백신을 강요할까? 개인의 건강을 위해서일까? 아니면 인류의 안전을 위해서일까? 안드레아스 모리츠는 기업의 이익 때문이라고 보고 있다. 그는 "정치인과 백신 제조사가 벌이는 교활한 게임의 패배자가 되지 않는 유일한 해결책은 스스로 공부하여 피해자 역할을 그만두는 것"이라고 말한다. 백신에 대해 어떤 선택을 하든 개인의 자유이지만, 한번쯤은 고민해 볼 필요가 있을 것 같다.

2. 마약보다 무서운 스테로이드

스테로이드는 대증요법제

"우리 아들 좀 살려 주세요."

40대 어머니가 울면서 아이 사진을 보여 주었다. 아토피로 인해 아이의 엉덩이 부위에 염증이 있었다.

"염증 부위에 스테로이드를 많이 발랐어요?"

"네."

"스테로이드를 바르면 이렇게 올라오는지 몰랐어요?"

---

8) 안드레아스 모리츠, 『예방접종이 오히려 병을 부른다』, 에디터, 정진근 옮김, 2017, p.15.
9) 안드레아스 모리츠, 『의사들도 모르는 기적의 간 청소』, 정진근 옮김, 에디터, 2015, pp.254-257.

"알고는 있지만 안 발라 주면 아이가 힘들어하는데 어떻게 해요."

"스테로이드를 바르면 증상은 일시적으로 잡히지만, 다음에 더 심하게 올라와요. 지금까지 계단을 올라가듯이 점차 심해지지 않았나요?"

"맞아요."

"그걸 알면서도 발랐어요?"

"아이가 가려워하는데 어떻게 안 발라요?"

"힘들어도 스테로이드를 중단하고, 디톡스를 해야 합니다."

"아이가 힘들어하는데 어떻게 해요?"

"스테로이드를 끊지 않으면 제가 도와드릴 수 있는 방법이 없어요."

"그래도 해결해 주세요."

이처럼 스테로이드는 한 번 사용하면 어지간해서는 끊기 힘들다. 스테로이드처럼 호불호가 갈리는 약물도 드물 것이다. 리바운드 현상을 경험한 환자는 피부 질환에 스테로이드를 사용하는 것은 무조건 위험하고 금기시해야 한다고 비판하는 반면, 의사들은 정확한 진단에 따라 올바른 용량으로 적당한 기간 동안 사용하면 위급한 생명도 살릴 수 있는 약물이라고 옹호한다. 대체 스테로이드는 어떤 약물이길래 이렇게 논란의 대상이 되는 걸까?[10]

스테로이드는 본래 우리 체내에서 만들어지는 부신피질 호르몬으로 몸의 상태를 조절하는 역할을 한다. 인체 내에서는 콜레스테롤을 원료로 하여 스테로이드를 만들어낸다. 우리가 이용하는 것은 합성 스테로이드인데, 이것 역시 콜레스테롤을 합성하여 만든다.[11]

스테로이드는 피부 질환뿐 아니라 관절, 염증 질환에도 쓰이고 있다. 피부에 염증이

---

10) 스테로이드만큼 화려한 조명 아래 탄생한 물질도 흔치 않을 것이다. 1920년대 '물질 X'라는 이름으로 스테로이드가 처음 등장했을 때 사람들은 기적의 물질이라고 믿었다. 발견자인 에드워드 켄달(Edward C. Kendall) 등 3명은 1950년에 노벨 생리학상까지 받았다.

11) 아보 토오루, 오니키 유타카, 『내 몸을 살리는 면역의 힘』, 이진원 옮김, 부광, 2007, p.108.

생겼을 때 스테로이드를 바르면 하루 만에 증상이 누그러든다. 아토피, 천식, 류머티즘, 만성 통증과 식욕 부진, 백혈병, 장기 이식 후의 면역 억제 등 의료 현장에서 스테로이드제는 없어서는 안 될 약품이다.

하지만 스테로이드는 치료제가 아니라 우리 몸에 원래 갖추어져 있는 기능을 이용해 병의 증상을 억제하는 대증요법제라 할 수 있다. 즉, 병의 근원을 해결하는 것이 아니라 증상만 잠시 누그러뜨리는 것이다. 또한 지속적으로 스테로이드를 사용하면 심각한 부작용과 의존성을 초래할 위험이 있다.

아토피의 시작과 끝은 스테로이드에 달려 있다고 해도 과언이 아니다. 아토피를 심각한 상황으로 이끌어 가는 것도 스테로이드이다. 스테로이드를 바르면 가려움증이 가라앉고 일시적으로 피부가 깨끗해진다. 그런데 이것은 아토피가 치유된 것이 아니라 혈관이 수축하면서 증상만 멈춘 것이다. 약효가 떨어질 무렵이면 다시 병증이 나타난다.

그러나 가려움이나 진물 등을 한순간에 없애 주다 보니 위험성을 알면서도 중독될 수밖에 없다.

2017년 5월경 초등학교 4학년 아이의 어머니에게서 연락을 받았다. 사진을 보니

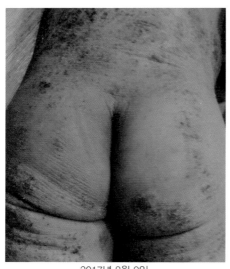

2017년 8월 9일

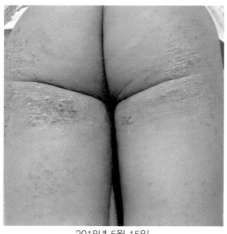

2018년 5월 15일

● 스테로이드를 과다하게 사용함으로써 부작용이 왔으나 다행히 디톡스를 통해 이겨내고 있다.

엄청난 스테로이드 리바운드를 겪는 중이었다.

"어쩌자고 이 지경까지 스테로이드를 사용했어요?"

"저도 이렇게까지 심각해질지 몰랐죠. 병원에서 하라는 대로 했을 뿐이에요."

"스테로이드가 얼마나 위험한지 모르셨어요?"

"스테로이드의 위험성에 대해 들었지만 의사가 처방하는 것은 괜찮다고 생각해서 지시대로 따랐어요. 당연히 그래야 한다고 생각했거든요."

대부분의 사람들은 스테로이드의 위험성에 대해 알지 못한다. 스테로이드를 사용해야 병이 낫는다는 의사의 말을 거부하는 사람은 거의 없다. 스테로이드의 위험성에 대해 들어본 사람들조차 "전문의의 진단과 처방에 따라 스테로이드를 사용하면 전혀 위험하지 않고 아토피를 치료할 수 있다"는 TV에 등장하는 쇼 닥터들의 말에 현혹되고 만다.

아이의 어머니는 스테로이드의 위험성을 뒤늦게 알고 '탈스'를 결단한 후 필자에게 연락해 온 것이다. 보호자의 의지가 명확했기 때문에 필자도 열심히 도왔다. 처음 한 달 동안은 혹독한 리바운드의 고통이 있었지만, 서서히 회복되기 시작하여, 3달이 지난 후 필자와 빵집에서 만나 이야기를 나눌 수 있을 정도로 회복되었다. 천만다행이 아닐 수 없었다.

정말 화가 나는 것은 이렇게 어린아이에게 스테로이드 주사까지 처방했다는 점이다. 병원에서는 스테로이드의 부작용을 몰랐을까? 물론 아닐 것이다. 일본에 '매치 펌프'라는 말이 있다. 매치(match, 성냥)로 불을 붙이고, 펌프(pump)로 불을 끈다는 의미다. 즉 문제를 일으키고, 문제가 커지면 수습하는 척하면서 이득을 취하는 행위를 말한다. 우리말 속담의 "병 주고 약 준다"와 같다. 병원에서 시행하고 있는 이러한 아토피 치료 행위가 공교롭게도 매치 펌프와 비슷하다.

그런데 스테로이드를 바르다가 중단하면 증상이 더욱 심해지는 이유는 무엇일까?

스테로이드를 외부에서 발라 주거나 주사를 통해 주입하게 되면, 인체에서 스테로이드를 분비하던 부신(副腎)의 기능이 점점 떨어지게 된다. 부신의 기능이 떨어져서 스테로이드를 생산하지 못하는데, 외부에서 스테로이드 유입이 중단되면 설상가상의 상황에 빠지게 되는 것이다. 부신의 기능이 돌아오려면 최소 3달은 지나야 하는데, 그 사이에 인체 내에서는 스테로이드 고갈 상태가 일어나므로 몸은 안정 상태를 유지할 수 없게 되고, 염증이 더욱 악화되는 것이다.

스테로이드를 장기간 사용하게 되면 삶의 질을 심각하게 악화시킨다. 스테로이드를 장기간 사용한 개를 대상으로 임상 실험을 한 결과 간효소 수치, 백혈구 수치, 갑상선 호르몬 수치 등에 변화를 주었으며, 비스테로이드계 항염증제 등의 약물과 상호작용을 일으켜 부작용을 일으키기도 하였다.

스테로이드 자체가 독성으로 변해서 증상이 더 심해지기도 한다. 몸속으로 유입된 스테로이드는 일부 소변으로 배출되기도 하지만, 일부는 체내에 축적된다. 체내에 축적된 스테로이드는 산화콜레스테롤로 변화되고, 이 산화콜레스테롤이 주변 조직을 산화시켜 새로운 염증을 유발한다.

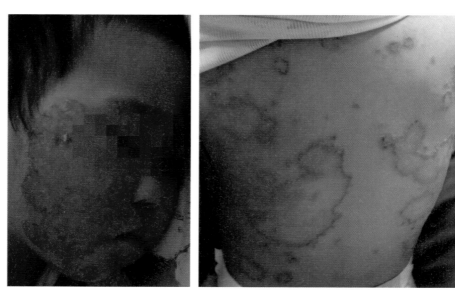

● 스테로이드 연고를 발랐던 부위에서 선을 그린 것처럼 발진이 올라오고 있다.

스테로이드 사용을 중단하면 피부가 붉게 변하면서 부풀어 오르거나 환부에서 진물이 나오기도 한다. 이런 현상을 일반적으로 리바운드 현상이라고 한다. 그렇지만 리바운드 현상은 질환 자체가 악화된 것이 아니라 낫는 과정에 나타나는 증상이라고 할 수 있다. 몸에 침착된 산화콜레스테롤과 유해 독소들을 체외로 배출하려는 생체 반응이 증상으로 나타난 것이다. 리바운드 현상을 이겨내야 근본적으로 치유할 수 있다. 스테로이드제의 양을 줄여 가면서, 산화콜레스테롤과 유해 독소를 체외로 배출시키고, 부신의 기능이 회복되기를 기다리는 것이 최상의 선택이다.

전문가들은 시간이 지나면 스테로이드가 몸속에서 자연적으로 해독되기 때문에 축적되지 않는다고 한다. 하지만 실제 사례들을 볼 때 그들의 주장은 신뢰성이 없어 보인다. 특히 스테로이드를 발랐던 부위에서 정확하게 발진이 올라오는 것으로 볼 때 더 그러하다.

아토피 치유의 6가지 기준

개에게 장기간 스테로이드를 사용했을 경우 나타나는 부작용은 '수명 단축'도 있었다. 장기간 스테로이드 치료를 받은 개는 그렇지 않은 개보다 수명이 짧은 경우가 많다고 한다. 반려동물 통합의학 전문가인 숀 메소니에는 "안타깝게도 수의사와 반려인들은 가려워하는 동물을 위한 방법으로 너무 쉽게 스테로이드를 선택한다. 나는 1년 동안 다른 치료법을 시도하여 실패했거나 안락사 외에는 다른 방법이 없을 때에만 스테로이드의 장기 처방을 선택한다"고 털어놓는다. 숀 메소니에가 제시한 '동물 아토피 치료법의 5가지 기준'은 눈여겨볼 만한데, 인간에게는 이런 기준이 적용되지 못하고 있다는 점이 아쉽다. 아토피 등의 질환을 치료하는 데 있어 기준으로 삼을 만하다.[12]

- 비용 대비 효과적인 치료법이어야 한다.
- 실천하기 쉬운 치료법이어야 한다.
- 안전한 치료법이어야 한다.

---

12) 숀 메소니에, 『개 피부병의 모든 것』, 책공장더불어, 2015, pp.91-101.

- 부작용을 최소화할 수 있는 치료법이어야 한다.
- 단순히 가려움과 같은 증상을 완화시키는 것이 아니라 근본적인 원인을 해결하는 데 도움이 되는 치료법이어야 한다.

세상에는 병보다 더 많은 것이 치료법이다. 아토피의 경우도 100명에게 물어 보면 100가지 처방이 나온다. 간혹은 주위 사람들의 말에 흔들려 제대로 된 치유법을 실행하다가도 중단하는 사람이 적지 않다. 필자는 이런 분들에게 "결과로 입증된 방법이면 따르고, 그렇지 않으면 따르지 말라"고 말한다. 위의 5가지 기준에 필자가 한 가지 더 보태고 싶은 것은 '결과로 입증된 방법을 실천해야 한다'는 것이다.

해외에서는 피부 질환에 스테로이드를 처방하지 않는 것으로 알려지고 있다. 프랑스, 호주, 뉴질랜드 등에서 상담을 해 오는 분들을 통해 전해 들은 이야기다. 호주에서는 처방을 하더라도 환자에게 "암을 유발할 수도 있다. 그럼에도 불구하고 사용하겠는가"라며 동의를 구한 뒤 처방한다고 한다.

프랑스에 유학 중인 여학생은 현지 병원 의사로부터 스테로이드 중독이라는 진단을 받고 필자에게 도움을 요청해 왔다. 필자는 스테로이드 중독이라는 진단을 받았을 정도라면 상당 수준으로 악화되었을 것이라고 생각했고, 학생이 엄청난 리바운드를 감당하면서 치유할 수 있을 것인지 걱정되었다.

"저는 선택의 여지가 없어요. 여기 병원에서는 스테로이드를 처방해 주지 않거든요."

한국에서 가져 간 스테로이드가 떨어지자 학생의 얼굴에 리바운드가 시작되었다. 붉어진 얼굴에서 좁쌀 같은 형태의 염증들이 솟구쳐 올라왔다. 리바운드가 시작될 때 나타나는 전형적인 현상이었다. 리바운드가 엄청날 것으로 예상되어 걱정되었지만 해 줄 수 있는 것이 아무 것도 없었다.

그런데 전혀 예상치 못한 상황으로 전개되었다. 솟구쳐 올라오던 염증들은 며칠이 지나자 잦아들기 시작했으며, 붉었던 얼굴도 본래의 피부색으로 돌아가고 있었다. 어떻게 이런 현상이 벌어졌을까?

스테로이드 중독이라는 진단을 필자는 너무 과민하게 생각하지 않았나 하는 생각까지 들었다. 스테로이드 중독이라면 엄청난 리바운드를 겪을 것으로 예상했던 것은 한국의 상황을 전제로 한 것이었다. 프랑스에서는 한국식으로 본다면 약한 수준의 스테로이드 부작용에도 '중독'이라고 경고하는 것이 아닌가 한다. 초기의 아토피는 식습관을 바꾸고, 장 청소만 잘해 줘도 비교적 짧은 시간에 뿌리 뽑을 수 있다. 하지만 스테로이드에 의존하는 순간 중증 아토피로 진행되는 것은 시간 문제다. 스테로이드 독성을 제거하는 것은 일반적인 디톡스 방법으로는 많은 시간이 걸린다. 자미원 피부 디톡스를 통해서도 만만치 않은 반등기를 극복해야 한다.

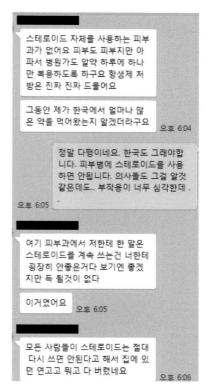

> 스테로이드 자체를 사용하는 피부과가 없어요 피부도 피부지만 아파서 병원가도 알약 하루에 하나만 복용하도록 하구요 항생제 처방은 진짜 진짜 드물어요
>
> 그동안 제가 한국에서 얼마나 많은 약을 먹어왔는지 알겠더라구요   오후 6:04

정말 다행이네요. 한국도 그래야합니다. 피부병에 스테로이드를 사용하면 안됩니다. 의사들도 그걸 알것 같은데.. 부작용이 너무 심각한데 .   오후 6:05

> 여기 피부과에서 저한테 한 말은 스테로이드를 계속 쓰는건 너한테 굉장히 안좋은거다 보기엔 좋겠지만 득 될것이 없다
>
> 이거였어요   오후 6:05

> 모든 사람들이 스테로이드는 절대 다시 쓰면 안된다고 해서 집에 있던 연고고 뭐고 다 버렸네요
>   오후 6:06

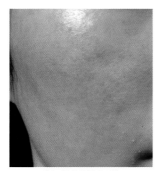
2018년 3월 24일

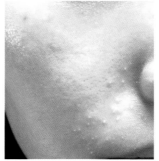
2018년 3월 26일

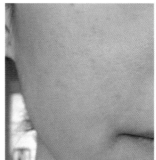
2018년 3월 29일

● 프랑스 병원에서 스테로이드 중독이라는 진단을 받았으나 일주일도 안 되어서 리바운드가 끝났다.

3. 면역 조절제도 무해하지 않다

면역 조절제라고 안전할까?

일반적으로 성인 아토피는 피부의 건조 정도와 가려움증이 더욱 심하다. 팔이나 다리의 접히는 부위는 물론 이마, 목, 눈 주위에 두꺼운 습진이 생기기도 한다. 성인 아토피는 유아 아토피보다 치료가 더욱 어렵다. 성인들은 생활환경과 패턴이 복잡해 아토피의 다양한 발병 요인을 모두 찾아 제거하는 것이 불가능하기 때문이다. 하지만 필자의 생각은 조금 다르다. 문제는 단순하게 봐야 한다. 괜히 전문적이고 복잡하게 분석한다고 해서 문제 해결에 도움이 되는 것은 아니다. 성인 아토피 역시 인체 내에 축적된 독소가 원인이다. 해결책은 디톡스다. 다만 오랜 세월 동안 독소가 축적되었기 때문에 치료가 쉽지 않을 뿐이다.

병원에서는 온갖 종류의 원인을 나열하고, 엉뚱한 치료에 매달리다 보니 환자는 고통 속에서 벗어나지 못하고 있다. 의학이 지속적으로 발전하고 있는가에 대해 의구심이 드는 것은 필자만의 생각은 아닌 것 같다.[13]

현대 의학은 아토피나 알레르기에 대해 '면역 기능 이상으로 발생한 질환'이라고 보고 있다. 우리 몸은 외부에서 이물질이 침입하면 자신을 보호하기 위해서 이물질을 제거하고 신체를 보호하기 위한 반응을 보이는데, 이것을 면역 반응이라고 한다.

하지만 아토피의 경우는 '면역 기능 이상으로 발생한 질환이 아니라, 면역 기능을 교란시키는 독소 때문에 발생한 질환'으로 보는 것이 현명하다. 따라서 아토피를 치유하기 위해서는 면역 기능을 교란시킨 독소를 제거해야 한다. 면역 기능을 둔감하게 만드는 치료는 증세는 잠시 완화시킬지 모르지만, 병의 뿌리는 더욱 깊게 만드는 원인이 될 수 있다.

---

13) 데이비드 프리드먼, 『거짓말을 파는 스페셜리스트』, 안종희 옮김, 지식갤러리, 2011, p.343. 노스캐롤라이나대학의 한 연구원은 "장 내시경 검사를 통해 여러 종양들을 찾아내지 못했다. 이것은 정말 놀라운 결과다. 이 결과는 우리를 한 걸음 물러서서 심각하게 고민하게 만든다. 우리는 도대체 뭘 알고 있는 것인가?"라는 논평을 내놓기도 했다.

면역 조절제는 이식 수술 후에 거부 반응을 억제하기 위해 사용되었다. 면역력을 억제시키면 확실히 증상은 수그러든다. 그러나 면역력이 약해지기 때문에 암이나 감염증에 쉽게 걸리는 부작용이 나타날 수 있다. 특히 면역 기능이 발달하는 단계에 있는 어린이의 경우 성장기에 면역력이 떨어지는 부작용이 우려된다. 아토피를 치료하기 위해 면역력을 떨어뜨리는 약제로 증상을 억제시켜 버리면 암에 걸릴 확률이 높아진다는 주장도 있다.[14]

면역 조절제의 안전성도 의심해 볼 만하다. 화학적으로 만들어진 면역 조절제가 부작용을 일으키지 않으리라는 믿음은 헛된 것이다. 의료계 내에서도 면역 조절제가 탈모, 간염, 피부 발진 등을 일으킬 수 있다는 우려의 목소리가 나오고 있다.

면역 조절제의 독성만 살펴서는 면역을 억제함으로써 발생할 수 있는 악영향의 본질을 보지 못할 수 있다. 미국인이 일상적으로 복용하는 약의 3/4은 면역 억제의 효과가 있다고 한다. 이들 약물은 독성이 미약하다고 해도, 면역을 억제함으로써 인체의 저항력을 떨어뜨리는 결과를 가져온다는 점에서 더욱 위험하다. 미국인의 3명 가운데 1명은 알레르기가 있고, 5명 가운데 1명은 정신 질환이 있다. 30초마다 1명씩 심장 발작으로 죽고, 50초마다 1명씩 암으로 사망한다. 항히스타민제나 수면제를 복용하면 수명이 줄어든다는 연구 결과도 있다. 1년에 단 18알의 수면제만 복용해도 사람의 수명이 줄어든다고 한다. 처방전 없이 살 수 있는 항히스타민제조차 일주일에 3알만 복용해도 사망 위험이 5배 늘어난다고 한다.[15]

물론 면역 조절제도 독성이 없으며, 인체에 무해하다고 단언할 수 없다. 2005년 3월 10일 미국 FDA는 약품 설명서에 엘리델과 프로토픽이 암 발생과 관련이 있을 수 있다는 경고를 삽입하도록 결정하였다. 특히 어린이들의 경우 이들 크림을 사용해서는 안 된다고 했다. FDA 대변인에 따르면 엘리델과 프로토픽은 2살 이하의 유아들에게는 승인조차 되지 않았다고 한다. 이들 연고는 장기 사용 시 아이들의 면역계에 대한 영

---

14) 미요시 모토하루, 『의사와 약에 속지 않는 법』, 랜덤하우스, 2010, p.29.
15) 게리 캐플런, 도나 비치, 『왜 이유 없이 계속 아플까』, 더난출판, 이은경 옮김, 2015, p.95.

향을 알 수 없으며, 임상 조사 결과를 보면 2세 이하의 유아들에게 엘리델을 바른 경우 그렇지 않은 집단보다 상부 호흡기 감염의 위험성이 높다고 한다.

FDA의 경고에 대해 미국피부과학회는 2006년 보고서를 통해 이들 제제와 피부암, 림프종과는 연관성이 없다고 하였으나, 영국에서 일반인을 대상으로 엘리델, 프로토픽, 국소 스테로이드의 사용과 림프종 발생 관련성에 대해 조사한 결과는 다르다. 14년 동안의 자료를 통하여 2,829명의 림프종 환자를 조사하였는데, 엘리델과 프로토픽의 사용이 림프종의 발생 위험을 증가시킬 가능성이 있음을 발견한 것이다.

그렇지만 아토피 증상을 억제하는 데 있어 엘리델과 프로토픽만큼 안전한 약물을 찾는 것은 쉽지 않다. 인간이 만든 물질 가운데 완벽하게 안전한 것은 없다. 엘리델과 프로토픽도 어느 정도의 독성은 있겠지만, 그나마 고통을 줄여 주는 데 활용할 수 있는 양약 가운데서는 거의 유일한 대안이 아닐까 한다.

물론 궁극적으로는 엘리델이나 프로토픽의 도움도 거절하는 것이 좋다. 인체의 면역 기능을 조절하겠다는 말은 근본 원인을 치유하겠다는 의지가 없다는 말이다. 결국 병원에서 가려움증 등 증상을 완화시키고 아토피의 진행을 조절하는 데 집중하면,[16] 근본적인 치유는 점점 더 멀어지게 되어 있다. 아토피의 뿌리를 뽑으려면 근본 원인인 독소를 제거해야 한다. 증상을 완화하는 방법으로는 일시적으로 고통을 완화하는 데는 도움을 받을 수 있지만 근본적인 치유와는 거리가 멀다.

레드페이스 증후군의 사회문제

신○○ 씨(32세)의 사례로 볼 때 면역 조절제도 장기간 사용하면 부작용의 우려가 있는 것 같다. 국내에서 손꼽히는 대학병원의 간호사였던 신 씨는 면역 조절제를 오랫동안 사용했다. 스테로이드의 위험성을 누구보다도 잘 알고 있었으며, 면역 조절제는 장기간 사용해도 문제가 없다고 들었기 때문이다. 한동안 아토피를 억제시켜 주던 면역

---

16) 김태윤, 「아토피 피부염 치료의 최신 경향」, 『소아 알레르기 및 호흡기학회지』 제19호, 2009, pp.209-219.

조절제도 시간이 지나면서 약효가 떨어져 온몸에서 염증이 일어났다. 자미원을 찾아온 것은 이 즈음이었다. 지옥 같았던 리바운드 과정을 초인적인 의지로 이겨 낸 신 씨는 6개월 만에 병원으로 복귀할 수 있었다.

동료 간호사들에게 리바운드 과정에서 촬영했던 사진을 보여 주었는데, 놀라운 이야기를 들었다. 중환자실에서 근무하던 간호사들은 신 씨의 사진을 보고 장기 이식 환자들의 모습과 비슷하다고 했다. 장기 이식의 거부 반응을 막기 위해 면역 조절제를 강하게 투입하는데, 이 과정에서 환자들은 피부가 녹아내리는 증상이 생긴다고 한다. 신 씨의 경우에도 얼굴이 녹아내리는 현상이 있었는데, 동료들은 면역 조절제의 부작용이 의심된다고 했다.

그렇지만 면역 조절제의 안전성에 대해서 의사들은 매우 낙관적이다. 불안해하는 환자들에게 "이 약은 평생 먹어도 아무런 이상이 없다"고 안심시킨다. 과연 그럴까? 인간이 만든 것을 평생 먹어도 이상 없는 물질이 있을까? 아이가 사용해도 아무 문제 없다고 하지만 이것은 사실과 다르다. 이들 약물은 2살 이하의 유아들에게는 FDA의 사용 승인이 나지 않았다는 것만 봐도 알 수 있을 것이다.

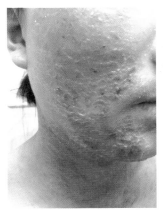 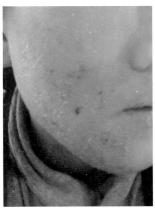 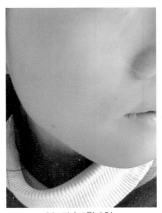

| 2016년 9월 10일 | 2016년 11월 20일 | 2017년 5월 6일 |

● 현직 간호사였던 신 씨는 얼굴이 녹아내리는 현상을 경험했는데, 중환자실에 근무하던 동료 간호사들은 면역 조절제의 부작용이 의심된다고 했다.

피부과 간호사는 친한 피부과 원장님께 이렇게 여쭈어 보았다고 말했다.

"스테로이드는 부작용도 심각하고 계속 사용할 수 없다는 것은 아는데, 면역 조절제인 엘리델은 부작용도 적고 오래 써도 된다고 들었어요. 그럼 인체에 무해한 건가요?"

의사의 말은 간단했다고 한다.

"인체에 무해하면 왜 임신부들에게는 처방 안 하겠어?"

면역 조절제도 인체에 무해하지는 않다는 것이다. 스테로이드에 비해 부작용이 적으며, 상대적으로 안전하다는 것뿐이다.

그런데 최근 미국 유학생으로부터 들은 이야기인데, 미국에서는 엘리델과 프로토픽의 부작용이 사회문제화되고 있다고 한다. 이들 약물을 지속적으로 사용한 사람

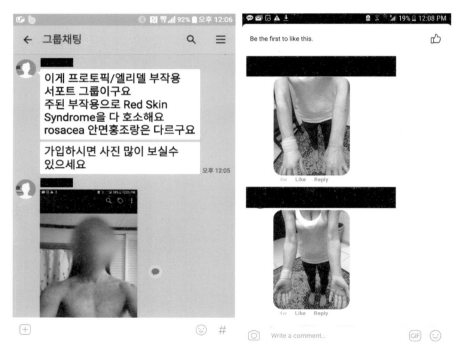

● 엘리델과 프로토픽 약물의 피해자들은 커뮤니티를 형성하여 서로의 정보를 공유하고 약물의 위험성을 경고하고 있다.

들의 얼굴이 붉어지는 증상이 나타나고 있으며, 이를 '레드페이스 증후군(red face syndrome)'으로 지칭하고 있다고 한다. 약물의 피해자들은 서로의 정보를 공유하고 있으며, 약물의 위험성을 경고하고 있다고 한다.

4. 생명을 반대하는 항생제

세균과의 공생

"내 몸을 위한 세균 탈출 대작전"

"세균을 퍼뜨리는 사람은 전염병 환자나 다름없으므로 피하라"

세균과의 전면전을 벌이는 듯한 무시무시한 말을 우리는 일상처럼 받아들이고 있다. 이런 주장들이 옳은 것인지 아닌지에 대해 한 번도 의심해 본 적이 없다. 너무나 당연히 옳다고 생각해 왔다. 눈부시게 발달해 온 현대 의학이 바로 이 같은 세균론에서 출발했으니까 말이다.

병의 원인을 두고 인류는 수만 년 이상 고민해 왔다. 신의 뜻을 거역해서 병이 걸린다고 믿었던 시대가 있었는데, 과거 우리나라에서 '마마'라는 귀신에 의해 홍역이 옮긴다고 믿은 것과 비슷하다.

질병에 대해 과학적으로 풀어 보려고 시도한 사람이 바로 그리스 의사인 히포크라테스였다. 그는 '미아즈마'라는 나쁜 공기가 병을 옮긴다고 생각했다. 로마의 바로라는 학자는 '눈에 보이지 않는 작은 생명체가 바람을 타고 전염병을 옮긴다'고 생각했다. 1500년 후 이탈리아의 천재 의학자 프라카스토로는 전염병을 일으키는 작은 입자인 '씨앗'이 있다고 생각했다. 그는 이 씨앗이 다른 사람에게 직접적으로 닿아서 옮겨 가거나, 옷이나 물건에 묻어서 옮겨 가면서 병을 일으킨다고 보았다.

그로부터 약 300년 뒤 루이 파스퇴르와 클로드 베르나르와 같은 학자에 의해 세균론과 생체 환경론이 정리되었다. 이 두 사람은 1800년대의 유명한 의학자였지만, 의

견은 서로 대립되었다. 파스퇴르는 모든 병은 세균에 의해서 생긴다는 것을 발견했다. 그리고 소독법을 개발했는데, 이것은 훗날 항생제를 발명하게 되는 기초가 되었다. 의학계에서는 파스퇴르의 세균론을 받아들여 현대 의학의 기본 틀을 만들었다. 하지만 베르나르의 생각은 달랐다. 그는 병을 결정짓는 데 있어서 중요한 것은 병원균보다 사람의 내부 환경이라고 보았다. 인체가 영양분이 풍부하고 건강한 내부 환경을 가지면 세균이 들어와도 병에 걸리지 않는다는 것이다. 그는 전염병이 창궐해도 죽는 사람이 있는 반면, 살아나는 사람도 있는 것은 바로 이런 이유 때문이라고 하였다.

베르나르의 연구는 러시아 과학자 일리아 메치니코프의 연구로 이어졌다. 메치니코프와 동료들은 콜레라 배양균을 먹었는데, 한 사람도 발병하지 않았다. 면역 체계가 제대로 기능했기 때문이다. 중요한 것은 세균이 아니라 인체의 방어 체계(내부 환경)이며, 질병을 방어하는 데 중점을 두어야 할 부분은 내부 환경이라는 것이다. 전하는 이야기에 따르면 파스퇴르는 임종하면서 "베르나르가 옳다. 병원균은 아무것도 아니다. 내적 영역이 중요하다"고 말했다고 한다. 그렇지만 현대 의학은 파스퇴르의 세균론에 기반하여, 항균에 초점을 맞추고 있다는 점이 아쉽다.[17]

세균을 박멸하는 방법이 효용성이 없다는 사실은 점점 더 명확해지고 있다. 세균과의 전쟁에서 인간이 승리할 가능성은 0%다. 세균에게 한 가지 항생 물질을 사용하면 그 세균은 그에 대항할 방어 무기를 진화시키고, 그러면 인간은 다시 다른 무기를 들고 나오는 과정을 끊임없이 반복하는 군비 경쟁을 벌이고 있다. 그런데 이 전쟁에서 만약 인간이 승리한다면 그 순간 인간은 죽음을 맞이할 수밖에 없다. 인간은 세균의 도움 없이는 하루도 생존할 수 없기 때문이다. 세균은 엄청난 쓰레기들을 먹어 치우고, 땅을 기름지게 하여 인간에게 영양분을 공급하며, 심지어 사람이 먹은 음식물을 비타민으로 변환시키는 일까지 한다.

그렇지만 사람들은 세균에 대해 거의 습관적인 반응을 보인다. 세균은 모든 질환의 원인이고, 무조건 박멸해야 하는 대상처럼 생각하는 것이다.

17] 마이클 머레이, 『당신의 의사도 모르는 11가지 약의 비밀』, 다산초당, 이영래 옮김, 2011. p.116.

2017년 가을, 추○○ 씨(40대)로부터 충격적인 이야기를 들었다.

"선생님 몸에서 락스 냄새가 나요."

리바운드 과정에서 온몸에서 역겨운 락스 냄새가 올라온다는 것이다. 추 씨는 어렸을 때부터 시작된 아토피로 일상생활이 불가능한 여성이다. 중환자실로 몇 번이나 실려 갔을 정도로 아토피가 심했고, 두 번이나 자살을 기도했다고 한다.

"왜 락스 냄새가 나요? 혹시 몸에 락스를 사용한 적이 있어요?"

"선생님 사실은 몇 년 전에 저는 임상 실험자가 되었었어요. 한방병원에서 염증을 일으키는 세균을 죽인다고 락스로 목욕을 시켰어요."

어처구니가 없었다. 한의사가 그런 위험한 짓을 치료라고 했다는 것은 믿기지 않을 정도였다. 세균에 대한 잘못된 인식이 어떤 결과로 이어지는지를 보여 주는 극단적인 사례라 할 수 있겠다.

리바운드 과정에서는 몸속에 들어간 온갖 독소들이 올라오고, 냄새를 통해 독성 물질의 종류를 가늠할 수 있다. 아토피의 경우 병원 소독약에서 나는 냄새들이 올라오는 것으로 볼 때 스테로이드가 아닌가 하는 의심이 든다.

세균은 아토피를 악화시킨 원인이 아니다. 몸속에 있는 독소를 제거하기 위해 세균이 염증을 일으켜 준 것이다. 세균과 우리 몸이 연합 전선을 구축하여 염증을 일으키고, 림프를 대대적으로 동원하여 독소 제거 작전에 나선 것이다. 그런데 추 씨의 사례에서 보듯이 우리는 적군과 아군을 구분하지도 못하면서 전쟁에서 승리하겠다고 발버둥을 치고 있는 형국이다.

실제로 아이들의 소화력과 면역력을 높이기 위해서는 세균에 노출시켜야 한다. 무균 상태는 결코 이롭지 못하다는 것이 실험 결과에서도 드러났다.[18] 아이들은 항균보다 세균 저항력을 길러 주는 것이 더 중요하다. 인체에서 세균의 숫자가 줄어들게 되

---

18) 무균 쥐와 정상 쥐를 똑같이 장티푸스의 원인균인 살모넬라 티피뮤리움에 감염시킨 후 비교해 본 결과, 정상 쥐를 감염시키는 데에는 100만 개체의 세균이 필요한 데 반해, 무균 쥐의 경우에는 단 10개체만으로도 충분했다. 정상적인 쥐를 죽게 하려면 세균을 1억 개체로 증가시켜야만 된다는 것을 관찰할 수 있다.

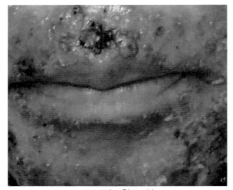

2018년 5월 17일

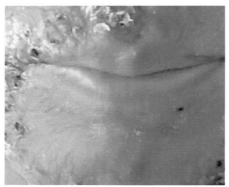

2018년 9월 8일

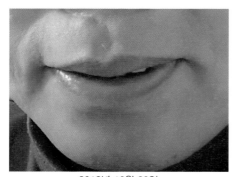

2018년 10월 29일

● 추 씨는 여전히 독소와 싸우고 있는 상황이다.

선생님 다리뒤에서는 이제 진물냄새안나고 소독약이나 락스 냄새가 나요

근데 3년전에 한방병원에서 락스에 목욕한적이 있는데 그게 나오는걸까요
오후 3:59

몸 속에 정말 다양한 독소들이 있다는 것을 아시겠죠?
오후 3:59

몸 속에 들어온 것들은 쉽게 없어지지 않습니다.

락스의 독성이 얼마나 강한데, 락스로 목욕을 시킵니까?
오후 4:00

저도 모르고 했었는데 나중에 물어보니까 락스 였어요.
논문에 균을 소독하면 효과가 있다고 하면서...
거의 임상실험이죠

면, 아이들은 병원균을 만나도 항체를 만들지 못한다.[19]

항균 물질의 내분비계 교란

세균을 없애면 건강을 해칠 수도 있다. 항생제, 항균제 등은 유익한 균까지 제거하는 역효과가 적지 않다. 아이들이 있는 가정에서 많이 사용하고 있는 항균 비누도 역효과가 적지 않다.

한 방송사에서 시중에서 가장 많이 팔리는 항균 비누 2종과 일반 비누의 항균 효과를 실험해 본 결과 항균 비누가 유익한 세균까지 없앤다는 문제가 발생했다. 유산균을 넣고 실험한 결과 일반 비누에는 유산균이 상당수 남아 있었지만 항균 비누에서는 모두 제거되었다. 이런 비누를 사용할 경우 피부에 그나마 남아 있는 상재균을 멸종시켜 버리게 되어 피부 보호막이 약해질 수 있다.

일반 비누보다 비싼 비용까지 지불하면서까지 항균 제품을 사용해야 할 이유는 전혀 없다. 더구나 항균 비누에 들어가 있는 화학 성분이 내분비계 교란을 일으키고, 세균의 내성을 강화할 수 있다는 연구 결과까지 있다면 말이다. 2014년 미국 애리조나주립대학의 롤프 핼덴 박사의 조사 결과 이는 사실로 밝혀졌다.

핼덴 박사는 "시중에 판매되는 항균 제품 중 70% 이상에는 트리클로산(Triclosan)

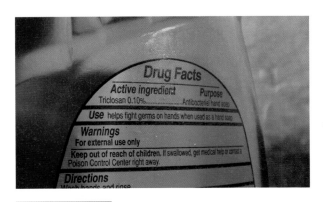

● 항균 제품 중 70% 이상에는 트리클로산(Triclosan)이라는 항생제 성분이 포함되어 있다. 트리클로산은 호르몬 교란과 항생제 내성에 영향을 미치는 것으로 알려져 있다.

19) 크리스토퍼 완제크, 『불량 의학』, 박은영 옮김, 열대림, 2006, pp.101-103.

이라는 항생제 성분이 포함되어 있다. 이 성분이 미생물 등 유해 세균을 씻어 내리려면 적어도 20~30초가 필요하지만, 사람들은 손을 씻는데 이렇게 많은 시간을 들이지 않는다"고 지적했다. 항균 비누의 주원료인 트리클로산은 파라벤 등 다른 화학물질과 같이 호르몬 교란과 항생제 내성에 영향을 미치는 것으로 알려져 있다. FDA는 2013년 항균 제품에 든 항균 화학 성분을 일반 생활용품에서 제외해야 하며, 그렇지 않을 경우 이를 생산하는 업체가 직접 화학 성분이 무해하다는 것을 입증해야 한다고 발표한 바 있다.

항생제는 언제나 내성균의 등장이라는 위험을 안고 있다. 항균 비누를 즐겨 사용할 경우, 세균이 트리클로산에 내성을 획득하면 항균 효과는 곧 사라진다. 손을 씻을 때마다 항균하는 것이 사실이라면, 이는 오히려 내성을 부추기는 더욱 위험한 일이 될 수 있다.

주방에서 흔히 사용하는 항균 도마도 마찬가지다. 항균 효과도 의심스럽지만, 만약 항균이 제대로 된다고 하면 더욱 큰 문제에 부딪치게 된다. 항균에서 살아 남은 세균들은 내성을 갖게 되고, 그런 내성균들이 음식물 조리 과정에 들어갈 수 있다는 것이다.[20] 항균 제품을 이용하는 것은 돈 들여서 더 위험한 짓을 하는 격이다.

미생물 생태계 파괴의 주범, 항생제

항생제도 세균에 대한 감염 증상을 완화시킬 수 있다는 점에서 항균제와 같은 의미로 사용되는 약이다. 세균 감염 증상이 나타날 경우에는 시기적절하게 항생제를 처방받아 치료받는 것이 좋다. 그러나 바이러스가 원인인 감기에 항생제를 사용하는 것은 의미가 없다. 간단한 상처는 자체 면역력으로 충분히 회복할 수 있다.

항생제는 소화관에서 미생물의 균형을 영구적으로 파괴할 수 있고, 이로 인하여 만성 질병을 유발할 수 있다고 한다. 2011년 8월 『Nature』에 발표된 연구 보고서 「유익한 세균을 죽이는 것을 멈추어라」에 의하면, 항생제 사용은 비만, 염증성 장 질환, 알

---

20) 곤도 마코토, 『의사에게 살해 당하지 않는 47가지 방법』, 이근아 옮김, 더난출판, 2013, p.187.

레르기와 천식, 신경 장애 등을 유발하며, 면역 체계에 영구적인 손상을 가져올 수 있다고 한다.[21]

항생제를 오·남용할 때 내성이 생긴다는 문제도 있다.[22] 세균(박테리아) 사이에서는 유전자 교환이 쉽고 빠르게 이루어지기 때문에 항생제 내성을 갖는 병원체들이 급속히 확대되고 있다. 이는 현대 의료 체계상 항생제를 과도하게 사용하는 데 그 원인이 있다.

그런데 우리나라는 항생제 오·남용에 있어 세계 최고다. 항생제를 써도 병이 낫지 않는 항생제 내성률은 최고 수준이며, 항생제 내성균에 감염되는 환자의 숫자도 계속 늘고 있다.[23] 2014년 7월 질병관리본부에서 조사한 '항생제 내성 실태'에 따르면 국내에서 기존 항생제(8종)로 치료할 수 없는 '광범위 항생제 내성 폐렴구균'이 발견된 가운데 종합병원, 병원, 의원, 요양병원의 항생제 내성

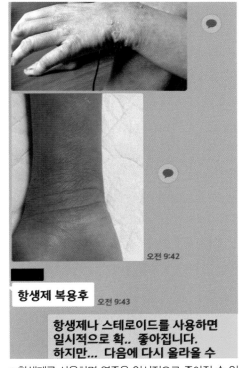

오전 9:42

항생제 복용후 오전 9:43

항생제나 스테로이드를 사용하면 일시적으로 확.. 좋아집니다. 하지만... 다음에 다시 올라올 수

● 항생제를 사용하면 염증은 일시적으로 좋아질 수 있으나, 본질적인 상황은 더욱 악화된다. 상담한 아이의 경우도 염증은 잡혔지만, 피부는 붉게 변했다. 독소가 더 많이 축적되었다는 것을 의미한다.

---

21) 안드레아스 모리츠, 『의사들도 모르는 기적의 간 청소』, 정진근 옮김, 에디터, 2015, p.54.

22) 최근 프랑스에서 발견된 '아키네토박터 바우마니이'라는 세균은 거의 모든 항생제에 저항성을 갖고 있다고 한다. 뿐만 아니라 세균은 병원에서 감염되는 경우가 많다는 데에도 문제가 있다. 프랑스에서는 병원에서 감염되는 전염병으로 인하여 매년 약 1만 명의 사망자가 발생할 정도이다.

23) 2002년 식약청 조사 결과 패혈증이나 피부 감염을 일으키는 황색포도상구균의 메티실린에 대한 국내 내성률은 평균 70%가 넘었다. 폐렴구균에 대한 페니실린 내성률도 역시 70%에 육박했다. 소비자보호원이 200여 종의 식품을 대상으로 항생제 내성에 대한 조사를 벌인 결과, 대장균이 검출된 식품 가운데 90% 이상이 항생제 내성을 지니고 있는 것으로 밝혀졌다.

균의 내성률이 계속해서 증가하는 추세인 것으로 나타났다.

항생제 오·남용은 어린아이들에게 어떤 영향을 미칠까? 항생제는 한꺼번에 다량으로 우리 인체에 축적되는 물질이 아니라 극히 미량으로 유입되며, 서서히 우리 몸에서 항생제 내성을 키운다. 어린아이가 먹었을 경우 오랫동안 축적된 항생제 내성이 어느 순간 발현되는 것이다.

항생제가 체내로 유입되는 통로는 다양하다. 엄마의 몸속에 축적된 항생 물질이 아이에게 전해지거나, 항생제나 성장 촉진제 등으로 오염된 육류와 생선을 섭취하거나, 병원에서 과도한 항생제 처방을 함으로써 아이의 체내로 유입되어 내성 박테리아에 감염될 수 있다.

건강보험심사평가원 조사 결과 병원급 의료기관의 항생제 처방 10건 가운데 6건은 9세 이하 어린이에 집중되어 있었다.[24] 어린이들에게는 급성 중이염이나 폐렴 등 항생제를 처방해야 하는 세균성 감염증이 많긴 하지만 병원급 의료기관에서 9세 이하 어린이를 대상으로 항생제 처방을 그토록 많이 했다는 것은 충격이 아닐 수 없다.

세균이 내성화되면 이전까지 효과가 있던 약이 더 이상 듣지 않기 때문에 간단히 치료할 수 있던 증상도 악화되고 생명까지 위험해진다. 미국 질병통제예방센터에 따르면 미국에서만 매년 2만 3000여 명이 항생제 내성 박테리아에 감염돼 사망한다고 한다.[25]

항생제를 남용하면 인체의 면역 시스템이 약화된다. 손쉬운 치료법이 좋은 결과를 가져다 주는 경우는 거의 없다. 질병의 증상을 없앤다는 것은 근본적인 치료와 거리가 멀며, 오히려 몸의 치유 능력을 강제로 약화시키게 한다. 질병의 증상은 몸이 스스로를 치유하는 데 열중하고 있음을 나타내는 신호로 볼 수 있다. 항생제나 해열제를 '완전히 사용하지 말자'가 아니라 '무분별한 사용을 자제하자'는 것이다.

---

24) 연령별로 보면 0~9세 어린이 환자가 전체의 64%를 차지했고, 50대(6.8%), 30대(5.9%), 40대 (5.6%) 순으로 9세 이하 비중이 압도적으로 높았다.
25) 동아일보, 「가축 항생제, 인체에 치명적 영향」, 2014년 1월 30일자.

5. 방사선 피폭을 각오해야 하는 레이저

'꿈의 빛' 레이저의 배반

"왜 이분들은 보편적인 패턴으로 치유되지 않을까요?"

홍조, 주사, 지루성 피부염으로 고생하는 사람들 가운데 보편적인 패턴으로 치유되지 않는 경우가 있었다. 홍조의 경우 보통 1달~3달이면 효과가 나타나야 하는데, 4달이 넘어서야 겨우 효과를 보기 시작하여, 6달이 지나서야 제대로 된 치유 효과가 나오는 사례가 있었다.

대화를 나누는 과정에서 이들의 공통점이 발견되었는데, 바로 레이저 시술을 받은 사람들이었던 것이다. 레이저 시술을 받은 경우 거의 대부분이 치유가 늦어졌다. 이들은 피부가 극도로 예민해졌으며, 감당할 수 없을 정도의 건조함을 호소했다.

레이저 시술을 받는 것에 대해 우리는 너무 쉽게 이야기를 하고 있는데, 이는 결코 쉽게 접근할 문제가 아니다. 대한피부과학회에서도 "국민 2명 중 1명이 피부 레이저 시술을 받고 있지만, 제대로 된 정보를 제공받지 못하고 있어 부작용 위험을 키우고 있다"고 지적하고 있다.

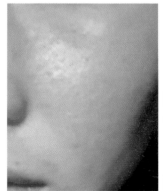 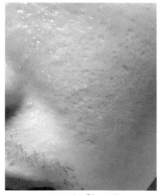 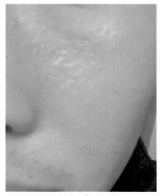

| 2017년 12월 18일 | 2018년 1월 16일 | 2018년 1월 25일 |

● 송 씨는 1달 만에 붉은색이 줄어들었다. 2달이 지나자 피부는 맑고 투명해지고 있다.

레이저 시술은 피부 색소 변화나 흉터뿐만 아니라 피부암을 점으로 오진하거나 화상, 감염 등을 일으킬 수 있다. 2013년 전국 성인 남녀 1200명을 대상으로 피부 레이저 시술 현황을 조사했는데 레이저 시술을 받은 적이 있는 사람은 49.8%로 절반 가량이었으며, 이 중 8%가 부작용을 겪었다고 답했다. 8%가 미미한 비율로 보이지만, 그것이 자신의 문제로 직면할 때는 상황이 달라진다. 레이저 시술의 긍정적인 측면만 보지 말고 부정적인 측면에서도 살필 필요가 있다.

레이저는 병든 세포나 혈관을 파괴하는 고에너지 광선을 방출함으로써 작동한다. 레이저 시술은 피부과 질환을 치료하는 데 사용된다. 일반인들은 레이저를 거의 마법처럼 생각하지만, 부작용이 발생했을 경우 만만치 않은 대가를 치러야 한다. 레이저 광선은 발색단이라고 불리는 피부 성분을 표적으로 삼는다. 발색단은 레이저에서 나오는 특정한 빛을 흡수하는 피부 안의 구성 성분이라 할 수 있는데, 여기에는 물, 헤모글로빈, 멜라닌, DNA, 콜라겐 등이 있다. 레이저 광선이 발색단에 흡수되면 열이 발생하는 반응이 일어난다.

여기서 첫 번째 부작용이 생긴다. 레이저에서 발생한 열이 발색단을 파괴하는 것이다. 예민하고 얇은 피부가 입는 피해는 일반인들의 피부보다 훨씬 더 클 수밖에 없다. 만약 폼 클렌징, 스크럽, 스테로이드 등으로 인해 피부 장벽이 얇아진 상태에서 레이저 시술을 받으면 피부 세포는 수분을 머금는 능력을 상실하게 된다.

송○○ 씨는 어렸을 때부터 아토피가 있어 스테로이드 연고를 발랐다고 한다. 그런데 스테로이드로 피부가 얇아져 있는 상황에서 각질 제거 시술과 레이저 시술까지 받았다고 한다. 설상가상, 엎친 데 덮친 격이 아닐 수 없었다. 송 씨는 스테로이드로 인해 얼굴은 계속 붉은 상태였고 레이저 시술 후에는 땀도 잘 나지 않았다. 찢어질 것 같은 건조함은 말할 것도 없었다. 피부 문제를 극복하기 위해서 안 해 본 것이 없을 정도였다. 피부과 약도 처방받아 복용했고, 한의원에서 열을 내린다는 한약도 먹었고, 값비싼 화장품도 사용했다. 본인의 말대로라면 수천 만 원의 돈을 날렸지만 상황은 점점 더 악화되어 갔다.

병원에서는 홍조는 고치지 못하는 병이라고 했기에, 좋아질 수 있다는 희망이 없는 것이 가장 고통스러웠다고 한다. 유튜브를 통해 자미원을 알게 되었지만 솔직히 큰 기대는 하지 않았다고 한다. 이미 숱하게 속아 왔고, 유명하다는 병원, 한의원, 화장품은 모두 섭렵해 봤기 때문이다. 하물며 이름도 생소한 자미원이라니……. 하지만 무슨 방법으로도 해결할 수 없었던 송 씨는 결국 자포자기의 심정으로 필자에게 연락해 왔다.

실천은 간단했다. 물 세안은 철칙으로 지킬 것을 약속했다. 그리고 리셋을 먹고 베이비 젤을 바르는 것이 전부였다. 식이요법 같은 것도 없었다. 1달이 지나자 피부색이 밝아지고 붉은색이 줄어들었다. 2달이 지나자 피부는 맑고 투명해지고 있었다. 송 씨는 이렇게 간단한 것을 왜 그토록 고생했나 싶어 허탈함이 밀려왔다고 했다. 송 씨의 경우는 예외적으로 치유가 빠른 편이다. 보통 레이저를 하지 않았을 경우에는 1~3달 정도면 어느 정도 회복되는 데 반해, 레이저를 하게 되면 3~6달 정도는 걸린다.

혈관이 늘어져 걱정하는 사람들도 적지 않은데, 병원에서는 이 경우 굵은 혈관만 선택적으로 제거하면 아무 문제 없으며, 늘어난 혈관은 줄어들지 않기 때문에 레이저로 없애야 한다고 하는데, 증상을 겪고 있는 사람들은 이 제안에 흔들릴 수밖에 없다. 이런 말도 안 되는 논리가 통한다는 것이 이상할 정도다. 우리 몸은 필요에 의해 늘어났다 줄었다를 할 수 있다. 혈관은 상황에 따라 신축성이 매우 뛰어나다. 예를 들어 마라톤을 하면 인체 곳곳에 필요한 에너지를 보내기 위해 혈관이 확장되고, 체온을 조절하기 위해 모공을 열어 땀을 배출한다. 하지만 운동이 끝나고 휴식을 취하면 자연스럽게 본연의 모습으로 돌아간다. 현재 피부에 혈관이 늘어난 것은 치유를 하기 위해 늘어난 것이므로 치유가 끝나면 저절로 줄어든다.

혈관은 생명줄

혈관은 절대로 잘라 버려야 할 대상이 아니다. 등산로를 걷다 보면 등산객들의 발길에 앙상하게 뿌리가 드러난 나무들을 볼 수 있다. 나무뿌리가 보기 싫다고 뿌리를 잘라 버려야 할까? 나무뿌리를 잘라 버리면 나무는 생명력을 잃게 된다. 나무를 건강하게 살리기 위해서는 뿌리를 잘라 낼 것이 아니라 흙을 돋워 줘야 한다. 그런데 우리는 자신의 얼굴에 핏줄이 보인다고 핏줄을 잘라 버리는 과단성을 보여 준다. 우리 피부에 영양분을 공급하고 노폐물을 처리하는 혈관이 없으면 우리 피부는 생명력을 잃게 된다. 레이저 시술 후 심한 건조함 때문에 고통받는 사례를 많이 보았다. 당사자들은 그것이 레이저 시술의 후유증이라는 것도 모르는 경우가 많았다.

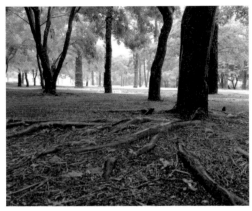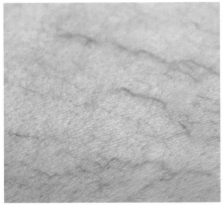

● 나무를 건강하게 살리기 위해서는 뿌리를 잘라 낼 것이 아니라 흙을 돋워 줘야 한다. 우리 혈관도 마찬가지다. 피부 장벽을 더 튼튼하게 재생하면 혈관은 저절로 보이지 않게 된다.

레이저의 두 번째 충격은 방사선에 있다. 레이저 광선은 방사선을 방출한다고 알려져 있다. 물론 피부과에서는 방사선이 방출된다는 이야기를 하지 않는다. 레이저 시술을 받은 분들 가운데 방사선에 대한 설명을 들었다는 사람을 본 적이 없다.

레이저 광선에서 방사선이 방출된다는 것을 짐작케 하는 간접적인 증거가 있다. 지난 2015년 국제광산업전시회(International Photonics Exhibition)에 소개된 제품이 있다. 링크○○○라는 회사에서 레이저 치료기를 소개하면서 〈방사능 피폭량 최소화에 효과적인 레이저 표적기〉를 선보였다는 기사가 나온 바 있다. 방사능 피폭량의 80%를 감소한 매우 훌륭한 제품이라는 것이었다.

방사선은 전자파로 방출되는 에너지인데, 레이저 시술 과정에서도 방사선이 방출된다. 세포는 방사선에 피폭되면 다양한 손상을 입을 우려가 있다. 과거에는 강하게 레이저 시술을 했으나 최근에는 부작용들이 있어서 그런지 병원에서도 약하게 시술하고 부작용도 적은 편이다.

그렇지만 부작용이 적다고 해서 피부에 좋다는 것은 아니다. 일반적으로 방사선은 DNA를 직접 파괴하거나 프리 레디칼(Free-Radical; 활성산소) 생성을 통해 세포에 손상을 줄 수 있다. 이로 인해 조직섬유아세포(fibroblast)가 손상을 입게 된다. 조직섬유아세포는 콜라겐 등 조직 성분을 합성하는 세포로, 이것이 손상을 입게 되면 피부 보습력, 탄력성, 재생력 등이 현저히 떨어지게 된다. 심할 경우 피부 세포의 DNA를 변질시킴으로써 세포가 본래 갖고 있는 재생·유지 능력을 파괴하게 된다. 때문에 피부 세포의 재생 능력이 현저히 떨어지게 된다.

레이저 시술을 받은 경우에 극도의 건조함을 느끼고, 자연 치유 효과가 현저히 떨어지는 이유가 여기에 있다고 생각한다. 레이저 시술을 받게 되면 피부가 심각하게 건조해지기 마련이다. 건조함은 진피층이 파괴되었기 때문에 발생하는 것이다. 건조함이 심해지면 피지 분비만 있고 보습이 되지 않아 모공에 염증이 더 잘 생길 수 있다. 또한 피부의 건조함으로 인해 반동성 피지가 증가할 수도 있다. 피부 건조함에 대응하기 위해 피지를 과다하게 만들어 내다 보니, 피부는 건조한데 지루성이 되는 기이한 상황이 벌어지는 것이다. 개인에 따라 뾰루지나 여드름이 더 생기는 경우도 있다.

치유 기간도 더 길어져

레이저 시술을 받게 되면 치유 기간도 훨씬 오래 걸린다. 일반적인 경우보다 2~3배 더 걸리는 것으로 볼 때 혈관과 세포의 손상이 그만큼 더 심각하다는 의미인 것 같다. 40대 중반의 이○○ 씨도 레이저 시술의 피해자이다. 레이저 부작용의 특징은 피부에 붉은 염증들이 점처럼 찍힌다는 데 있다. 타고난 피부가 좋았던 이 씨는 30대 중반이 되자 얼굴이 민감해지고 뾰루지 같은 것이 올라오기 시작했다. 병원에 가서 스테로이드 연고를 처방받아 얼굴에 바르면 언제 그랬냐는 듯이 좋아졌다. 그렇게 트러블이 생기면 연고를 바르기를 몇 년째 되풀이했다. 30대 후반이 되자 얼굴이 심각하게 나빠져 병원에서 권하는 레이저 시술을 했다. 레이저 시술을 하자 피부는 당장 깨끗하게 변했다. 그런데 피부의 건조함이 너무 심해져서 어떤 보습제도 효과가 없었다. 심지어 바셀린을 발라도 5분만 지나면 건조함을 느꼈다. 뿐만 아니라 얼굴 전체에서 염증이 일어났고, 입술 아래쪽에서는 피부가 갈라지면서 진물이 흘렀다. 레이저 시술을 받은 터라 스테로이드 연고도 함부로 쓸 수 없었다. 항히스타민제와 항생제 등을 사용했지만 얼굴은 점점 더 심해져 갔다.

이 씨는 스테로이드의 부작용을 겪고 난 후 다른 대안을 모색하던 중 필자와 만나게 되었다. 이 씨는 마지막이라는 심정으로 치유를 시작했다. 베이비 겔과 미네랄 리페어 크림을 사용하기 시작했지만 기대가 컸던 탓일까? 자미원도 전혀 효과가 없다고 느껴졌다. 겔과 크림을 발라도 보습은 되지 않았고, 염증도 호전되는 것 같지 않았다. 자미원 치유를 시작한 지 7주가 넘어서도 크게 좋아지지 않아 불안했지만 다른 선택의 여지가 없었기에 계속 이어나갔다고 한다. 그런데 8주차가 되면서 따가움과 건조함이 조금씩 줄어들고 개선되는 것이 느껴졌다. 베이비 겔은 순하고 부드러워서 피부에 자극이 없었다. 보습력도 기대보다 좋았다. 붉은 기운이 여전히 남아 있긴 하지만 3달이 넘어서면서 얼굴은 현저히 좋아졌다.

이 씨의 경우처럼 레이저 시술을 받게 되면 치유 기간이 2배 이상 걸리는 이유는 무엇일까? 레이저 시술을 받은 후 약 한 달 동안 피부 기저층에 있는 줄기세포의 개체군

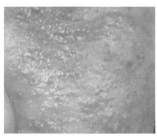
2016년 12월 27일

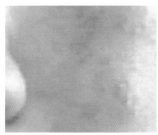
2017년 1월 20일

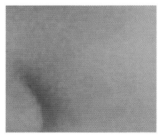
2017년 3월 20일

이 고갈된다는 연구 결과가 있다. 줄기세포가 제 역할을 하지 못하게 되면 새로운 세포를 만들어 내지 못하게 된다. 매우 우려스러운 연구 결과 가운데 하나는 레이저 시술의 영향이 최대 15년 후에 나타날 수 있다는 점이다. 이러한 영향은 방사선 요법 및 콜라겐 섬유의 재흡수에 대한 피부 섬유아세포 반응과 직접적으로 관련되어 있다고 한다.

모세혈관은 머리카락 굵기의 1/10(5~10μm)에 불과하여, 육안으로 볼 수 없는 미세 구조이므로 현미경적 조직검사에서만 확인이 가능하다. 레이저로 파괴한다는 혈관은 모세혈관보다 더 굵은 혈관인데, 선택적 파괴가 가능할 것인가에 대해 의심스럽다. 피부 속에 있는 혈관은 평면이 아니라 3차원의 입체로 구성되어 있으며, 수많은 혈관과 림프선이 얽히고 설켜 있다. 이런 가운데 과연 굵은 혈관만 선택적으로 태울 수 있을까? 굵은 혈관을 태우면 거기에 연결된 수많은 모세혈관들은 온전할 수 있을까?

혈관의 파괴는 기정 사실

우리의 피부는 온통 모세혈관으로 덮여 있고, 이 모세혈관을 통해 영양을 공급받아야 살 수 있다. 모세혈관은 동맥과 정맥을 연결하며, 두 혈관들이 하는 역할을 동시에 진행하는데, 수분·산소·아미노산·미량 원소·비타민 등의 영양소를 공급하고 표피에서 이산화탄소 폐기물을 실어온다. 이산화탄소를 실은 피는 심장과 폐에서 산소를 공급 받고, 간과 신장에서 독소가 걸러진다.

모세혈관의 혈액 흐름이 나빠지면 피부나 근육은 곧바로 경직된다. 모세혈관에 흐르는 혈류는 우리 몸을 구성하는 세포의 생명줄이다. 혈류가 원활하면 피부의 기능도 향상되고, 혈류가 원활하지 못하면 피부의 기능도 떨어진다. 레이저 시술을 한 뒤, 겉으로 보기에는 깨끗해 보여도 피부 속은 건조하고 생기가 사라진다.

인체의 혈관이 늘어난 것은 늘어날 이유가 있어서 늘어난 것이다. 심한 운동을 해도 혈관은 늘어난다. 하지만 늘어날 이유가 사라지면 저절로 줄어든다. 홍조에 혈관이 늘어난 것은 상처 입은 피부세포와 모세혈관을 치유하기 위해서다. 레이저에 의해 혈관들이 파괴되면 그나마 남아 있는 혈관들이, 없어진 혈관들의 역할까지 해야 하기 때문에 혈관이 굵어질 수밖에 없다. 핏줄은 인체를 살아 있게 하는 가장 중요한 에너지 보급원이다. 핏줄이 없어지면 영양 성분, 산소, 에너지가 전해지지 못한다. 레이저 시술이 위험한 것이 이런 이유 때문이다. 핏줄이 보기 싫다고 죽여 버리면 피부가 제 기능을 상실한다. 핏줄은 내 몸을 살리기 위해 치유 작용을 하고 있는 것이다.

피부의 혈액 순환이 줄어든다는 것은 피부가 산소와 영양소를 덜 공급받는다는 뜻이기도 하다. 다행히 피부는 이런 상태를 얼마 동안은 잘 견딘다. 하지만 이 상황이 지속되면 피부는 위험에 처한다. 때문에 손상을 입은 피부는 파괴된 혈관을 재생하거나 새로운 혈관을 생성하기 위해 사력을 다하게 된다. 인체의 복원 노력은 열로 나타나게 된다. 열은 결코 나쁜 것이 아니다. 인체의 자연 치유력이 작동할 때 열이 나는 것이다. 열이 나지 않는다면 그것이 더 큰 문제다. 레이저 시술을 받은 피부는 스스로 혈관을 복원하는 과정에서 열이 올라오게 된다.

이럴 때 흔히 홍조가 나타난다. 폼클렌징 등을 통한 과도한 세안으로 피부 장벽이 파괴(모세혈관도 파괴됨)되었을 때도 모세혈관을 복원하기 위해 혈액이 몰리게 되고 열이 발생한다. 홍조의 경우 홍조를 없애는 혈관 레이저 자체가 또 다른 자극이 되어 모세혈관 확장을 일으킬 수 있다. 레이저 한번이 보통 3년의 노화를 불러일으킨다고 한다.

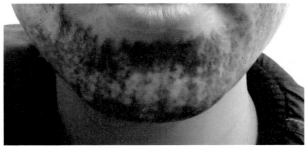

●레이저 부작용으로 절망의 늪에 빠져 있던 이○○씨는 6개월 만에 정상으로 회복될 수 있었다.

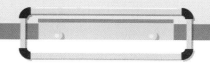

스테로이드 독성은 아무리 강조해도 지나치지 않다

주부습진과 지루성 피부염으로 지난 15년간 스테로이드 주사, 약, 연고를 사용한 김○○ 씨는 스테로이드를 습관처럼 사용했다고 한다. 아무리 열심히 치료해도 지속적으로 악화되는 것이 이상하다고 생각한 김 씨는 인터넷을 통해 스테로이드 부작용을 알게 되면서 스테로이드 사용을 중단하였다.

탈스(탈출 스테로이드)가 무엇인지 모른 채 탈스를 하게 되었다고 한다. 그런데 스테로이드를 중단하면서 극심한 리바운드가 시작됐다. 리바운드가 심했지만, 스테로이드 부작용을 알았기 때문에 병원을 찾을 수 없었다. 한방병원에서 알레르기 검사와 모발 검사를 하고, 침을 맞고 한약 치료를 받았지만 회복되지 않았다.

상태는 점점 더 악화되어 외출조차 힘들어지자, 결국 김 씨는 또 다시 스테로이드에 손을 댈 수밖에 없었다. 피부병으로 사회에서 매장된 채 은둔 생활을 하다가 죽을 수도 있다는 공포심에 자미원을 찾은 김 씨는 세 달 반이라는 짧은 기간에 엄청난 치유 결과를 보여 주었다. 입원했던 병원에서도 스테로이드 없이 어떻게 이렇게 좋아졌는지 궁금해했다고 한다.

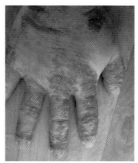
2018년 5월 23일

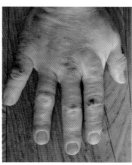
2018년 6월 23일

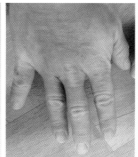
2018년 8월 9일

오염된 환경 속에서 생존의 관건은 '예방과 디톡스'이다. 어떻게 하면 독소가 우리 몸에 들어오는 것을 예방할 수 있으며, 이미 들어온 독소는 어떻게 줄일 수 있을까 하는 것이다. 자연과 좀 더 가까워지면 된다. 그 구체적인 방법으로 5가지를 추천한다. 자연 치유력을 강화하고, 생활 속에서 디톡스를 실천하며, 균형 잡힌 영양을 섭취하고, 미생물과 공존하며, 마음의 독을 해독하면 된다. 이 5가지 방법은 누구나 실천할 수 있으며, 화학물질과 절연을 하라는 것도 아니다. 생활 속에서 실천하는 것만으로도 바디버든을 줄일 수 있고, 바디버든으로 인한 문제를 해결하는 것도 가능하다.

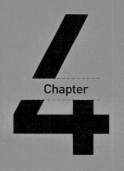

디톡스 포인트 5

1. 자연 치유력을 강화하라

위대한 자연 치유력

우리 몸은 질병에 걸렸을 때 치료 행위를 하지 않아도 생리 현상을 조절하여 저절로 낫게 하는 힘이 있다. 그것을 자연 치유력이라고 한다. 간단하게 말하면 스스로 치유할 수 있는 인체의 능력이라고 할 수 있다.

자연 치유의 '치유'는 의료기관에서 수행하는 '치료(治療)'와는 다르다. 치료는 밖에서부터 오지만, 치유는 안에서부터 온다. 살아 있는 유기체인 우리 자신의 본질 속에 들어 있는 원천으로부터 오는 것이 바로 치유다. 치유 콘텐츠의 치유 개념에 지대한 영향을 미친 박사로는 앤드류 와일(Andrew Weil)을 들 수 있다.[1] 하버드 의대 출신의 대체의학 분야에서 세계적인 명성을 얻고 있는 그는 다수의 서양 의학 기관이 치료를 목적으로 한 까닭에, 우리 몸이 지니고 있는 본질적인 힘을 간과하고 있음을 지적하였다.

우리가 원하는 치유 효과를 최대치로 이끌어내기 위해서는 자연의 흐름과 우리 몸의 특성을 이해해야 할 필요가 있다.

첫째, 우리의 몸은 건강을 원한다. 여기서 건강이란, 완벽한 균형 상태로 모든 기관이 유연하게 작용하고 에너지가 자유롭게 순환하는 것을 말한다. 우리는 나이가 들면서 몸에 이상이 오고 신체적인 능력이 떨어지는 것을 당연한 일로 여긴다. 그러나 몸은 근본적으로 스스로를 이롭게 하는 '건강한 상태'를 지향한다.

둘째, 자연 치유는 자연의 힘이다. 히포크라테스는 '자연의 치유력을 존중하라'고 말했다. 그러나 서양 현대 의학에서는 이 개념이 실종되었다. 자연의 치유력을 존중하지 않는 점이 바로 현대 의학이 안고 있는 중대한 결함이다. 이는 우리가 일상적인 건강 문제에 있어서 저렴한 비용의 해결책을 발견하지 못하는 근거가 된다.

셋째, 몸은 하나의 전체이고, 몸을 구성하는 모든 부분은 서로 연결되어 있다. 몸은

---

1) 본 글의 내용은 앤드류 와일, 『자연 치유』, 김옥분 번역, 정신세계사, 1997을 일정 부분 참조하였다.

하나의 통일된 기능 체계이다. 무릇에 통증이 있으면 무릎만 문제가 있는 것이 아니라, 예전에 입은 부상의 결과 발목에 제약이 생겨 육체의 균형을 이루려는 힘이 무릎에 무리를 주는 것일 수도 있다. 따라서 병의 원인을 아픈 부위에서만 찾아서는 안 된다. '몸은 하나의 전체'이다. 인체는 하나의 생명체이면서, 다양한 생명체가 유기적으로 결합되어 형성하는 복합적 생명체라 할 수 있다. 부분과 전체가 상호 의존하고, 모든 것이 긴밀하게 이어져 결합되어 있으며, 하나는 다른 모든 것과 철저한 관계 속에서 유기적 결합을 이루고 있는 것이 인체이다. 중국 『회남자(淮南子)』에는 "머리가 둥근 것은 하늘에서 본받은 것이고, 다리가 네모난 것은 땅에서 본받은 것이다. 하늘에 사시 · 오행 · 360일이 있고, 인간에게는 사지 · 오장 · 360마디가 있다"고 했다.[2]

특정한 병증에만 집착해서는 치유가 어렵다. 하나의 부위에 문제가 생기면 이와 연관된 것들도 빠짐없이 살펴야 한다. 환경성 질환들의 경우 의료기관에서는 원인조차 제대로 파악하지 못하고 있으며, 해결책도 제시하지 못하고 있다. 피부 질환은 치유 과정에서 나타나는 증상이며, 생활 전반과 깊은 관련을 맺고 있다. 따라서 환경성 질환들은 '몸은 하나의 전체'라는 원칙을 감안하지 않으면 치유가 불가능하다.

넷째, 정신과 육체는 분리되지 않는다. 정신적인 상처가 중추신경계에 작용하여 실제 신체의 움직임을 방해할 수 있는 것처럼, 신체적인 조정을 통해 심리적인 기능을 개선할 수도 있다. 치유는 마음가짐에 달린 것이며, 반대로 치유를 통한 몸의 개선이 좋은 마음가짐을 이끌어낼 수도 있다. 인간의 몸과 마음은 온전한 하나다. 우주 만물은 서로 간에 이어져 있고, 서로 간의 관계 속에 존재한다. 세상의 모든 것은 상호 의존 관계로 연결되어 있다.

다섯째, 자연의 속도는 느린 것 같지만 한 치의 어긋남 없이 움직이며, 또한 만물은 끊임없이 움직인다. 봄날의 새싹이 어느새 짙푸른 나무로 변신하는 것을 연상하면 자

---

2) 우리 민족도 일찍이 우주와 인간이 둘이 아니라 하나임을 주창하는 사상적 체계를 가져 왔다. 단군 때부터 전해 오는 민족 경전 『천부경(天符經)』은 '일시무시일(一始無始一)'로 시작해서 '일종무종일 (一終無終一)'로 끝난다. 하나(일)에서 시작해서 하나(일)로 끝난다. 하나이면서 전부이며, 전부를 품고 있는 하나라는 진리를 담고 있다. 우주 전체는 하나의 거대한 홀로그램으로 연결되어 있으며, 인간과 자연이 서로 간에 완벽한 영향을 주고받는다는 것을 오래전부터 알고 있었다.

연의 속도가 결코 느리지 않다는 것을 알 수 있다. 우리 몸도 마찬가지다. 치유는 느린 것 같지만, 몸속에서는 엄청난 속도로 치유 작용이 진행되고 있다. 그 속도는 자연의 흐름에 맞춰져 있다.

예를 들어 피부 세포가 태어나서 각질로 떨어지는 데는 28일이 걸린다. 달의 주기와 같고, 여성의 생리 주기와도 같은 시간이다. 생명의 시간인 셈이다. 이런 시간들이 정적이고 느린 것 같지만 인간의 몸은 결코 그렇지 않다. 세포는 매 순간 새롭게 만들어지고 변화한다. 우리 몸은 겉으로 보았을 때는 변하지 않는 것 같지만 1초 전과 1초 후의 몸은 완전히 다르다. 자연은 느린 것 같지만 한없이 빠르고, 빠른 것 같지만 한없이 느리기도 하다. 그것을 빠르거나 느리다고 받아들이는 것은 우리의 생각일 뿐이다. 그냥 자연에 맡기고 좀 느긋해져 보자. 자연이 알아서 할 것이다.

병(증상)은 치유 과정이다

이 같은 우리 몸의 특성들을 이해해야 자연 치유력을 강화하고 치유에 활용할 수 있다. 예를 들어 우리는 인체의 병을 적대시하는 경향이 있다. 하지만 병은 몸의 치유 과정이다. 우리 몸의 의지를 믿지 못하면 끊임없이 흔들릴 수밖에 없다. 치유 과정인지 침해 과정인지 이해가 되지 않으면 치유 행위를 방해하는 선택을 할 수밖에 없다. 독소를 배출하는 진물을 병이라 보고 그것을 멈추는 것은 인체의 치유 행위를 방해하는 꼴이다.

몸의 의지를 신뢰하지 못하면 치유가 진행되는 과정에서도 조바심이 날 수밖에 없다. 이것이 치유되는 것인지, 악화되는 것인지 불안해서 견딜 수 없는 상황이 벌어진다. 아토피 치유에 있어 가장 힘든 과정인 리바운드가 대표적인 사례다. 스테로이드 등을 중단하게 되면[3] 몸속에 축적된 독소가 몸 밖으로 치솟아 오르게 되는데, 이것을 리바운드라고 한다. 리바운드 시기에는 염증이 극심해지고, 심하면 진물이 샘물처럼

---

3) 스스로 스테로이드를 중단하고 아토피를 치유하려 하는 것을 흔히 '탈스(탈출 스테로이드)'라고 한다.

쏟아져 나온다. 어지간한 신념을 가진 사람들도 리바운드가 3일 정도만 지속되면 믿음이 흔들린다.

"이것이 리바운드가 맞는가? 리바운드라는 것이 치유 과정이기는 한 것인가?"

"혹시 리바운드가 아니라 대상포진 같은 것이 아닐까? 다른 병인데 리바운드인 줄로만 알고 괜한 고생하는 것은 아닌가?"

"병원에서 말하는 2차 감염이 된 것은 아닌가?"

고독한 결단으로 탈스를 시도했던 많은 사람들이 이 과정에서 중도에 포기하기도 한다. 그것은 우리 몸의 치유력을 믿지 못했기 때문이다. 두려움이나 조바심은 치유를 가로막는 장애물이다. 우리 몸의 치유력을 믿고 기다려 줘야 한다. 짧게는 몇 년에서 길게는 몇 십 년 동안 고통받았던 질병을 몇 달 만에 고치겠다고 달려드는 것 자체가 무리다.

이럴 때 부정적인 마음을 갖는 것도 치유를 방해하는 행위다. "말이 씨가 된다"는 말처럼 우리 입에서 나오는 부정적인 소리(에너지)는 파동이 되어 부정적인 결과로 이어지게 하고, 긍정적인 소리는 긍정적인 결과로 이어지게 한다. 인체의 어떤 기관의 에너지가 부족하면 다른 기관이 그 기능을 대신하기도 한다. 과학으로는 안 된다고 했던 것들이 의외로 쉽게 해결되는 일들도 많다. 우리 몸은 스스로 건강해지고자 노력하기 때문이다. 좋은 치유의 결과를 얻고자 한다면 긍정적인 마인드로 내 안의 두려움과 조바심을 떨쳐 버리고 인내심을 가지고 기다려야 할 것이다.

자연에서 답을 찾아라

자연의 순리에서 벗어나는 행위도 자연 치유력을 무력화하는 요소가 된다. 눈앞의 증상만 억제하고자 하는 대증요법에 치중하는 것은 자연의 순리에 도전하는 것이다. 부분적으로 나타나는 증상만 억누르면 당장은 치료가 된 것 같지만, 궁극적으로는 병이 깊어진다. 증상은 우리 몸의 문제를 알려 주는 역할을 하는 것인데, 그것을 없애 버리게 되면 몸의 병은 더욱 악화되는 것이다.

우리나라는 산천에 약이 널려 있다. 민들레, 질경이, 쇠뜨기, 쑥 등 약성을 갖고 있는 온갖 종류의 식물들은 이 순간에도 치유에 이용되고 있다. 침, 뜸, 부항, 사혈요법, 수기요법 등의 분야에서도 자연 치유 전문가들이 도처에서 활동하고 있다.

민간요법을 미신처럼 생각하는 것은 어리석은 짓이다. 현대 의학이 등장한 것은 길게 잡아도 2백 여 년에 불과하다. 수십 만 년 혹은 그 이상의 시간 동안 인류는 자연에서 약을 찾아 왔고, 체험을 통해 검증해 왔다. 이렇게 전해 내려온 치료법이 바로 오늘날의 민간요법이다. 민간요법이라는 용어는 기존의 의료계에서 폄하하기 위한 의도가 엿보이는 말이다. 자신들은 과학적이고 전문적인 데 반해, 민간요법은 비과학적이고 미신적이라는 이미지를 만들려고 한 것이 아닌가 한다.

사실 민간요법이 아니라 자연의학이라고 불러야 마땅하다. 세계적인 흐름은 자연의학으로 나아가고 있다. 현대 의학이 한계에 봉착했다는 것을 절감한 미국의 의료계는 그들이 미신으로 치부했던 저개발 국가의 토착 의술과 동양 의술을 수용하고 있다. 또한 치료 효과가 확인되는 의술은 재빠르게 도입하여 자신들의 방식으로 새롭게 만들어 내고 있다. 그들은 이를 보완의학, 대체의학, 통합의학 등의 이름으로 부르고 있다. 미국에서는 의사의 처방 가운데 절반 이상이 자연의학적 처방이라고 한다. 이에 대한 환자들의 반응도 매우 적극적인데, 지식인의 60% 이상이 자연의학적 방법을 찾고 있다고 한다.

환자들이 자연의학을 찾는 이유는 무엇일까?

첫째 이유는 부작용이 없고, 효과가 검증되었다는 점이다. 아무리 비과학적이라고 비난해도 효과로 입증되기 때문에 논리가 무색해진다. 아무리 훌륭한 이론이라도 해결할 능력이 없으면 의미가 없으며, 반면 이론은 허술하기 짝이 없어도 부작용 없이 병을 잘 고친다면 사람들은 그것을 찾을 수밖에 없다. 자연의학이 수만 년을 살아남은 이유가 바로 여기에 있다.

둘째 이유는 자연에서 얻은 물질에는 합성물이 결코 모방할 수 없는 생명력이 있다는 점이다. 자연이란 다른 성분과의 상승작용을 통해서만 얻어지므로 합성물에서는 결코 찾아볼 수 없는 것이다. 자연은 40억 년 동안 식물 속 효험이 있는 화학물질을 창조했다. 자연적인 상승작용은 우리 인간만이 아니라 자연 전체의 원리이다.[4]

유튜브나 인터넷을 검색해 보면 어지간한 질병에 대한 자연의학적 방법들이 공개되어 있으므로, 자신에게 맞는 방법을 찾아 활용하면 될 것이다. 자연의 물질을 활용하는 데 있어 가장 중요한 점은 야생의 상태일수록 약성이 강하다는 점이다. 식물은 자기 스스로를 보호하기 위한 물질을 생산하는데, 야생일수록 강력한 힘을 가진다. 식물이 생산하는 독물은 인간이 활용하기에 따라 약물로 바뀌기도 한다. 한의학에서는 법제라는 방법을 통해 독성은 제거하고, 약성만 취한다. 식물에 따라서는 뜨거운 물에 끓여 먹어야 하는 식물, 냉수에 우려 먹어야 하는 식물, 은은한 불에 오랜 시간을 두고 달여 먹어야 하는 식물이 있다. 식물을 먹을 때는 이런 특성을 잘 이용해서 활용하는 것이 좋다.

땅을 밟고 태양을 만나라

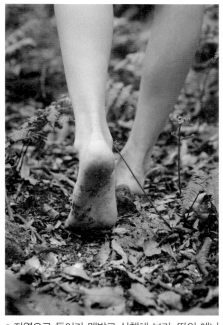

● 자연으로 들어가 맨발로 산책해 보라. 땅의 에너지가 몸으로 들어오는 것을 느낄 수 있을 것이다.

동양은 물론 유럽에서도 오래전부터 해양 치유나 숲 치유를 통해 각종 만성질환에 대응해 왔다. 신선한 공기와 햇볕을 공급하게 되면, 우리 몸은 자연의 리듬을 회복하게 되고, 나아가 자연의 치유력을 얻게 된다.

자연으로 들어가 맨발로 산책해 보라. 맨발로 걸을 수 있는 산책로도 많이 개발되어 있다. 맨발로 땅을 밟고 걷는 것을 어씽(earthing)이라고 한다. 지구는 거대한 음전하를 띠고 있기 때문에 음전하는 발바닥

4) 랜덜 피츠제럴드, 『100년 동안의 거짓말』, 시공사, 2009, p.216.

을 통해 인체로 유입된다. 음전하는 활성산소를 중성화시켜서 염증 발생을 억제할 수 있다.

인체는 음전하와 양전하의 균형이 끊임없이 유지되어야 건강을 유지할 수 있다. 어 씽은 혈액의 점도를 낮춰 혈액순환을 원활하게 하고, 인체 조직세포에 영양소와 산소 를 원활히 공급되도록 한다. 자연 속으로 들어가 맨발로 산책해 보라. 대자연의 에너 지가 온몸에 충전될 것이다.

그런데 자연 속으로 들어가라고 하면 당장 자외선부터 걱정하는 사람이 많다. 자외 선은 나쁜 점보다는 좋은 점이 훨씬 많으므로 걱정하지 않아도 된다. 미국 역학 저널 의 연구 결과에 의하면 하루 평균 3시간 동안 햇볕을 쬐면 유방암 발생 위험을 50%까 지 줄일 수 있다고 한다. 비타민D가 유방 세포에서 항암 특성을 가진 호르몬으로 전환 되기 때문이다. 최근 연구들에서도 비타민D가 강력한 항암 효과를 발휘한다고 밝혀 졌다.

- 암 환자의 3/4이 비타민D가 부족하거나 결핍이라고 한다. 햇빛을 많이 받으면 암 예방과 치료에 도움이 될 수 있다.[5]
- 혈액 속 비타민D가 증가하면 수명을 연장하고 암, 심혈관 질환, 당뇨병, 결핵 등 여러 질환을 예방한다.[6]
- 자외선을 기피하게 되면, 우리 인체는 전반적으로 건강이 악화되는 결과로 이어 진다.[7]

5) 미국 카먼웰스 의과대학은 암 환자 160명(평균 연령 64세)을 분석한 결과 77%가 혈중 비타민D 수 치가 '부족'(20~30ng/㎖) 또는 '결핍'(20ng/㎖ 이하) 상태였다고 밝혔다. 이들 중 비타민D 수치가 낮은 환자들은 암의 진행도 상당히 진전되어 있었다고 한다.
6) 2011년 『유럽임상 영양학 저널(European Journal of Clinical Nutrition)』에 발표한 그랜트(W. B. Grant) 박사의 연구 결과에 의하면, 혈액 속 비타민D가 증가하면 수명을 연장할 뿐만 아니라 암, 심 혈관 질환, 당뇨병, 결핵, 호흡기 질환 등 여러 질환을 예방한다고 한다.
7) 한국과학기술정보연구원, 김철구 전문위원, 「태양 복사와 인류의 건강」 보고서.

임신부나 어린이의 경우에는 비타민D의 중요성이 더욱 크다. 임신 중 비타민D가 부족하면 임신성 당뇨병, 조산 및 감염 등의 위험성이 크게 높아지며, 자궁 근육이 약해져 자연 분만이 어려워진다. 또, 영유아나 성장기 어린이가 햇빛을 부족하게 쬐면 비타민D를 합성할 수 없고, 비타민D가 부족하면 칼슘 흡수를 할 수 없다.

호주에서는 피부암 예방 운동을 벌였으나 실패했다고 한다. "Slip-Slop-Slap(선글라스, 선크림, 모자 필수)" 운동을 전개했는데, 예상치 않은 결과에 직면하였다. 호주인들의 비타민D 결핍이 늘고, 그에 따른 질병이 증가한 것이다.

지구상의 모든 생명체의 생체 리듬은 태양에 의해 24시간 주기로 맞춰져 있으며, 수면이나 체온 등 우리 몸의 여러 기능들은 생체 리듬에 의해 조절된다. 생체 리듬이 깨질 경우 우울증 등 정신적 문제에도 영향을 끼칠 수 있다. ADHD, 계절적 정신 장애, 불면증, 시차증, 기억력 장애 등은 태양과 관련된 생체 리듬이 흐트러지면서 생긴 증상들이다.

비타민D는 인체에서 자체적으로 생산하는 스테로이드 호르몬의 일종인데, 이것이 부족해지면 몸 전체에 혼란이 일어난다. 비타민D는 수천 가지의 유전자와 면역 체계를 조절한다. 이와 같이 생명 유지에 필수적인 호르몬이 결핍되면 심혈관 질환과 심각한 감염에 의한 사망 위험이 증가한다. 노인들의 경우에는 인지 기능에 장애가 발생할 수 있고, 어린이들의 경우에는 아토피나 심한 천식을 유발할 수 있다.

비타민D를 알약으로 해결하려는 생각은 어리석다. 합성 비타민D는 건강을 해치는 결과를 낳기도 한다. 합성 비타민D로 인한 문제는 1950년 영국에서 처음 발견되었다. 동독에서는 예방 목적으로 합성 비타민D를 공급했는데, 그로 인해 아이들이 석회질화에 시달리게 되었다. 독일 연방위해평가원은 '임신 중 비타민D 과다 복용은 태아의 정신적·신체적 장애와 심장 이상, 눈 손상을 야기할 수 있으니 복용해서는 안 된다'고 경고하고 있다. 연방위해평가원에 따르면 '일주일에 3번 15분씩'만 햇빛을 쬐이면 비타민D를 합성할 수 있다고 한다.

암과 심혈관 질환을 예방할 수 있고, 수명을 연장할 수 있으며, 아이들의 아토피나 천식, 그리고 ADHD를 예방하고 치유할 수 있으며, 골다공증을 예방할 수 있는 등 수많은 장점에도 불구하고 자외선을 차단하려는 목적은 무엇일까? 기업의 수익을 위한 것을 제외하고는 생각할 수 없다. 자외선을 차단하고 싶다면, 선글라스와 모자면 된다. 그래도 불안하다면 선크림 대신 피부 자극이 없으면서도 자외선을 차단하는 효과도 있는 액체 형태의 파운데이션을 사용하면 된다.

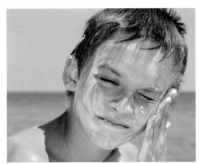 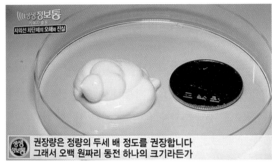

●자외선 차단제의 효과를 제대로 보려면 정량보다 두세 배 더 많이 발라야 한다.

자외선 차단제를 꼭 발라야 할까?

자외선 차단제의 주성분은 합성 폴리머이며, 합성 계면활성제도 배합된다. 합성 폴리머는 피지를 없애 버림으로써 피부 환경을 악화시키며, 강한 피막을 만들어 버린다.

건강한 피부에 강한 피막을 씌워 놓으면 어떻게 될까? 호흡을 하지 못한 피부 환경은 악화될 수밖에 없다. 피지도 생성되지 못하기 때문에 시간이 지날수록 거칠어진다. 모공에도 피지와 독소가 쌓이게 되고 염증이 발생하게 된다. 자외선 차단제를 사용한 후 피부 트러블을 겪었다는 사람들이 많은데 모두 이런 이유 때문이다. 아이들은 피지선이 완성되지 않아 그 피해가 성인에 비해 더욱 크다.

인간의 피부는 자외선 침투를 막아 낼 수 있도록 진화되어 왔다. 자연 방어 체계가 잘 가동되도록 내버려 두면 되는 것이다. 햇빛에 피부가 타 부드러운 갈색이 되더라도 아무런 문제가 생기지 않는다.

오존층의 파괴로 자외선이 과거에 비해 훨씬 더 많이 내리쬔다는 우려도 사실과는 다르다. 세계기상기구(WMO) 보고서에 따르면 '지구의 보호막 오존층이 점차 회복돼 2050년대가 되면 심각하게 파괴되기 이전인 1980년 수준으로 돌아갈 수 있다'고 한다. 한반도 상공에서도 오존층이 뚜렷하게 회복되고 있는 것으로 나타났다.[8]

피부암은 발병률과 사망률도 다른 질병에 비해 현저히 낮은 수준이다. 학계에서도 '자외선이 피부암의 원인인가'에 대한 연구가 진행 중이지만, 아직 결론이 나지 않은 상태다. 여전히 많은 학자들은 자외선이 피부암의 원인이라는 부분에 대해 동의하지 않고 있다. 자외선은 비타민D를 생성, 피부암을 예방하는 역할을 하기 때문이다.

태양이 없으면 생명도 없다. 햇빛은 피부의 구멍을 열고 독소가 피부를 통해 나가도록 도와주어 독소 제거와 다이어트에 필수적이다. 한국과학기술정보연구원 김철구 전문위원의 「태양 복사와 인류의 건강」이라는 보고서를 그대로 옮겨 보면 다음과 같다.

"과거에는 피부암 등 태양 복사의 부정적 효과에 대한 연구가 지배적이었으나, 최근 태양 복사의 긍정적인 효과에 대한 연구가 활발하다. 자외선을 기피하게 되면, 우리 인체는 전반적으로 건강이 악화되는 결과로 이어진다."

2. 생활 속에서 디톡스를 실천하라

체온을 올려라

"인간의 모든 병은 독소와 냉기(冷氣)에서 비롯된다."

인산(仁山) 김일훈 선생은 체내에 쌓인 독소와 냉기를 한 쌍으로 보았다. 유해 독소가 인체로 유입되면 혈액이 오염되고 혈액 순환이 원활하지 못하게 되며 내장 기관의

---

8) 한겨레, 「한반도 오존층이 살아나고 있다」, 2014년 9월 18일자.

온도가 떨어지게 된다는 것이다.[9]

독소(냉기)로 인해 인체의 균형이 무너지면 각종 질병들이 생기게 된다. 선천적으로 폐가 약한 사람은 폐나 기관지와 관련된 질병을 앓게 되고, 기관지가 약한 사람은 비염, 축농증 등을 앓게 된다.

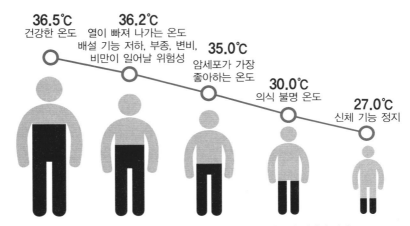

36.5℃
건강한 온도

36.2℃
열이 빠져 나가는 온도
배설 기능 저하, 부종, 변비,
비만이 일어날 위험성

35.0℃
암세포가 가장
좋아하는 온도

30.0℃
의식 불명 온도

27.0℃
신체 기능 정지

● 독소로 인해 신진대사가 저하되고, 체온이 떨어지면 각종 질병들이 생기게 된다.

일본의 신도 요시하루 박사도 "모든 병의 근원은 냉기에 있다"고 주장했다. 그는 본래 이비인후과 전문의였는데, 환자들을 수술로 치료하면 증상이 사라졌다가 금세 재발하는 것을 이상하게 여겼다. 그는 방법을 바꿔 수술 대신 냉기 제거법을 도입한 후 병을 완치할 수 있었다고 한다. 그는 "모든 병의 근원은 냉기에 있으며 냉기만 제거해 주면 인체의 자연 치유 시스템이 복원되어 인체 스스로의 힘으로 병을 고칠 수 있다"고 강조했다.

신도 박사에 따르면 콧물이 흘러나오는 것도 체내에 있는 독소를 밖으로 방출하기 위한 인체의 자연 치유 시스템의 작용이라고 한다. 기침, 땀, 하품, 부스럼, 가려움증

---

9) 인산 선생은 "우리 몸의 신경, 경락, 혈관 속에 독소(냉기)가 들어와 신체 기관들을 교란하게 되고, 결국 질병을 일으킨다"고 했다.

등은 모두 체내의 독소를 밖으로 방출하기 위한 몸부림이라는 것이다.

아토피의 경우도 마찬가지다. 인체에서 배출하려는 독소 가운데 특히 강한 독이 나오는 경우의 증상이 아토피다. 아토피는 체내 독소가 원인이고, 그것을 제거하는 것이 치료의 핵심이며, 가장 효율적인 치료법은 독소(냉기) 제거라는 것이다.[10]

냉기 제거를 위해서는 몸에 열을 올리는 따뜻한 음식을 먹고, 몸을 차게 하는 것은 피해야 한다. 몸을 따뜻하게 하는 음식으로는 발효 음식, 절임 음식, 뿌리 채소 등이 있다.

미생물의 발효에 의해 만들어지는 김치, 된장, 청국장, 젓갈 등의 음식은 우리 몸에 들어오면 장을 건강하게 함으로써 체온을 올리는 역할을 한다. 절임 음식도 염분에 의해 체열을 상승시키는 작용을 한다. 양파, 마늘, 우엉, 생강, 당근, 감자, 무 등의 뿌리 채소는 하반신을 강화시켜 주는 식품이다.

따뜻한 음식인지 아닌지 알 수 있는 방법은 없을까? 대체로 땅속 깊이 뿌리를 내리는 식물들이 몸을 따뜻하게 하고, 열매 식물들이 몸을 차게 하는 속성이 있다. 열대 지방의 식물은 몸을 차게 하고, 한대 지방의 식물은 몸을 따뜻하게 한다. 더운 지방에 사는 사람들은 시원한 음식을 먹어야 하고, 추운 지방에 사는 사람들은 열이 나는 음식을 먹어야 하기 때문이다. 예를 들어 디톡스 식품으로 많이 이용되는 노니는 열대 지방의 과실이기 때문에 몸을 차게 하는 속성이 있다.

체온을 올리는 데 가장 효과적인 식품이 생강이다. 생강은 모세혈관 구석구석까지 혈액을 순환시켜 준다. 생강을 즐겨 먹으면 안색이 나빴던 사람의 혈색이 돌아오고 얼굴 전체에 생기가 넘친다. 생강은 차로 마시는 방법이 가장 쉽다. 가을철 생강은 2만 원 어치만 구입해도 겨우내 먹을 수 있을 정도의 분량이 된다. 생강청을 만들어 마시면 1년 내내 감기 걱정 없이 살 수 있을 것이다.

---

10) 신도 요시하루, 『만병을 고치는 냉기 제거 건강법』, 김수경 번역, 김영사, 2004, pp.74-77. 아토피는 증상 자체가 나쁜 것이 아니며, 체내의 독소를 배출하는 과정이라는 것이다. 가려움이 심한 것도 독이 나가려고 하는데 피부의 출구가 좁기 때문에 긁어서 넓혀 달라는 신호로 이해해야 한다. 만약 가려움을 억제하여 독소가 빠져나가지 못하게 막으면 혈액 질환, 신장 질환, 폐 질환 등이 발생하게 된다.

반신욕과 족욕도 체온을 올리는 데 효과적이다. 반신욕은 욕조에 37~40℃ 사이의 물을 채운 후 엉덩이와 배꼽 아래쪽까지 잠길 정도로 몸을 담그면 된다. 시간은 30분 정도가 적당한데, 머리와 얼굴에서 땀이 나면 된다. 반신욕을 하면 혈액 순환이 원활해지면서 체온이 상승한다. 땀을 통해 몸속 노폐물과 독소를 배출시키고 냉기 또한 자연스레 제거할 수 있다. 족욕은 가정에서도 부담 없이 할 수 있는 체온 관리법이다. 38~40℃ 정도의 물에 발을 20분 정도 담그는 것이 좋은데, 복숭아뼈까지 물에 잠기도록 해야 한다.

인체는 속이 따뜻하면 피부는 시원해지고, 속이 차가우면 피부는 더워진다. 우리의 몸은 언제나 따뜻한 것을 좋아한다. 더운 여름에도 따뜻한 음식을 먹는 습관을 가지는 것이 좋다.

약을 멀리하라

약은 자연 치유력을 약화시킨다. 약을 사용하게 되면 자연 치유력은 점점 더 약해지고, 시간이 갈수록 약에 의존해야 하는 상황으로 내몰리게 된다. 가족 가운데 한두 명은 고혈압, 당뇨, 아토피 등으로 평생 약에 의존해서 살아야 할 정도이다. OTC(처방전 없이 팔리는 약)와 처방약의 부작용으로 미국에서만 한 해 약 10만 명이 사망하는데, 약물 부작용으로 인한 사망이 암, 심장질환, 뇌졸중에 이어 4번째로 많은 사망 원인이다.

세계보건기구에 따르면, 미국은 전 세계에서 생산되는 약물의 40% 이상을 소비하는데, 미국인의 평균 수명은 세계 42위에 그치고 있다는 것이 무엇을 의미할까? 그런데도 약물의 처방은 점점 더 늘어만 가고 있다. 약물에

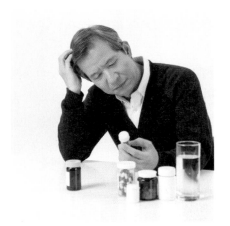

● 병을 치유하기 위해 먹는 약이 오히려 건강을 더 해치는 상황에 직면했다.

의존하는 노인층의 인구는 폭증하고 있다. 1992년 노인들은 한 해 평균 19.6장의 처방전을 받았는데, 2005년에는 2배(34.4장)로 늘었다.[11]

약은 자연물이 아닌 합성 화학물질이다. 이런 합성 물질이 인체에 들어오면 가장 먼저 대처하는 곳이 간이다. 간은 수많은 효소 시스템을 동원하여 약의 독성을 분해하려 한다. 하지만 환자가 엄청난 양의 약을 지속적으로 먹어 대면 간에서 당해 낼 도리가 없다. 더구나 한 가지 약이 아니라 두 가지 이상의 약이 동시에 작동하면 인체는 혼란에 빠진다. 두 가지 약이 어떤 상호작용을 하는지 우리가 어떻게 알 수 있겠는가?

약물의 위험으로부터 자신을 보호할 수 있는 유일한 존재는 바로 자신이다. 화학적으로 만들어진 약을 구입하든 자연의 약을 찾든 그것은 개인의 선택이다. 하지만 답은 정해져 있다. 인류가 화학물질의 공격으로부터 살아남는 길은 바로 '자연'에 있다. 인간은 자연의 산물이자 자연 그 자체로, 자연이 인간 속에 있고 자연 속에 인간이 있다. 자연의 리듬을 따르는 삶이 건강한 삶이다.

소식과 단식을 생활화하라

장에는 오래 전부터 축적된 독소가 있다고 봐야 한다. 숙변이 쌓인 장은 장내 미생물 생태계의 균형을 파괴하여 유해균이 득세를 하는 상황을 초래한다. 이런 상황에서 과식을 하면 장에서 분해되지 않고 부패하면서 독소가 만들어지는데, 독소는 장의 점막으로 침투하여 혈액 속으로 들어간다. 독소가 혈액으로 들어가면 두통, 어깨 결림, 만성피로, 현기증, 권태감 등이 일어나게 된다. 독소 수치가 조금 더 높아지면 가려움증 등 피부 질환이 생기고, 독소 수치가 최고 수준으로 높아지면 암 등의 불치 질환을 야기한다.

몸속에 독소가 쌓이는 상황을 막기 위해서는 평소에 관리하는 것이 좋은데, 적게 먹는 것이 가장 좋은 방법이다. 과식을 하게 되면 생명력이 소화를 흡수하는 쪽으로 낭

---

11) 마이클 머레이, 『당신의 의사도 모르는 11가지 약의 비밀』, 이영래 옮김, 다산초당, 2011, pp.19-24.

비되며, 배설하는 데 소홀해진다. 배가 늘어지고 변비가 되는 것도 이런 이유 때문이다. 반면 소식을 하게 되면 생명력이 소화하는 쪽으로 힘을 기울이기 때문에 먹은 것 이상으로 대변이 나온다. 즉, 배설을 촉진하고 혈액을 깨끗하게 유지하는 첫 번째 비결이 소식인 셈이다.

평소에 관리하는 방법이 소식이라면 단식은 단시간에 효과를 이끌어 내고 싶을 때 시행하는 방법이다. 단식을 하면 인체는 체내에 축적된 영양분을 소비하면서 병든 세포와 노화된 조직, 지방, 노폐물, 독성 물질 등을 연소시킨다. 휴식을 취한 소화기관은 소화 흡수 능력이 향상되고, 장의 배출과 정화 능력이 높아져 체내에 축적된 독성 물질이 더욱 빨리 배출된다.

단식을 통해 깨끗해진 장에 자리를 잡은 미생물들은 외부의 악성 균이 들어와 공격하는 것을 막아 준다.[12] 균이 균을 막아 주는 것이다. 그렇게 되면 인체의 면역 체계는 그만큼 에너지를 비축하게 되어 다른 곳에 집중할 수 있게 된다. 당장 생명 유지에 필요한 조직을 제외한 다른 조직에서 영양분을 끌어들여 에너지로 바꿔 준다.

동맥경화인 사람이 단식을 하면, 혈관 내의 아테롬(콜레스테롤이 쌓여 생긴 덩어리)까지 녹게 된다. 혈관 벽에 아테롬이 생기게 되면 혈관이 좁아지고, 혈액의 흐름이 나빠진다. 이럴 때 단식을 하면 아테롬이 힘을 잃고 깨끗하게 분해되어 버린다.

고대로부터 신체 균형을 바로잡고, 건강을 유지하기 위해 시행되어 온 단식은 지금도 세계 각지에서 시행되고 있다. 단식은 전문기관에서 시행하는 것이 좋지만, 간헐적 단식은 가정에서도 손쉽게 할 수 있다. 일주일에 토요일 하루를 공복 상태로 유지하는 방법, 하루에 저녁을 굶고 나머지 두 끼만 먹는 방법이 있다.

소식이나 단식은 특별한 상황이 아니라면 무리하게 할 필요는 없을 것 같다. 최대한 몸에 무리가 가지 않는 방법으로 진행하는 것이 좋은데, 가장 손쉬운 방법이 식사량을 줄이는 것이다. 하루 3끼를 먹되 1/3만큼 적게 먹는 방법, 혹은 저녁 한 끼를 먹지 않고 아침과 점심만 먹는 방법, 일주일 중 금요일이나 토요일 하루를 단식하는 방법이

---

12) 베르트 에가르트너, 『질병 예찬』, 홍이정 옮김, subook, 2008, p.73.

있다. 그렇게 되면 12시간 이상 위장과 장을 비워 두기 때문에 장기를 깨끗하게 하는데 도움이 된다.

조금 더 적극적으로 하고 싶다면, 세끼 중 한 끼를 자미원 리셋1, 리셋2로 대체하면 좋다. 리셋에는 미생물이 풍부하게 들어 있고, 환을 만드는 과정에서 미네랄 이온수까지 들어가 있어 독소를 해독하는 데에도 좋다. 리셋1은 청국장 분말을 주성분으로 되어 있고, 리셋2는 스피루리나 등 혈류생성는 물론 몸 속 독소를 디톡스 하는데 도움이 된다.

아이들의 경우 성장기에 영양이 부족해질 수 있기 때문에 단식을 시행하기 어렵다. 이럴 경우 일주일에 한 번씩 관장을 해 주는 것이 좋다. 관장 도구는 병원 근처에 있는 의료기 판매상에 있으며, 인터넷으로도 구입이 가능하다. 아이들에 따라 관장이 용이하지 않다면 리셋을 먹이는 것으로 대체할 수 있다. 아이들이 리셋을 먹게 되면 하루나 이틀이면 곧장 효과가 나타나는데, 배변 활동이 원활해지고, 시간이 지나면 배가 따뜻해지는 것을 확인할 수 있다.

천천히 씹어 먹는 습관을 가져라

일본 전국시대의 3대 영웅이 있다. 임진왜란의 주범인 도요토미 히데요시, 일본 통일의 초석을 놓은 오다 노부나가와 도쿠가와 이에야스가 그 주인공이다. 울지 않는 새를 어떻게 울릴 것인가에 대한 3인의 견해를 비유한 일본 시조(하이쿠)가 재미있다.

"목을 쳐버려라(오다 노부나가), 울게 만들어라(도요토미 히데요시), 울 때까지 기다려라(도쿠가와 이에야스)."

기다릴 줄 알았던 도쿠가와 이에야스는 일본을 265년간 이어갈 토대를 만들고, 74세까지 장수했다. 당시는 평균 수명이 40세에 불과하던 시대였다. 일본의 과학자 니시오카 하지매에 따르면, 도쿠가와 이에야스는 죽기 전에 '건강 10훈'을 남겼는데, 그중 첫 번째로 '한 번에 48번 씹기'를 강조했다고 한다. 이는 음식을 입에 넣고 48번을 씹는다는 뜻이다. 바로 잘 씹기가 그를 건강하고 장수하게 한 비결이다.

오래 씹으면 왜 좋을까? 니시오카 하지매 교수의 연구를 주목할 필요가 있다. 니시오카 교수는 방사선과 화학물질의 독성 연구 분야 전문가이며, 세계 최초로 타액의 독성 제거 능력을 연구해 국제적으로도 권위를 인정받은 인물이다. 그는 1980년대 초 일본에서 식품첨가물의 유해성이 사회적인 문제로 제기되면서 이 분야의 연구를 진행하던 중 '타액(침)'에 관심을 갖게 되었다. 과학적 연구와 실험을 통해 타액에 독성을 제거하는 놀라운 기능이 숨어 있다는 사실을 발견하고, 꼭꼭 씹어 먹는 일이 얼마나 중요한지를 깨달았다. 그의 연구에 따르면 오래 씹으면 타액이 잘 분비되는데, 타액이 엄청난 독소 해독력이 있다고 한다. 발암 물질, 식품첨가물, 잔류 농약 등 유해 물질에 타액을 섞어 그 효과를 조사한 결과, 거의 30분 후에는 이들 유해 물질의 독성이 80~100% 소멸된다는 것이다.[13]

죽염을 세상에 알린 인산 선생도 생전에 침의 해독력에 대해 강조했다. 인산 선생에 따르면 "몸에 병이 생기면 침이 독액(毒液)으로 변하는데, 독액으로 변한 침을 진액(津液)으로 변화시켜 온몸에 퍼지게 하려면 입안의 침으로 죽염을 녹여 삼키는 것이 제일 좋다"고 했다. 침에 녹은 죽염은 체내의 독성을 걸러내게 되고, 효소가 활발하게 움직일 수 있도록 도와준다.

사실 침 속에는 파로틴(parotin)이라는 호르몬을 비롯하여 아밀라아제, 리파아제, 페록시다아제 등의 효소가 있다. 파로틴은 상피 성장 인자나 신경 성장 인자로 작용하며, 노화되거나 죽어 가는 세포를 보호하는 데 중요한 역할을 하고 있음이 알려지고 있다. 뿐만 아니라 뼈나 치아의 칼슘 침착을 촉진하고 구루병, 류머티즘, 퇴행성 관절염에도 효과가 있다고 한다.

니시오카 교수는 타액의 독성 제거 능력과 '잘 씹는 습관'이 생활 습관병, 암, 유해 물질 등으로부터 우리 몸을 지켜 주는 쉽고 강력한 건강 비결이라는 사실을 과학적으로 밝혀 『씹을수록 건강해진다』라는 책을 펴내기도 했다. 국내에도 출판되어 있으니 읽어 보면 도움이 될 것 같다.

그렇다면 잘 씹으면 우리 몸에서는 어떤 변화가 일어날까? 니시오카 교수에 따르면

---

13) 니시오카 하지메, 『씹을수록 건강해진다』, 전나무숲, 이동희 옮김, 2007, pp.48-70.

잘 씹으면 타액이 잘 분비되어 소화를 돕고 발암물질, 식품첨가물, 잔류 농약 등 유해 물질의 독성을 제거하며, 건강을 지켜 준다고 주장한다.

침은 크게 5가지 역할을 하는 것으로 알려지고 있다. 소화, 항균, 점막 보호, 점막 수복, 치아 보호 재석회화 작용 등이다. 이 가운데 뇌와 관련이 깊은 것이 점막 수복 작용인데, 타액이 뇌 기능을 활성화시켜 학습 능력을 향상시키고 치매를 예방한다고 한다. 침에 있는 NGF(Nerve Growth Factor)란 물질은 뇌의 노화를 방지하는 기능을 한다. 제대로 씹을 수 없어 타액이 줄어들면 NGF도 줄어든다. 또한 씹는 힘이 약해지면 뇌로 가는 혈류가 줄어들어 뇌의 노화가 진행된다. 유럽의 한 연구에서 알츠하이머로 치매를 앓는 사람의 뇌에 NGF를 투여했더니 인식 능력이 개선되는 결과가 나왔다.[14]

음식물을 천천히 먹게 되면 치아와 턱이 발달하게 된다. 치아의 저작 능력은 음식물을 잘게 만들어 위와 장에서 소화·흡수가 되게 하는 첫 번째 관문이다. 이는 최종적으로 전신에 영양분이 충분히 도달하도록 도와 건강을 유지하는 데 도움을 주기 때문이다. 이런 저작 능력이 치매 예방에도 효과가 있다는 연구 결과도 나와 있다. 일본 토호쿠대학의 연구팀이 발표한 이 자료에서는 음식물을 씹는 저작 활동이 뇌의 해마와 전두엽을 자극해 뇌의 활동이 활성화되는데, 해마는 사람의 기억을 관장하는 부분으로 치아가 없는 노인들은 이 해마의 용적이 계속 줄어든다고 하였다.

또한 타액은 암을 예방하는 기능도 한다. 니시오카 교수의 연구실에서는 타액이 음식물에 포함되어 있는 발암물질의 작용을 없앤다는 사실을 규명하기도 했다. 뒤집어 생각하면 잘 씹지 않고 음식을 먹는 사람은 타액의 기능을 활용하지 못함으로써, 발암물질의 독성을 그대로 받아들여 암에 걸리기 쉽다는 것을 알 수 있다.

타액은 비만을 예방하고 다이어트에도 도움을 준다. 잘 씹게 되면 자연스럽게 식사 시간이 길어지게 되고, 위를 비롯한 소화기관에서 흡수되는 포도당의 양이 증가하고 혈당치도 높아진다. 많이 먹지 않아도 포만감을 얻게 됨으로써 과식을 방지하는 효과도 있다.

---

14) 사이토 이치로, 『씹는 힘』, 삼호미디어, 황미숙 옮김, 2011, pp.22-23.

이 밖에도 충치나 치주염 등 구강 질환을 예방해 주고, 파로틴이라는 호르몬이 분비되어 노화를 막아 주며, 면역력을 높여 주는 등 꼭꼭 씹어 먹는 습관이 가져다 주는 이점은 무수히 많다. 식생활의 변화로 식품첨가물 같은 인공 화학물질의 섭취량이 증가해 우리 몸에 활성산소가 많이 발생하면서 생기는 생활 습관병도 잘 씹으면 얼마든지 예방할 수 있다고 한다.

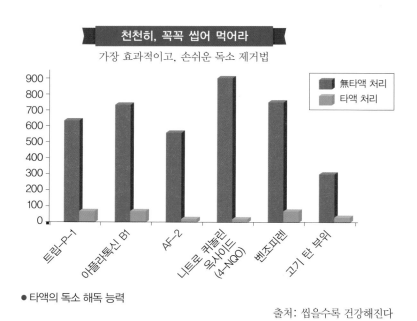

● 타액의 독소 해독 능력

출처: 씹을수록 건강해진다

장을 청소하라

단식과 함께 진행해야 하는 것이 장 청소다. 가장 간단하게 할 수 있는 방법은 마그밀을 이용하는 것이다. 마그밀은 위에 자극을 주지 않아서 장에 부드럽게 작용한다. 수산화마그네슘을 정제화시켜 놓은 마그밀을 아침저녁으로 4알씩 2~7일 정도 먹으면 엄청난 양의 변을 쏟아 내게 된다. 수산화마그네슘은 몸속에 흡수되지 않고 흡착 작용을 통해 장 속의 이물질을 부풀려 밖으로 배출시키는 작용을 한다. 다만 마그밀은 자주 하지 않는 것이 좋으며, 그 효과도 죽염을 이용하는 것에 미치지 못한다.

죽염수를 마시는 것만으로도 장 청소를 할 수 있는데, 간단하게 정리하면 다음과 같다.

① 전날은 저녁 6시 정도에 가볍게 식사한다.
② 아침에 일어나서 죽염이나 간수가 빠진 천일염을 물 2리터에 2수저(22g)를 타서 30분 안에 마신다.
③ 배에 이상이 오면서 숙변이 배설된다.
④ 가벼운 죽으로 아침 식사를 한다.

마그밀이나 죽염수를 활용하는 방법보다 더 효율적인 것은 관장이다. 관장은 항문으로 장내에 액체를 주입하여 장을 세척해 줌으로써, 독소를 제거하여 배변을 촉진하는 것이다. 몇 십 년 동안 쌓인 숙변을 한두 번의 청소로 제거하는 것은 불가능하므로 꾸준히 여러 번에 걸쳐서 실시하여야 효과를 볼 수 있다. 어려울 것이라고 미리부터 겁먹을 필요는 없다. 인터넷이나 유튜브를 검색해 보면 손쉽게 따라할 수 있도록 자세한 자료들이 나와 있다. 관장은 죽염수를 이용하는 것이 좋다. 죽염수 대신 커피, 천일염 등을 이용해도 상관없지만, 죽염수가 가장 효과적이다.

먼저 체온과 비슷한 정도로 따뜻한 물에 좋은 죽염을 넣고, 관장기를 이용하여 항문 속으로 물을 서서히 집어넣으면 된다. 죽염수가 주입되는 동안 변의가 느껴지더라도 10분 이상 기다렸다가 변을 보도록 한다. 하루 한 번씩 며칠 동안 계속하면 장벽에 붙어 있는 이물질들이 떨어져 나오게 된다. 자신의 몸속에서 나오는 온갖 이물질들을 보면 아마도 깜짝 놀랄 것이다.

관장을 하면 습관성이 되어 장의 기능이 떨어지지는 않을까 하는 걱정을 하기도 하는데, 규칙적인 관장이 장의 습관성을 가져오지 않는다는 임상 결과는 충분히 많으므로 걱정할 필요 없다. 또한 독소로 가득 차 있는 것만으로도 장의 기능은 더 떨어질 곳이 없다.

소금과 자연의학연구소 정종희 소장은 습관성 관장이 몸에 나쁘다는 말의 진위를 검증하기 위해 14년째 실험을 하고 있다고 한다. 그녀는 "거의 매일 변을 본 후에 관장을 하고 있는 데도 습관성의 폐해는 전혀 나타나지 않고 있다. 장 기능이 약화되어 배변을 자력으로 못 하는 경우는 지금까지 없었다"고 자부한다.[15]

안전한 청소를 하라

화학물질이 우리 집까지 점령하고 있다. 깨끗한 환경을 만들기 위해 사용해야 할 물건들까지 모두 화학물질로 뒤덮여 있다. 사람들은 화학물질로부터 독립을 하여 안전한 세제로 집을 청소하고자 한다. 특히 아이가 있는 가정에서는 인체에 유해성이 없고 세제 잔여물이 남지 않는 천연세제를 찾을 수밖에 없다. 화학 세제를 대체할 수 있는 가장 안전한 천연세제로는 베이킹소다, 과탄산소다, 구연산, 식초가 있다.

사용 방법은 아주 간단하다. 설거지나 때를 제거할 때는 베이킹소다, 과탄산소다를 스펀지에 묻혀서 닦으면 된다. 찌든 때가 있거나 막힌 배수구를 뚫을 때는 식초나 구연산을 활용하면 된다. 배수구에 물이 잘 안 내려갈 때에는 배수구에 베이킹소다를 가득 뿌린 뒤 식초를 붓는다. 이때 화학반응이 일어나 거품이 심하게 일어나는데, 3분 정도 두었다가 끓는 물을 부어 주면 대부분 해결된다.

기름에 찌든 주방 후드나 가스레인지 등에는 과탄산소다를 희석한 물에 약 30분간 담가 두었다가 수세미로 닦아 내면 된다. 욕실은 습기가 높은 곳으로 곰팡이나 물때 등에 노출되기 쉬운데, 이런 묵은 때가 있는 곳은 과탄산소다나 베이킹소다 물로 1시간 정도 적셔 놓았다가 수세미나 행주로 닦아 내면 된다. 식초를 희석한 물을 적셔 한 번 더 닦아 주면 반짝 반짝 윤기가 난다.

세탁기 청소는 만만치 않다. 시중에서 판매하는 화학세제로도 제대로 되지 않는다. 세탁기 내부에는 옷에서 나오는 온갖 먼지와 이물질이 쌓여 있다. 이럴 때는 과탄산소

---

15) 정종희, 『생명의 소금』, 올리브나무, 2011, p.198.

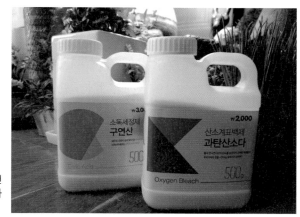

● 베이킹소다, 과탄산소다, 구연산 등 천연세제를 이용해 집을 청소하면 안전하고 청결한 환경을 유지할 수 있다.

다(혹은 베이킹소다)와 구연산을 1대 1 비율로 섞어 돌리면 세탁조 안까지 깨끗해진다. 단, 이때는 온수에 하는 것이 효과적이다. 세탁 후 빨래에서 쿰쿰한 냄새가 난다면 과탄산소다나 식초를 한 큰술 넣고 세탁기를 돌려 주면 된다. 식초의 시큼한 냄새는 세탁하면서 저절로 증발된다.

베이킹소다는 각종 악취를 예방하는 데도 도움이 되므로 방향제 대신 활용할 수 있다. 불쾌한 냄새가 남아 있는 집안 곳곳에 베이킹소다를 비치해 두면 좋다. 냉장고, 하수구, 쓰레기통, 신발장 등 냄새가 날 만한 곳에 뿌려 두면 탈취 효과가 있다. 한 가지 주의해야 할 점은 과탄산소다를 사용하는 경우 환기를 해야 한다는 점이다. 물이 증발하는 과정에 과산화수소도 같이 증발하는데, 많은 양의 과산화수소가 증발하면 눈이 따갑고 속이 메스꺼울 수 있기 때문이다.

척추를 바로 잡아라

그리스 신화에서 의술의 신인 아스클레피오스는 아테나로부터 강력한 치료약을 얻었다. 그것은 머리카락이 뱀으로 된 메두사의 피였다. 메두사의 피 한방울만 있으면 사람을 살릴 수도 죽일 수도 있었다. 아스클레피오스는 히폴리토스라는 남자에게 메두사의 피를 투여하여 그를 살렸다. 비록 신화이긴 하지만 최초의 수혈 행위였다고 할 수 있다. 이처럼 고대의 의사들은 혈액을 신성한 것으로 인식했다. 인체에 힘을 불어넣는 '생기의 영(Vital Spirit)'이 혈액 안에 있다고 보았던 것이다.[16] 이런 인식들은 비과학적이긴 하지만, 혈액이 생명의 원천임은 부인할 수 없는 사실이다.

인체에 혈액이 공급되지 않는다면 죽게 된다. 그러면 혈액이 원활하게 순환되지 않으면 어떻게 될까? 피부에는 점, 사마귀, 주름, 기미, 검버섯, 쥐젖, 튼살, 닭살 등 여러 가지 증상들이 나타난다. 혈액이 오염되었을 경우에는 아토피, 건선 등의 염증이 발생하게 된다. 근육에 혈액이 공급되지 않으면 통증이 나타나고 굳어져 마비가 오고 척추가 협착되거나 틀어지게 된다. 척추 이상은 신경의 이상을 가져온다. 또 신경의 이상은 목, 허리 디스크, 어깨 결림, 두통, 소화 불량, 비만, 우울증, 만성 피로, 성장 둔화, 학습 장애, 측만증 등을 가져오기도 한다.

혈액순환이 원활하지 않은 이유는 2가지로 볼 수 있다. 먼저 독소나 트랜스지방 등의 침투로 혈관 속에 어혈(혈전)이 쌓였을 경우이다. 독소로 인한 질환들은 거의 전부 여기에 해당된다.

그런데 독소는 혈액순환을 방해함으로써, 근육의 이상을 가져와 척추(혹은 뼈)의 변형을 일으키기도 한다. 그렇게 되면 혈관이 변형된 뼈에 눌려 순환에 장애를 일으키게 될 수도 있다. 마치 수도꼭지에 연결된 고무 호스가 살짝 꼬이거나 다른 물체에 의해 눌렸을 때 물이 잘 흐르지 않는 것처럼 말이다. 만성적인 두통은 독소의 침투에 의해서 일어날 수 있지만, 경추가 어긋남으로 인해 목에서 뇌로 들어가는 대후두공이 좁아져 혈액순환이 잘 안 되어서 발생할 수도 있다.

또한 턱관절의 좌우 균형이 맞지 않으면 얼굴이 비대칭될 수 있다. 뼈가 비뚤어지면 내장의 이상을 초래하는 원인이 될 수 있고, 반대로 내장의 이상이 뼈의 이상을 초래하기도 한다. 이 말은 뼈가 병의 근원이 되기도 하고, 치료의 열쇠가 되기도 한다는 것을 의미한다.

---

16) 빌 헤이스, 『5리터 : 피의 역사 혹은 피의 개인사』, 사이언스북스, 박중서 옮김, 2008, pp.14-15.

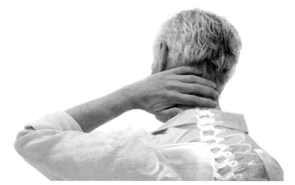

● 목뼈가 변형을 일으켜서 혈관을 누르는 경우도 있다. 이런 경우에도 뇌질환
  이 일어날 수 있다.

뇌에 가장 많은 정보를 전달하는 곳은 목뼈다. 목뼈에 있는 근육 내의 근방추(筋紡
錘)[17]에서 뇌로 전달하는 정보의 양이 가장 많다고 한다. 만약 목뼈에 이상에 생기면
목에서 뇌로 가는 혈액이나 신경의 흐름이 줄어들어 두통이 오거나, 뇌의 기능이 떨어
져 기억력 감퇴, 판단력 감소, 다발성 통증, 두통, 변비 등 다양한 증상이 생긴다.

이럴 경우는 혈액순환 개선만으로는 치유가 어렵다. 당장의 효과를 보려면 교정을
받는 것이 좋은데, 카이로프랙틱[18] 등을 통해 치유할 수 있다. 그렇지만 독소를 해독
하지 못하면 근육들은 다시 불균형을 일으키고, 척추도 비뚤어지는 악순환을 거듭하
게 된다.

이러한 문제를 해결하는 방법으로 이승원 원장(AK클리닉 정형외과)은 걷기와 소화
가 잘 되는 음식 섭취를 제안한다. 걸을 때는 보폭을 크게 하고 어깨를 좌우로 틀면서

---

17) 근방추는 근육 내의 감각 수용체로서 중추 신경계에 근육의 정보를 전달하는 센서이며, 중추 신경
계에서도 조절하는 신경을 보내는 유일한 센서이다.

18) 카이로프랙틱이라는 말은 그리스어에서 파생되었는데, 손을 뜻하는 '카이로(cheir)'와 치료를 뜻하
는 '프랙틱스(praxis)'의 합성어로, 약물이나 수술을 사용하지 않고 예방과 유지적인 측면에 역점
을 두어 신경, 근골격계를 복합적으로 다루는 치료이다.

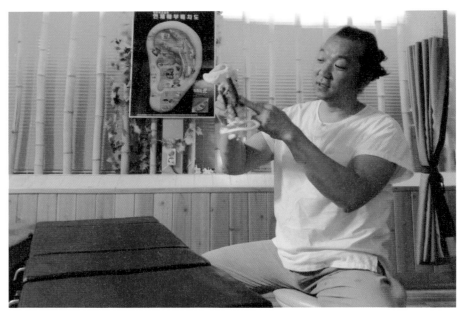

● 30년 이상 현장에서 활동해 온 카이로프랙틱 전문가 김성준 원장. 목뼈가 비뚤어져 두뇌 활동에 장애가
생기는 원리에 대해 설명하고 있다(wjdals202020@naver.com).

걷는 것이 좋으며, 보폭을 크게 하고 용수철이 튀듯이 탄력 있게 걸으면 몸통이 비뚤
어지는 것을 예방할 수 있다고 한다. 음식은 야채나 발효 음식을 많이 먹을 것을 권한
다.[19] 이승원 원장의 제안을 보더라도 독소를 해독하는 것이 문제 해결의 핵심이라는
것을 알 수 있다.

---

19) 이승원, 『우리 몸은 거짓말하지 않는다』, 김영사, 2006, p.140.

3. 균형 잡힌 영양을 섭취하라

자연의 순리대로 먹어라

우리의 몸은 우리가 먹은 음식과 같다. 우리가 먹은 음식이 우리의 몸을 만든다는 말은 너무나 당연한 것이다. 음식물은 우리의 입과 소화기관을 거쳐 포도당 분자로 바뀐 뒤 세포 하나하나로 재탄생한다. 컴퓨터 용어 중에 'GIGO(garbage in garbage out)'라는 말이 있다. 불필요한 정보를 입력하면, 불필요한 정보 밖에 출력되지 않는다는 말인데, 이를 우리 몸에 적용하면 나쁜 음식을 먹으면 나쁜 몸이 된다는 의미로 볼 수도 있다.

그렇다면 건강한 몸을 위해서는 어떤 음식을 먹어야 할까? 어떤 음식을 먹어야 할 것인지는 어떤 음식을 먹지 말아야 할 것인지에 대한 질문도 포함하고 있는 말이다. 결론부터 말하자면, 자연의 순리대로 하면 된다. 자연이 준 것을 먹고, 자연의 순리를 벗어난 것을 먹지 않으면 된다.

자연의 순리는 어떻게 알 수 있을까? 우리 몸에 이미 구현되어 있다. 인간은 잡식성이긴 하지만 소화기관, 턱 구조, 치아 구조 등을 보면 초식동물에 더 가깝다. 오랜 진화 과정에서 형성된 인간의 치아는 앞니, 송곳니, 어금니의 3종류가 있다. 앞니는 채소나 과일을 갈아 먹는 용도, 송곳니는 육류를 뜯거나 씹기 위한 용도, 어금니는 곡물을 으깨기 위한 용도로 발달했음을 알 수 있다. 위턱이나 아래턱의 치아 개수를 보면 앞니 4개, 송곳니 2개, 어금니 10개로 구성된 것으로 보아 '채소 2 : 육류 1 : 곡물 5'의 비율로 먹는 것이 자연스러운 것이 아닌가 한다.

채식 위주로만 식사를 하거나 소금을 먹지 않는 저염식을 하는 것은 자연의 순리에 맞지 않는 것이라 본다. 잘못된 식생활로 인해 에너지가 부족하여 신진대사가 원활하지 못할 때는 인체의 치유 체계가 작동되기 어렵다. 칼로리의 문제가 아니라, 효과적인 신진대사에 필요한 영양소가 골고루 공급되어야 한다. 자연 치유력은 영양소에 바탕을 두고 있다. 이런 영양을 무시한 의학은 절름발이에 불과하다. 신체를 구성하고

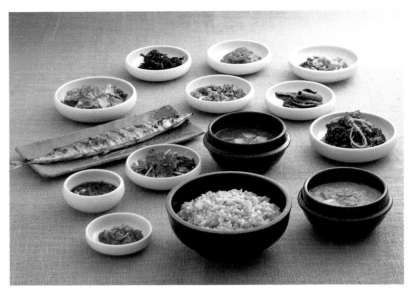

● 우리 전통식이 가장 자연의 순리에 맞는 밥상이다.

생명 활동을 영위하는 것은 매일 같이 먹고 있는 음식물에 함유된 영양소이다.

탄수화물, 지방, 단백질 등의 3가지 영양소는 에너지원이다. 육식도 어느 정도는 먹어야 건강을 유지할 수 있다. 특히 성장기 아이들은 어느 정도의 육식은 필요하다고 생각한다. 두뇌 발달에도 양질의 단백질은 필요하며, 질병과 싸워야 하는 상황이라면 육식은 필수적으로 먹어야 한다. 채식 위주의 식단으로는 질병과 싸울 체력이 만들어지지 않는다. 아토피안들이 더욱 힘든 것은 먹을거리에 너무 많은 제약이 있다는 점이다. 체내의 독소와 싸워야 하는 상황에서 채식만으로는 힘이 부족하다. 양질의 단백질을 먹어 줘야 독소도 물리칠 수 있다.

그렇다고 아무 고기나 먹으라는 것은 아니다. 일단 질 좋은 고기라야 한다. 정부에서 관리하는 것이 그나마 안전하다. 농림축산식품부가 시행하고 있는 HACCP(위해요소관리우수), 무항생제 축산물, 유기 축산물, 동물복지농장 등의 인증마크를 잘 살펴보고 구매해야 한다. 스트레스를 받지 않는 농장 동물들은 면역력이나 질병에 우수하므로 항생제도 덜 쓰게 된다. 동물복지농장에서 자란 달걀은 오메가3가 많고, 돼지고기는 수용성 지방이 많아 육질이 부드럽다. 가능하다면 육류는 적게 먹고, 먹더라도 정부의 인증을 받은 제품을 구매하는 것이 현명할 것 같다.

요리 방법도 매우 중요하다. 돼지고기, 오리고기, 닭고기를 수육 형태로 먹는 것이 가장 좋다. 고기를 먹으면 아토피 증상이 더 심해진다는 말도 있지만, 그것은 고기 자체의 문제가 아니라 요리 형태 때문이 아닌가 한다. 아토피안들이 수육 형태의 고기를 먹었을 때 증상이 심해지는 경우는 거의 없었다. 다만 소고기와 우유는 금하는 것이 좋다. 소고기나 우유를 먹으면 아토피 증상이 더 심해지는 경우가 꽤 많기 때문이다.

전체 음식을 먹어라

자연의 질서를 따르는 음식을 먹게 되면, 인체도 자연의 질서를 따르게 된다. 그것이 건강해지는 원리이다. 자연의 질서를 따르는 식품과 건강의 원리는 결국 하나인 것이다. 일본의 혈액 생리학자 모리시타 케이이치 박사는 "자연 치유력을 높이기 위해서는 인간 본래의 식성에 일치하고 장 기능을 조절하며 종합적으로 미네랄 보급이 가능한 일상식을 섭취하는 것이 필요하다"고 강조한다.[20]

모리시타 박사가 제안하는 음식은 자연의 원리에 충실한 음식물이라 할 수 있다. 정제하지 않은 곡물, 자연이 재배한 채소, 바닷속의 해조류, 미생물이 발효한 식품 등이 그것이다. 식품은 화학적으로 엄청난 힘이 있다. 인간의 과학으로는 분석하지 못한 수천 수만 가지의 물질들이 상호작용을 일으키고 있다. 인체는 이 물질들에 대해 수백만 년이라는 진화의 시간 동안 적응해 왔다.

그런데 인간은 자연을 조작하는 능력을 가지고 있다. 인간은 자연으로부터 음식을 가져와 가공하기 시작했고, 현대에 들어와서는 화학물질의 도움을 입어 음식 비슷한 것까지 만들어 내게 되었다. 하지만 자연에서 추출하는 순간 물질의 성질은 변한다.

인간이 먹을 수 있는 것은 자연에서 인위적으로 추출한 물질이 아니라 전체 음식물

---

[20] 모리시타 케이이치, 『약 없이 몸 고치는 자연 의식』, 그린헬스, 2013, p.131.

그대로여야 한다. 음식물 전체를 사용하면 단일 물질로 구성된 합성 비타민과 달리 인체 내에서 독소로 인식하지 않는다. 식물의 경우 비타민, 미네랄과 섬유질 등 일반에 잘 알려진 영양소뿐만 아니라 많은 피토케미컬(Phytochemical)이 함유돼 있다. 피토케미컬은 영어로 식물을 의미하는 '피토(Phyto)'와 화학을 뜻하는 '케미컬(Chemical)'을 합성한 말이다. 1980년대 초반, 과학자들은 식물체 내에 과학으로는 분석할 수 없었던 미확인 물질들이 존재한다는 사실을 알아냈다. 이 물질들은 지금까지 밝혀진 영양소와는 분명 다르며, 영양소 못지 않게 중요한 역할을 수행하지만, 현대 과학은 아직 그 실체에 대해 밝혀내지 못하고 있다. 학자들은 이 물질을 피토케미컬이라 부른다.

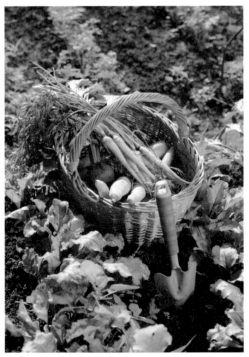

● 식물은 위대한 자연의 에너지를 몸으로 담고 있다. 전체 음식을 먹어야 온전히 그 에너지를 얻을 수 있다.

식물 영양소는 탄수화물, 단백질, 지방, 비타민, 미네랄 등 5대 영양소와 함께 제6영양소 식이섬유에 이어 제7영양소로 주목받고 있다. 천연의 채소와 과일은 비타민과 미네랄 등 중요 영양소와 함께 2천 500여 종에 이르는 각종 식물 영양소를 갖고 있다. 인공적으로 만든 합성 비타민이 도저히 추종할 수 없는 자연의 신비인 것이다.

자연에서 인위적으로 추출한 물질이 아니라 전체 음식물을 지속적으로 먹었을 때 어떤 결과를 가져오는지에 대한 연구 결과는 매우 드물다. 인간을 상대로 장기간 실험을 할 수 없기 때문이다.

다만 미국 위스콘신대학에서 20년

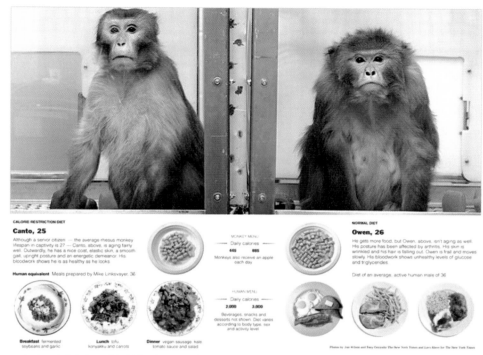

CALORIE RESTRICTION DIET

Canto, 25

Although a senior citizen — the average rhesus monkey lifespan in captivity is 27 — Canto, above, is aging fairly well. Outwardly, he has a nice coat, elastic skin, a smooth gait, upright posture and an energetic demeanor. His bloodwork shows he is as healthy as he looks.

Human equivalent Meals prepared by Mike Linksvayer, 36

Breakfast fermented soybeans and garlic

Lunch tofu konnyaku and carrots

Dinner vegan sausage, kale tomato sauce and salad

MONKEY MENU

— Daily calories —

445   885

Monkeys also receive an apple each day

HUMAN MENU

— Daily calories —

2,000   3,000

Beverages, snacks and desserts not shown. Diet varies according to body type, sex and activity level

NORMAL DIET

Owen, 26

He gets more food, but Owen, above, isn't aging as well. His posture has been affected by arthritis. His skin is wrinkled and his hair is falling out. Owen is frail and moves slowly. His bloodwork shows unhealthy levels of glucose and triglycerides.

Diet of an average, active human male of 36

Photos by Joe Wilson and Tony Cenicola/The New York Times and Lars Klove for The New York Times

● 칸토는 자연식과 소식(小食)을 했고, 오언은 칸토보다 정크푸드를 25~30% 더 먹었다.

이상 원숭이를 대상으로 실험한 결과는 좋은 참고가 될 만하다. 2009년 『뉴욕타임스』 1면에 실린 2마리의 원숭이 사진은 먹을 수 있는 것과 먹을 수 없는 것을 먹었을 때, 어떤 결과를 가져오는지를 분명히 보여 주었다. 두 원숭이 실험은 리처드 와인드럭 교수팀이 진행한 「식사 제한과 노화 간의 관계에 대한 장기 연구」의 일부였다.[21]

충격적인 것은 이들의 나이를 밝히지 않았다면 마치 아버지와 아들로 착각할 정도로 연령차가 많아 보인다는 점이다. 오언(26세)은 칸토(25세)에 비해 불과 1살 많은데, 털은 듬성듬성하고 얼굴 피부는 쳐졌으며, 몸은 지방으로 살이 접혔다. 둘의 차이는 그들이 먹은 음식물에 있었다. 칸토는 자연식과 소식(小食)을 했고, 오언은 칸토보

21) 빌 기퍼드, 『스프링 치킨』, 다반, 이병무 옮김, 2015, pp.277-279.

다 정크푸드를 25~30% 더 먹었다. 자연식과 소식을 한 칸토는 혈압 등의 기본적 기준들에서 훨씬 더 건강했고, 당뇨나 암과 같은 노화 관련 질병에 걸리는 비율도 훨씬 낮았다. 뇌도 매우 건강한 상태를 유지했다. 그러나 불행하게도 인간의 식습관은 오언에 가깝다.

미네랄 없이는 생명도 없다

탄수화물, 지방, 단백질의 3가지 영양소는 스스로 활성화되지 못한다. 미네랄과 비타민이 있어야 활성화되어 에너지원이 된다. 때문에 인체의 자연 치유력이 정상적으로 작동하기 위해서는 천연 비타민, 미네랄, 섬유질 등이 균형을 유지해야 한다. 하물며 유해 화학물질 등으로 인체가 오염된 상황에서 자연 치유력이 작동되기를 기대할 수는 없다. 자연 치유력을 높이기 위해서는 인간 본래의 자연적인 식성에 일치하고, 장 기능을 조절하며, 종합적인 미네랄 보급이 가능한 식사를 하는 것이 필수적이다. 미네랄을 그토록 강조하는 이유가 여기에 있다.

미네랄(mineral)이란 본래 광물(鑛物)이라는 뜻으로, 신체에 포함되는 원소 중에서 산소, 탄소, 수소, 질소를 제외한 것을 미네랄이라고 부른다. 미네랄은 탄수화물이나 지방, 단백질 등 거대 영양소가 에너지로 바뀌는 과정에서 화학 반응이 잘 이뤄지도록 도와주는 영양소다. 이들 미네랄이 부족하면 만성 피로와 각종 질환에 시달리게 된다.

미네랄은 산소를 운반하고, 체내의 화학 반응을 촉진하는 역할을 한다. 산화 반응과 항산화 반응 모두 미네랄의 손에 달렸다고 봐도 무방하다. 물질이 산화될 때 산화되는 물질은 산소 원자를 받고 전자를 잃어버린다. 항산화 물질은 산화된 물질에게 전자를 주고 산소 원자를 받아 온다. 그러면 산화된 물질은 산화되기 전 상태로 되돌아가게 된다. 항산화 물질이 산화를 막는 원리이다.

미네랄은 인류에 있어 생명의 근원이라 할 수 있다. 이는 인간의 체액 성분이 바다와 같은 성분이라는 것을 통해서도 입증된다. 인간의 체액은 바닷물을 희석한 것과 같은 미네랄로 조성되어 있다. 주성분은 천일염(소금)이 물에 녹아 있는 성분, 즉 나트륨(Na) 이온과 염소(Cl) 이온, 마그네슘(Mg) 이온, 칼슘(Ca) 이온, 칼륨(K) 이온이다.

체내에서 체액의 염분이나 기타 미네랄의 농도는 신장에서 정확하게 조정되고 있다. 이 농도가 조금이라도 바뀌면 인간은 생존할 수 없다. 우리 몸은 스스로 미네랄 성분의 농도를 일정하게 유지하도록 한다. 피부도 마찬가지다. 인체에 미네랄이 부족하게 되면 피부도 치명적인 타격을 받게 된다.[22]

그런데 현대인들은 의외로 영양분이 조화된 음식을 먹지 못하고 있으며, 미네랄을 섭취할 수 있는 환경이 점점 어려워지고 있다. 흰 쌀밥, 백설탕, 조리 식품, 보존 식품, 캔(통조림) 식품, 인스턴트 식품이 주류를 이루고 있기 때문이다. 세계 인구의 3분의 1가량이 미네랄 결핍 상태이며, 특히 성인의 80%가 미네랄 결핍이라고 한다.

2004년 전 세계 아동을 위한 공식 UN아동기금 유니세프는 현대인들의 미네랄 부족은 외부의 환경적 요인과 생활 습관 때문이라고 발표했다. 신선한 식품이라 하더라도 중요한 영양분이 결핍될 수 있다. 왜냐하면 농산물의 재배 과정에서 화학 비료 등의 남용으로 토양에 있는 많은 영양분들이 소모되기 때문이다. 미네랄이 부족한 토양에서 미네랄이 풍부한 채소가 생산될 수는 없다는 것이다. 1950년대 이전에는 사과 2개나 시금치 1묶음 정도만 먹어도 하루에 필요한 철분을 충분히 섭취할 수 있었지만, 이제는 사과 13개나 시금치 19묶음을 먹어야 한다.

영양분이 거의 없어진, 일찍 성숙시키고 억지로 발육시킨 야채와 과일들은 우리들에게 필요한 영양분들을 충분히 제공해 주지 못해 결과적으로 질병에 걸리게 한다. 비타민과 미네랄 등의 영양소가 많이 필요한 상태에는 이에 대한 보충이 더욱 필요하며

---

22) 세포의 생명력을 좌우하는 미토콘드리아를 활성화하는 데 있어 미네랄의 역할은 간과할 수 없다. 영양소들이 미토콘드리아로 들어가서 에너지로 전환되기 위해서는 미네랄이 필요하다. 미네랄은 체내에서 합성되지 않기 때문에 외부에서 섭취해야 한다. 생명 에너지를 생산하는 미토콘드리아는 음식물로 섭취한 영양소와 미네랄, 비타민, 산소, 효소 등을 모아 에너지 물질인 아데노신 3인산(ATP)을 생산한다. 미토콘드리아가 신진대사를 주도하고, 체온을 유지하고, 세포를 리모델링해서 노폐물 배출과 함께 노화를 예방하는 기능을 하기 위해 미네랄은 반드시 필요한 물질인 것이다.

그렇지 못할 때는 후에 여러 가지 증상과 질병을 초래하게 된다.

자연주의 식단이 그래서 중요한 것이다. 가능한 한 농약과 비료로부터 자유롭고, 햇빛을 받고 자란 야채와 과일을 먹도록 해야 한다. 물론 도시 생활을 주로 하는 현대인이 이런 식습관을 가지기는 힘들다. 그럼에도 불구하고 좋은 미네랄은 꼭 먹어야 한다.

미네랄은 대부분 물을 통해 흡수된다. 미네랄은 이온화되지 않으면 세포로 흡수되지 않는다. 미네랄이 인체에 흡수되기 위해서는 이온 상태로 존재해야 한다. 만약 미네랄이 이온화되지 않은 상태라면 이는 무기 미네랄이기 때문에 흡수가 불가능하다. 이온화된 상태는 식물이나 동물이 무기 미네랄을 섭취한 후 세포나 근육에 유기 미네랄로 저장한 형태와 비슷하다. 이온화된 물은 자연에서 얻은 미네랄 온천수, 광천수 등이 그 좋은 예라 할 수 있다. 미네랄이 살아 있는 물은 현재로서는 약수터에서 길어 오는 물이 가장 좋으며, 그 다음이 수돗물인데 활성탄 필터를 탑재한 정수기로 걸러서 마시는 것이 좋다.

역삼투압 정수기 물은 산성수

역삼투압 정수기 업체에서는 '깨끗하고 순수한 물'로 소비자를 현혹한다. 촘촘하고 세밀한 필터로 불순한 것들을 완벽하게 제거했다는 그들의 주장은 타당한 말이기도 하다. 그런데 그들이 이야기하는 '깨끗하고 순수한 물'은 화학실에서 사용하는 증류수와 같다.

역삼투압으로 거른 물은 미네랄이 없다는 비판에 대해 정수기 업체들에서는 "물을 통해 흡수하는 미네랄의 양은 극히 미량이고, 인체가 필요한 미네랄은 음식물을 통해 충분히 섭취한다"고 주장한다.

그렇지만 물 속에 있는 미네랄은 이온화되어 있어 온전하게 인체에 흡수되는 데 반해, 음식물에 포함된 미네랄은 흡수율이 매우 낮다. 미네랄은 이온 상태로 있거나 나노 크기의 콜로이드로 녹아 있어야만 인체에 흡수될 수 있다. 역삼투압 정수기를 통과한 증류수는 비타민, 미네랄, 효소 등이 전혀 포함되어 있지 않기 때문에 면역 체계를

무너뜨린다.[23]

미네랄이 없는 물은 인체에 들어가면 배설되는 것으로 끝나는 것이 아니라 인체에 있는 미네랄을 빼앗아간다는 데 더 큰 문제가 있다. 미네랄을 완전히 걸러 버린 증류수는 비어(空) 있는 상태가 된다. 공간이 비어 있는 물은 우리 몸속으로 들어와 빈 공간을 채우며 몸의 미네랄을 빼앗아간다. 이런 물을 가뜩이나 미네랄이 부족한 현대인들이 마시는 것은 독약을 마시는 것과 다름없다. 국제물학회 잉그리드 로스버그 박사는 "나는 임산부에게 절대 역삼투압 정수기로 거른 물을 먹지 못하게 할 것"이라고 강조하였다.

역삼투압 방식의 정수기를 거친 물은 미네랄이 없는 산성수가 된다는 문제도 있다. 석조 문화재까지 녹여 버리는 산성수를 직접 마신다고 생각해 보라. 증류수는 모든 생명을 죽이고 부식시키는 산성수라는 점을 명심할 필요가 있다.

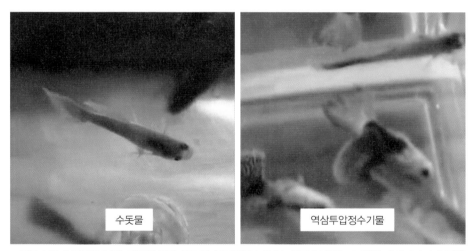

수돗물

역삼투압정수기물

● 증류수와 수돗물을 넣은 어항에 각각 물고기 10마리를 넣었다. 증류수에서는 24시간 내에 8마리가 죽었고, 수돗물에서는 10마리 모두 살았다.

출처: 국립수산과학원

23) 김청호 외, 『알칼리수, 산성화 시대의 솔루션』, 북갤러리, pp.51-53.

합성 비타민은 독(毒)이다

현대인은 어떤 음식을 먹어야 하고, 어떤 음식을 먹지 말아야 하는지에 대해 지침이 되는 자료가 있다. 미국 상원 영양문제특별위원회의 보고서가 그것이다.[24] 이 자료에 따르면 '비타민과 미네랄을 함유한 야채와 해조를 많이 먹을 것, 그것도 가공도가 낮은 것을 먹을 것, 설탕의 섭취량을 줄일 것'을 강조하고 있다.

비타민을 섭취하라고 하면 사람들이 당장 떠올리는 것이 약국에 진열된 비타민제이다. 공장에서 값싸게 만들어진 비타민제는 최고의 건강식품으로 둔갑해서 날개 돋친 듯 팔려 나가고 있다.

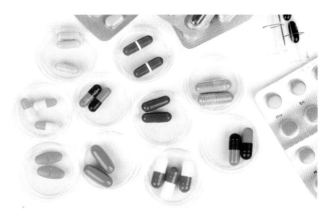

● 비타민은 알약으로 대체할 수 없다. 자연의 일부만 합성해서 만들면 오히려 문제의 원인이 된다.

그런데 오늘날 우리는 비타민 결핍보다는 합성 비타민의 과잉을 염려해야 할 상황에 놓여 있다는 것을 아는 사람은 별로 없을 것이다. 비타민 도취 현상이 만연하고 있는 사회에서 이런 말은 처음 듣는 소리일 것이다. 물론 비타민이 우리 몸에 없어서는

---

24) 미국 상원 영양문제특별위원회는 저명한 학자 270명을 동원해 2년간 실시한 '식생활이 건강에 미치는 영향'에 대한 조사에서 「잘못된 식생활이 성인병을 만든다」는 5000여 쪽에 달하는 보고서를 내놓은 바 있다.

안 될 요소라는 점은 의심의 여지가 없다.

하지만 여기서 중요한 것이 간과되고 있는데, 약국에 진열된 비타민제는 진짜 비타민이 아니다. 공장에서 생산된 합성 비타민제가 과일이나 채소로 섭취되는 천연 비타민과 같다고 생각하면 그것은 큰 오산이다. 천연 비타민은 생체 요소들과 상호 작용을 통해 체내 영양소로 흡수되지만, 합성 비타민은 그렇지 못하다. 인간은 이 같은 대자연의 법칙에 대해 알지 못하고 있다. 예나대학의 식품영양학과 게르하르트 교수는 "인체에 영향을 미치는 물질이 식물에만 1만 여 개가 있다. 문제는 이들이 어떤 상호작용 하에 영양소로 흡수되는지 전혀 밝혀내지 못했다는 점이다. 당분간은 상상도 할 수 없는 일"이라고 밝혔다.[25]

현대인이 비타민을 갈구하게 된 것은 자연에서 멀어졌기 때문이다. 인간이 자연 속에서 살며 자연의 섭리에 따라 영양소를 섭취했을 때는 비타민의 존재를 알 필요도 없었다. 인간이 자연식품을 멀리하기 시작하면서 비타민 결핍 문제가 발생했다는 말이다. 흥미로운 것은 자연식품을 먹지 않은 것 때문에 문제가 발생했는데, 해결책을 인공 물질에서 찾는 기이한 일이 벌어지고 있다는 사실이다. 자연식품을 먹는 것만으로 문제를 해결할 수 있음에도 불구하고, 인간은 인공적으로 대응하는 습관을 버리지 못하고 있는 것이다.

비타민 결핍의 해결책은 다른 곳에 있지 않다. 우리가 먹는 음식을 자연에서 가져오기만 하면 된다. 비타민 효과를 누리고 싶다면 신선한 재료를 직접 요리해서 먹는 것이 좋다. 천연의 비타민을 모방해 만든 알약과 그것을 넣은 음식과 음료를 먹는 한 비타민 문제는 해결할 수 없다.

합성 비타민은 '박테리아균, 곰팡이, 개구리, 그 밖의 썩은 동물 사체'를 원료로 하며 여기에 유전공학의 기술을 동원하여 공장에서 생산한다. 생산의 원칙은 저렴한 비용에 있다. 합성 비타민 생산 초기에는 자연에서 추출하는 방법이 이용되었으나 비용 문제로 인해 화학 처리법을 이용하기 시작했다.

---

25) 한스 울리히 그림 외, 『비타민 쇼크』, 도현정 옮김, 21세기북스, 2005, p.31.

지구인에게 가장 사랑받는 비타민C는 유전공학 기술로 만들어졌다. 인간이 비타민C 1kg을 섭취하기 위해서는 1t의 배추와 2t의 레몬을 먹어야 한다. 비타민C는 일찌감치 화학물질을 합성하는 방법으로 선택되었으며, 에르위니아 헤르비콜라균의 유전자를 조작하여 만들어지고 있다. 베타카로틴(비타민A 전구체)은 대장균의 유전자를 조작하여 만들어지고 있으며, 화장품에 많이 사용되는 비오틴(비타민 B7)은 푸마리아라는 잡초를 모방하여 합성된 물질이며, 임신부가 애용하는 엽산은 개구리의 피부를 부패시켜 만들어진다. 비타민12는 썩은 진흙 속에 있는 동물의 시체에서 추출했으나 비용 문제로 유전자 변형 방법으로 변경되었다.

합성 비타민에는 비타민만 들어 있는 것이 아니다. 화학 감미료, 폴리에틸렌글리콜, 스테아레이트, 활석 가루 등이 함께 들어가 있다. 폴리에틸렌글리콜이나 스테아레이트는 피부나 점막을 자극할 뿐만 아니라 알레르기를 유발하는 물질이다. 활석 가루는 암 유발 물질로, 장벽까지 뚫고 지나가 체내의 어디든 마음대로 흘러 들어간다. 쥐에게 활석 가루를 먹인 실험에서 쥐의 신장, 간, 뇌, 폐에서 활석 가루 침착이 발견되었다.

이렇게 만들어진 합성 비타민의 효과는 어떨까? 합성 비타민이 우리 몸으로 들어오면 인체는 유해 독소가 침투한 것으로 인식할 수 있다. 화학물질들은 체내의 자연물질과 상호결합하지 못하기 때문이다.

그렇다면 비타민은 어떤 것을 먹어야 할까? 대원칙은 자연에 있다. 천연의 음식물은 먹되, 인공적으로 만든 비타민은 먹으면 안 된다. 지금은 어떤 비타민을 먹어야 할지에 대한 질문보다 어떤 비타민을 먹지 말아야 하는지를 물어야 할 시점이다.

4. 미생물과 공존하라

미생물 생태계가 생존을 좌우한다

세상의 모든 것들은 연결되어 있다. 인간은 자연의 일부다. 자연으로 인해 인간은 생존을 보장받을 수 있다. 인간과 자연의 공생은 균형과 조화 속에서 운행되며, 균형과 조화를 이루지 못하면 인간은 생존을 위협받게 된다.

인간과 세균과의 관계도 마찬가지다. 우리 몸의 기능은 수백 만 년 동안 세균과 주고받은 상호작용과 직접 연관되어 있다. 감각에서 외모, 혈액 화학작용에 이르기까지 인간의 모든 것은 질병에 대한 진화 반응에 의해 형성되었다.

사실 우리 몸은 온전하게 우리 것이라고 하기 어려울 정도다. 유전물질을 따지면 인간 게놈이 보유한 유전자보다 100배나 더 많은 미생물들이 우리 몸에 있다.[26] 인체의 면역 체계에서 가장 중요한 기관 중 하나인 장(腸)에는 몸의 세포보다 10배나 많은 박테리아들이 공생하고 있으며, 장 무게의 50%가 박테리아에 해당된다. 이쯤 되면 인간의 장과 박테리아를 생리적으로 구분하는 것 자체가 불가능하다. 장과 박테리아가 어우러져서 상호·보완적인 기능을 하는 일종의 '슈퍼 기관'을 형성하고 있는 것이다.

1958년 노벨 생리의학상을 수상한 조슈아 레더버그는 "인간은 인간 자신의 세포뿐만 이니라, 몸속에서 함께 살고 있는 박테리아 유전체와 바이러스 유전체 전체를 포함하는 광범위한 유전체를 갖고 있는 슈퍼 유기체"라고 선언했다.

인간이 건강한 삶을 누리기 위해서는 미생물과 공존하는 것 외에는 선택의 여지가 없다. 우리 몸에 쏟아져 들어오는 독소는 인체의 해독(배설) 능력의 한계를 뛰어넘어 체내에 고스란히 쌓이고 있다. 독소 제거의 핵심은 장에 있고, 장의 기능은 미생물에 달려 있

---

26) 지구가 멸망하지 않는 이상 세균은 결코 몰아낼 수 없다. 지구의 주인은 인간이 아니라 세균이라 할 수 있다. 용암이 치솟는 화산 분화구, 뜨거운 온천, 얼어붙은 남극 대륙 등 지구의 어느 곳에서든 존재하는 세균은 지구상에서 가장 종류가 다양한 생물이다. 400만~600만 가량의 세균 종(種)이 있을 것이라고 추산되고 있으며, 이 중 4000종만 겨우 확인되었을 뿐이다. 세균의 전체 생물량은 다른 모든 생물을 합친 생물량보다 커서 지구 전체 생물량의 60%에 이르고 있다.

다. 결국 우리의 생존은 미생물 생태계에 의해 좌우된다고 해도 틀린 말이 아니다.

그렇다면 어떻게 하면 장을 깨끗하게 만들고, 미생물 생태계를 온전하게 조성할 수 있을까? 그 해답은 간단하다. 장을 깨끗하게 비워 주고, 미생물이 터전을 잡아 살아갈 수 있도록 환경을 조성해 주는 것이다.

자연의 미생물을 먹어라

유산균을 많이 먹으면 도움이 될까? 유산균을 먹는다는 것은 장에 부족한 미생물 군사를 투입한다는 의미일 것이다. 전쟁으로 본다면 유산균은 정규군이 아니라 특수부대에 해당된다. 특수부대는 일시적인 목적을 달성한 후 즉시 퇴각하거나, 적군에 몰살당하는 것이 보통이다. 적진에 남아서 진지를 구축하여 오랜 시간 동안 생존할 수 없기 때문이다. 그런 것들은 정규군이 하는 일이다.

우리가 열심히 유산균을 먹어 왔지만 원하는 결과를 얻지 못했던 것은 원천적인 문제가 있었던 것은 아닐까? 장에 건강한 미생물을 안착시켜 온전한 생태계를 구성해야 하는데 안착이 불가능한 미생물을 집어넣는 것이 과연 올바른 선택일까?

우리 몸에 유익하다고 하는 프로바이오틱스 요구르트를 매일 먹은 핀란드 여성(74세)이 사망하는 일이 있었다. 유전자 지문 검사 결과, 락토바실러스 유산균이 농양을 유발하여 사망에 이르렀다는 사실이 드러났다. 오스트리아 빈대학의 볼프강 그라닝거 교수는 프로바이오틱스 반대론자다. 그는 "장(腸)을 조용히 내버려 둬라. 특수 세균 하나로 장내에 존재하는 모든 세균에 영향을 줄 수 있다는 것은 국민을 오도하는 것"이라고 강조하였다.

또 하나 흥미로운 사실은 요구르트 제조에 이용되는 락토바실러스 불가리쿠스 젖산균은 우유에서 배양한 동물성 세균으로, 인간의 장에서는 생존하지 못한다는 것이다. 메치니코프는 이 젖산균이 장을 살균하고 노화와 죽음으로 안내하는 유독한 미생물을 죽인다고 믿었다. 하지만 최근의 연구 결과들에서는 오히려 미생물 생태계에 혼란만 가중시키는 것으로 밝혀지고 있으며, 서구에서는 프로바이오틱스의 인기도 시들어 가고 있는 형편이다.

장내에서 생존할 수 있는 미생물은 두 가지 조건을 갖춰야 한다. 온전한 생태계를 구성하고 있어야 하며 식물성이어야 한다. 온전한 생태계를 구성한다는 말은, 유해균(10%)과 유익균(10%), 중간자균(80%)이 서로의 균형을 이루며 공존하고 있어야 한다는 의미다.

두 가지 조건을 모두 갖춘 것은 우리 조상 대대로 먹어 왔던 청국장과 된장이다. 식물성인 콩을 원료로 자연 발효한 청국장에는 미생물 생태계가 온전히 조성되어 있다. 물론 여기서도 몇 가지 전제 조건은 있다. 콩은 토종콩이어야 한다. 요즘 워낙 저렴한 GMO(유전자 조작 식품) 농산물이 범람하고 있어 토종콩을 사용하는 청국장이 매우 드문 것이 사실이다. 시장에서 판매되는 콩나물, 두부, 콩기름이 왜 그렇게 저렴한가를 생각해 봐야 한다. 유전자 조작 농산물은 지속적으로 섭취할 경우 암을 유발할 수 있다는 연구 결과도 있어 주의가 필요하다.

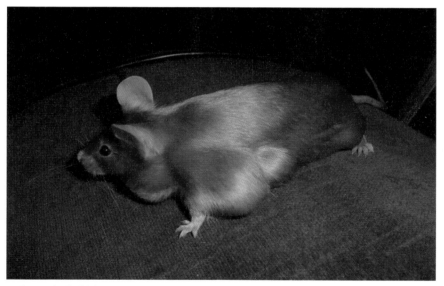

● 영국 분자 생물학자 미카엘 안토니오 박사의 연구결과 GMO 옥수수(킹콘)를 먹인 실험용 쥐 200마리 가운데 50~80%에서 종양이 발생했다.

발효 방식도 중요한데, 재래식 방식이어야만 미생물 생태계를 온전히 조성할 수 있다. 공장에서 대량으로 생산하는 청국장이나 된장은 종균으로 발효하는 방식이라 10~20여 종의 특정 미생물만 존재하게 된다. 종균 발효 방식으로 만드는 낫또나 요구르트처럼 말이다. 일정한 맛과 향을 유지해야 하는 제품들은 모두 종균 발효 방식을 사용할 수밖에 없다는 한계가 있다.

또 하나 간과하지 말아야 할 것은 마트에서 판매되는 청국장이나 된장에는 미생물이 없다는 점이다. 미생물이 살아 있으면 유통되는 동안 발효가 진행될 수 있으며, 그렇게 되면 제품의 형태나 맛이 달라질 수 있다. 유통 과정이 까다로워지는 것은 당연한 일이다. 그래서 설사 재래식 방식으로 만든 제품조차도 마트나 백화점으로 납품될 때는 멸균 처리 과정을 거치게 된다. 마트에서 구입한 된장이나 청국장을 먹으면서 장이 좋아지기를 기대할 수는 없다는 것이다. 수고롭겠지만 인터넷을 잘 찾아 보면 좋은 콩을 원료로 하여 재래식 방식으로 발효한 된장이나 청국장을 파는 곳들이 있다. 그런 곳에서 직접 구매해 먹는 것이 좋다.

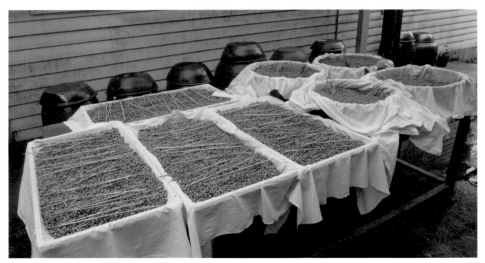

● 살아 있는 미생물을 섭취하기 위해서는 재래식으로 발효된 청국장을 먹는 것이 가장 좋다.

섬유질 섭취가 중요하다

몇 해 전만 해도 섬유질은 쓸모없는 존재로 취급받았다. 인간은 섬유질을 소화시키지 못하기 때문이다. 사람의 장은 초식동물과는 달리 섬유질을 분해하는 효소가 없다. 하지만 오늘날 섬유질은 어떠한 영양소보다 귀중한 존재로 취급받는다. 섬유질은 실처럼 보이는 셀룰로스(섬유소)와 같이 다당류(포도당이 아닌 탄수화물)로 구성되는데, 이것들은 전혀 소화가 되지 않는다. 물에도 녹지 않기 때문에 배변을 도와주거나 음식물과 노폐물이 장을 통과할 수 있게 해 준다. 그렇다고 섬유질이 단순히 배설을 도와주는 효과만 있는 것은 아니다.

미국 소아내분비학회장을 역임한 로버트 러스티그는 섬유질의 5가지 효능에 대해 강조했다.[27]

첫째, 당의 흡수를 늦춘다. 섬유질은 음식과 장의 벽면 사이에 젤리같은 방벽을 형성한다. 이 방벽은 장이 포도당과 과당, 지방을 흡수하는 시간을 지연시킨다.

둘째, 콜레스테롤 수치를 낮춘다. 콜레스테롤의 용도 중 하나는 장에서 지방 흡수를 돕는 담즙산의 생산을 지원하는 것이다. 섬유질은 담즙산에 엉겨 붙어 콜레스테롤 수치를 낮춘다.

셋째, 포만감 신호를 촉진한다. 섬유질은 끈적거리는 젤을 형성해 위가 비는 것을 지연시키고, 더 빨리 포만감을 느끼게 한다.

넷째, 지방 흡수를 줄인다. 섬유질이 있으면 일부 식이 지방은 소장에서 흡수가 지연된다.

다섯째, 좋은 박테리아를 자라게 한다. 장에 자리 잡은 유익한 박테리아들은 섬유질을 에너지로 활용하여 성장하여 유해균의 침투를 막아낸다.

여기에 하나를 더 추가한다면, 섬유질의 흡착력이다. 섬유질은 장내에 있는 유독 물질이나 발암물질, 중금속 등을 흡착하여 변으로 배설시킨다.

이와 같이 우리 몸에 좋은 섬유질을 충분히 섭취하려면 어떻게 해야 할까? 고구마

---

27) 로버트 러스티그, 『단맛의 저주』, 한국경제신문사, 2014, pp. 184-188.

나 미역 등 섬유질이 많은 음식물을 먹되, 온전한 형태의 전체 음식을 먹어야 한다는 점이 중요하다. 고구마를 먹을 때도 껍질을 벗기지 말고 전체 고구마를 먹는 것이 좋다. 고구마를 껍질째 먹게 되면 온전한 영양소를 섭취할 수 있을 뿐 아니라 몸속의 독소를 배출하는 데도 도움이 된다. 또한 고구마를 자르면 흰 액체인 야라핀이 나오는데, 이 야라핀은 변을 무르게 만들어 배변 효과를 좋게 한다.

미국공익과학센터(CSPI)는 '최고의 음식 10'에 고구마를 1순위에 올려 놓고 있다. 과학센터의 제인 박사는 "건강과 영양을 생각한다면 주저 없이 고구마를 선택하라"고 권고하고 있다. 일본 도쿄대 의과학연구소의 실험 결과에 따르면 고구마의 발암 억제율은 최대 98.7%에 달하였으며, 항암 효과가 있는 채소 82종 중 1위로 선정되었다고 한다.

고구마와 함께 추천하고 싶은 먹을거리는 미역이다. 미역은 중금속을 몰아내는 보약이라 할 수 있다. 미역의 가장 중요한 역할은 중금속, 화학물질로부터 인체를 방어해 주는 데 있다. 미역의 섬유질은 물에 녹으면 작은 알갱이 형태로 되는데, 이들은 진득진득한 성질을 가지고 있기 때문에 중금속이나 화학물질 하나하나에 달라붙어서 몸 밖으로 배출시키는 작용을 한다.[28]

미역에는 칼슘, 철분 등 각종 미네랄이 풍부하게 들어 있으며, 특히 요오드가 많아 피를 맑게 해 준다. 요오드는 갑상선 호르몬의 재료가 되는 물질로 인체에 약 25mg이 있는데, 요오드가 부족하면 성장과 신진대사가 둔화되기 때문에 쉽게 노화된다.

미역이나 고구마는 체내 독소를 제거하는 데 특별한 먹을거리들이다. 가능하다면 이 두 가지를 끼니 때마다 챙겨 먹을 수 있도록 식단을 짜는 것이 좋다. 다시마, 김, 톳, 파래 등의 해초류도 미역과 비슷한 효과가 있으니 다양하게 활용하면 될 것이다. 칼로리도 거의 없으므로 많이 먹어도 살찔 걱정이 없다. 이들 음식물들을 매일같이 식탁

---

28) 미역에는 중요한 영양소인 단백질, 지질, 당질이 풍부하고 비타민 A, B1, B2, C, E 등도 많이 들어 있다. 미역의 섬유는 끈끈하고 진득진득해서 위장과 십이지장벽 등을 강하게 하는 약리 작용을 한다. 또한 녹색 성분의 클로로필과 비타민A가 풍부해서 피부와 점막의 세포를 강화시키는 역할도 한다.

위에 올려놓는 것이 어렵다면, 밥에 넣어 먹는 방법을 활용하면 된다. 톳이나 녹차 등을 밥할 때 같이 넣어 주면 자연스럽게 톳밥, 녹차밥이 된다.

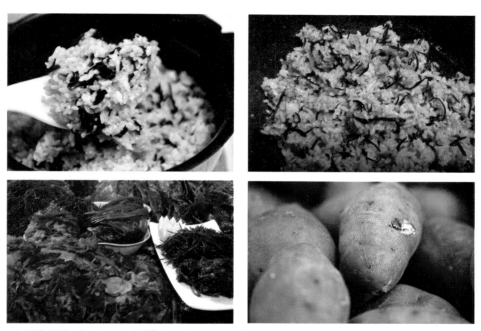

● 녹차밥, 톳밥, 해조류, 고구마 등은 몸의 독소를 제거하는 데 아주 좋은 음식들이다.

"차는 만병에 좋은 약"이라는 말이 있다. 당나라 진장기(陳蔣器)가 쓴 『본초유(本草遺)』에 전하는 말이다. 수나라 문제는 병에 걸려서 여러 약을 써도 낫지 않았는데, 차를 마시고 완쾌되었다는 말도 전한다. 『다보(茶譜)』라는 책에는 차를 "갈증을 제거하고 소화를 도우며, 가래를 없애고, 수면량을 적게 하고, 요도에 이롭고, 눈을 밝게 하며, 기름기를 없앤다"고 했다.

최근 연구 결과에서는 차가 방사성 원소를 흡수·배설할 수 있다는 것이 밝혀졌다. 찻잎은 방사성 물질인 스트론튬-90(strontium 90)을 흡수할 수 있으며, 심지어 동물의 골수에 들어간 방사성 물질을 흡수할 수 있다고 한다. 찻잎에서는 단백질, 지방, 비타민 등 300여 종의 성분이 있는데, 이들 물질들은 생리 기능을 조절하고 약리 작용을 한다.

배를 따뜻하게 하라

정상적인 체온을 유지하는 것은 장의 건강과도 밀접한 관련이 있다. 장은 면역의 중심이자 인체 최대의 면역 장기로, 전신의 면역 조직의 약 70%가 있는 곳이다. 배 속이 따뜻해지면 몸 전체가 따뜻해지고 오장육부의 기능이 좋아진다. 『동의보감』에도 "배 속이 늘 따뜻한 사람은 자연히 모든 질병이 발생하지 않는다"고 했다.

장내 온도가 1℃ 낮으면 장내에 자리 잡은 미생물들의 기능도 현저히 떨어져, 인체에 유입된 세균을 소화·흡수하여 동화하고 죽여서 분해하는 작용이 어려워진다. 따라서 장을 차갑게 하는 생활 습관은 장의 기능에 손상을 주고 유해균을 번식시킨다.

모든 음식물은 차가워지면 굳어진다. 인체의 장도 온도가 내려가면 음식의 분해가

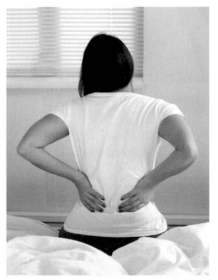

● 감기 기운이 있거나 비염이 있다면, 목 뒤쪽의 대추혈 위에 핫팩을 붙여 주면 아주 좋다.

잘 되지 않고 굳어져 변비가 되고, 숙변이 쌓이게 된다. 변비를 해소하기 위해 많은 시간과 노력을 들이지만 체온을 올리기 전에는 큰 효과를 보기 어렵다. 배의 온도가 낮으면 온갖 질병이 달려든다. 평소에 몸이 붓거나 결리는 증상에서부터 감기나 변비, 생활 습관병에 이르기까지 만성질환으로 고생하는 사람들은 거의 대부분 배가 차다. 차고 달콤한 음식을 많이 먹는 식습관, 과다한 식품 첨가물 섭취, 여름철 과도한 냉방 등은 당장 버려야 한다.

장의 건강을 유지하기 위해서는 어떻게 해야 할까? 우선 장의 온도를 따뜻하게 해 주어

야 한다. 반신욕하기, 온열 복대 차기, 체온을 올려 주는 따뜻한 음료 마시기, 걷기 등 다양한 온열 요법들을 통해 체온을 올려 주는 것이 중요하다. 겨울철에는 핫팩을 이용하는 것도 도움이 된다. 아랫배 위에 한 장만 붙여 줘도 1도는 올라갈 것이다. 감기 기운이 있거나 비염이 있다면, 목 뒤쪽의 대추혈 위에 핫팩을 붙여 주면 아주 좋다.

5. 마음의 독을 해독하라

적응하는 자가 강하다

"강한 자가 살아남는 것이 아니라, 살아남는 자가 강한 것"이라는 말이 있다. 이 말은 사회 현실을 풍자하기 위해 다윈의 진화론을 살짝 비틀어 놓은 것인데, 본래 의미는 "강한 자가 살아남는 것이 아니라 변화에 적응한 자가 살아남는 것"이다. 다윈은 『종의 기원(On the origin of species, 1859)』에서 "진화는 생존을 위한 경쟁과 투쟁, 가장 유능한 자들의 승리와 생존, 승리한 자들의 선택과 패배한 자들의 도태로 요약된다"라고 했다. 이런 말은 약육강식 승자독식의 논리로 강화되고 확산되었다. 하지만 다윈은 적자생존을 강조한 것이 아니라 공존을 강조했고, 변화에 대한 적응력이 생존을 결정한다고 했다.[29] 변화에 대한 적응력이 생존을 결정하는 가장 중요한 요소라는 것이다.

　변화에 대한 적응력은 현대인들에게도 그대로 적용된다. 시대 변화를 따라가지 못하면 도태된다는 것은 경험적으로 알고 있다. 변화를 수용하기 위해서는 먼저 고집을 버리고 유연한 사고를 가져야 한다. 고집은 따지고 보면 개인의 정체성이나 다름없는 말이다. 자신의 철학, 생각, 지식, 경험이 온전하게 모아져서 표출되는 것이 고집인 것

---

29) 『종의 기원』 출간 12년 뒤 출판된 『인간의 계보, 선택과 성의 연관성(The Descent of Man, and Selection in Relation to Sex, 1817)』에서 다윈은 "자연 선택에 가장 성공적이었던 종들은 공동체의 이익을 위해 서로 돕고 단합할 줄 아는 종들이다. 협력을 잘하는 구성원들이 많은 공동체가 잘 번창하고 가장 많은 수의 자손을 부양한다"고 했다.

이다. 그런 고집은 우리의 몸으로 그대로 드러난다.

현재의 몸은 지금까지 자신의 고집이 만들어 낸 것이라고 해도 틀린 말이 아니다. 자신의 건강을 과신하던 가장이 가족들에게 "내 몸은 내가 알아"라며 큰소리치다가 암으로 세상을 버렸다는 이야기는 흔히 들을 수 있는 스토리다.

병에 걸렸다는 것은 지금까지 살아온 습관이나 건강에 대한 생각이 잘못되었다는 것을 의미한다. 기름진 음식을 많이 먹거나, 달콤하고 부드러운 음식을 좋아하거나, 요리하는 것이 귀찮아 가공식품을 먹거나, 외식을 자주하는 습관과 과도한 음주나 흡연을 하는 습관 등이 쌓여 우리의 몸을 만든다.

또 남이나 세상을 원망하는 습관, 타인을 배려하지 않고 자신만 챙기는 습관, 책임을 남에게 미루는 습관, 게으른 습관, 부정적인 생각을 하는 습관, 화를 잘 내는 습관, 잠을 자지 않는 습관 등이 쌓여서 우리의 마음을 만든다.

몸과 마음의 병을 고치고 싶다면 자신의 잘못을 스스로 반성하고 습관을 바로잡는 노력부터 해야 한다. "습관이 운명을 거두어 들인다"는 말처럼 인간의 운명을 좌우하는 것은 습관에 달려 있다.

현재의 병은 지금까지 살아온 습관의 결과물이다. 병을 극복하기 위해서는 지금까지 살아온 습관과 정반대의 습관을 만들면 된다. 편안함만 찾았다면 불편한 생활로, 기름진 육식을 즐겼다면 채식으로, 달콤하고 부드러운 식단을 좋아했다면 거칠고 가공되지 않은 식단으로 바꿔야 한다. 병원에서 시한부 삶을 통보받은 후 자연으로 들어가서 보란 듯이 살아난 사람들이 공통적으로 하는 말이 있다.

"모든 것을 버리고 죽기 위해 산으로 들어왔다. 자연의 것만 먹고 살다 보니 어느새 병이 사라져 버렸다"

이들이 병을 고치게 된 이유는 무엇일까? 그들은 이전까지의 생활 습관과 환경에서 벗어나 정반대로 생활하는 동안 병을 유발한 원인이 해소된 것이다. 그리고 자연의 힘이 몸의 독소를 해독했기 때문이다. 설사 자연 속으로 들어간다고 해도 '시장에서 구입한 음식을 먹으면서 편안한 환경 속에서 요양하는 방식'으로는 병을 고치기 어렵다.

자연 속으로만 들어간다고 해서 문제가 해결되는 것도 아니다. 인간은 누구나 되도록 편한 방법으로 건강을 회복하고 싶어 한다. 온천에 가서 편안하게 쉬고 먹으면서 치료하라고 하면 싫어할 사람이 없다. 그러나 참된 것은 쉽게 얻을 수 없다는 것이 세상의 이치다. 참된 것은 결코 안일한 생각이나 방식으로는 달성되지 않는다.

의사를 비롯하여 다른 사람에게 의존하는 태도 역시 버려야 한다. 병이 오게 된 원인이 자신에게 있다는 것을 인정하고, 그것을 개선하겠다는 강한 의지를 갖지 않는 한 생활 습관을 바꾸거나 사고방식을 바꿀 수 없다. 잘못된 생활 습관이나 사고방식을 바꾸지 않는 한 치유 효과도 나오지 않는다.

아토피가 심한 중학생 아이의 어머니와 상담을 한 적이 있다. 사진을 보니 겉으로 보이는 증상은 심하지 않았는데 아이의 얼굴이 벌겋게 부어 있었다. 스테로이드를 많이 사용하고 있었던 것이다. 어머니는 "스테로이드를 사용하면서, 고통 없이 아토피를 치료하고 싶다"고 했다. 아이가 아토피로 고통받는 것을 보지 못하겠다는 것이다.

필자는 스테로이드의 위험성에 대해 아이의 어머니께 설명하고 그것을 사용하면서 아토피를 고칠 수 있는 방법은 알지 못한다고 말씀드렸다. 그럼에도 불구하고 스테로이드를 중단할 마음은 없다고 하셨다.

필자의 지식과 경험이 모든 사람에게 동일하게 효과가 있다고는 장담하지 못하기 때문에 상담을 진행하기 전에 동의를 구했다.

"제가 알고 있는 지식과 경험을 통해 조언만 드릴 수 있습니다. 제 조언은 여러 가능성 가운데 하나일 뿐입니다. 제 조언을 따르고 안 따르고는 본인 판단에 의한 것이고, 그 결과에 대한 책임도 본인에게 있습니다. 이런 부분들에 동의하시면 제가 조언을 해 드리겠습니다."

하지만 아이의 어머니는 동의하지 않았고, 그러면서도 방법은 알려달라고 했다. 상담을 더 이상 진행할 수 없다고 판단되었다. 아이의 병은 어머니의 잘못된 신념이 만든 것이 아닌가 하는 생각이 들었다.

좋은 생각과 습관이 좋은 결과를 만든다

건강이란 무엇일까? 기원전 4세기 히포크라테스는 "마음, 신체 그리고 환경이 조화롭게 균형을 유지하는 것"이라고 정의했다. 그는 마음과 신체, 환경의 균형과 조화가 깨지는 것이 질병이며, 본래의 균형 상태로 돌아가는 것이 치유이며, 그 치유의 주역은 자연이라고 보았다. 아쉽게도 현대 의학은 건강의 3대 요소 가운데 신체에만 집중함으로써 마음과 환경은 도외시했다. 지금부터라도 마음의 힘을 회복하고, 환경과의 조화를 추구할 필요가 있다.

그런데 육체는 마음의 노예라는 말이 있듯이 인간의 행동은 마음이 결정한다는 것을 우리는 이미 알고 있다. 현재 우리의 모습은 우리가 마음에 품은 것의 결과물이라고 할 수 있다. 즐겁고 밝은 마음을 가지면 그것이 현상으로 나타난다. 달걀을 품으면 병아리가 나오고, 독수리 알을 품으면 독수리가 나오는 것처럼 우리가 어떤 마음을 품느냐가 자신을 만들고 삶을 만드는 것이다.

마음은 육체의 면역 체계화와 정서적·정신적 건강, 행복에까지 영향을 준다고 한다. 미국 하버드대 윌리엄 제임스 교수의 '그런 척하기(as if) 원칙'이 있다.

"먼저 유쾌한 척 하라. 행동은 감정에 따르는 것 같지만 실제로 행동과 감정은 병행한다. 따라서 우리 의지의 보다 직접적인 통제하에 있는 행동을 조정함으로써 우리는 의지의 직접적인 통제하에 있지 않는 감정을 간접적으로 조정할 수 있다."

에이브러햄 링컨도 "우리는 우리가 행복해지려고 마음먹은 만큼 행복해질 수 있다"고 했다. 우리를 행복하게 만드는 것은 우리를 둘러싼 환경이나 조건이 아니라, 늘 긍정적으로 세상을 바라보며 아주 작은 것에서부터 행복을 찾아내는 우리 자신의 생각이라는 것이다. 행복해지고 싶으면 행복하다고 생각하면 된다고 한다.

우리가 부정적인 생각으로 가득 차 있으면 우리 인생도 우울해진다. 거울을 한번 보라. 찡그린 얼굴을 하고 있다면 반성할 필요가 있다. 다른 사람을 시기하고 부정적인 마음으로 가득 차 있다면 빨리 버려라. 부정적인 생각은 암이 우리의 육체를 파괴하듯 우리의 삶을 파괴한다.

우리는 우리의 생각을 조절함으로써 긍정적인 삶을 누릴 수도 있다. 상상이 실제 신체에 영향을 미칠 수 있다는 연구 결과도 나와 있다. 상상만으로 근육을 강화할 수 있다는 것이다. 미국 클리블랜드병원 신경과학자 광예 박사는 상상 훈련에 대한 연구를 했다. 광예 박사는 피험자에게 실제 근육 강화는 하지 않은 채 마음속으로만 근육을 강하게 수축하도록 만드는 이미지 트레이닝을 하도록 했다. 피험자들은 마음속으로 근육을 강하게 수축시키는 상상 훈련을 했다. 각 훈련 시간은 10~15분 정도, 총 50회 반복하면서 매 10초 정도씩 마음속으로 근육을 강하게 수축하라는 명령을 내렸다. 4개월 후 피험자들의 근육은 15% 가량 강화되었다고 한다. 두뇌로부터 근육으로 전해지는 신호를 강화하는 것도 큰 효과를 낸다는 것이 입증된 것이다.

생각이 실제로 나타나는 것은 무의식에 의해 일어나는 것으로 보인다. 하나의 생각을 수없이 반복하면 기술이나 동작은 습관이 되어 무의식적으로 나오게 된다. 무의식은 평소에 자각하지 못하고 내버려 두고 방치되었던 의식의 영역이다. 무의식은 의식으로 표현되기 전에 신체 언어로 표현되기도 하는데 '흡족하다, 편안하다, 우울하다, 불안하다'는 등 기쁜 상태, 괴로운 상태로 자각하지 않고 신체로 표현된다.

정신분석학자 융에 따르면 무의식이란 우리 인류의 역사 속 삶의 지혜들이 축적되어 인간에게 녹아들어가 있는 인간 영혼의 심연이라고 한다. 무의식의 창고에는 우리가 소화할 수 없고 부담스러웠던 기억, 상처들이 모두 보관되어 있다.

무의식을 조절하는 것은 의외로 어렵지 않다. 습관만 만들어 내면 된다. 습관은 반복으로 만들어진다. 긍정적이고 희망적인 메시지를 반복하면 우리의 무의식은 스트레스, 긴장, 근심 등으로 아드레날린, 세로토닌, 멜라토닌, 엔도르핀을 생성해서 뇌를 자극하고 결국 몸에 영향을 준다. 감정과 습관, 건강 상태까지 개선할 수 있다.

명상을 하면서 스스로에게 메시지를 반복해서 보내는 방법도 좋다. 명상을 하는 방법을 간략히 정리해 보면 다음과 같다.

① 마음이 이끌리는 문구나 단어를 선택한다.

'예수 그리스도', '은혜의 마리아', '샬롬', '관세음보살', '나무아미타불', '옴마니 반메훔' 등 종교적 문구도 좋다. 종교가 없다면 '옴', '훔' 등의 짧은 소리를 선택해도 된다. 머릿속에서 아주 작은 소리로 되뇌이면 된다. "나는 매일 건강하고 평온하고 행복하다. 온몸에는 에너지가 넘치고, 하루가 즐겁다."와 같은 긴 문구도 상관없다.

② 편안하게 앉거나 누워서 눈을 감는다.

생각을 방해하지 않을 정도로 최대한 편안한 자세로 앉으면 된다. 누워도 상관없다. 몸이 이완되는 것을 상상한다.

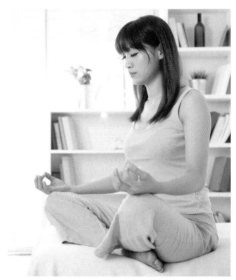

● 명상은 장소와 자세에 구애받지 않는다. 명상에 방해받지 않는 장소에서 가장 편안한 자세로 하면 된다. 이 방법은 청각을 이용한 것으로, 소리에 집중하다 보면 자연스럽게 명상에 빠져드는 효과가 있다.

③ 메시지를 읊조린다.

가볍게 소리를 내어도 되고, 마음속으로 읊조려도 된다. 멀리서 들려 온다고 상상해도 된다. 메시지를 반복하다가 잠이 들어도 좋다.

④ 잘하려 할 필요는 없다.

명상을 하다 보면 외부 소음에 신경을 쓰거나 자신이 잘 하고 있는 것인지에 대한 잡념이 밀려오기도 한다. 스스로 잡념이 든다고 인식되면 다시 원점으로 돌아오면 된다. 메시지를 되뇌이다 보면 잡념이 저절로 사라진다.

⑤ 하루 2번 하는 것이 좋다.

매일 아침에 눈을 뜨면서 해도 좋고, 잠자기 직전에 명상을 하면서 잠이 드는 것도 좋다. 가볍게 되뇌이다 보면 어느새 잠에 빠져 있을 것이다.

휴식과 숙면은 면역력을 상승시킨다

사람은 쉬지 않고는 살 수 없는 생물이다. 인간의 24시간을 나눠 보면 일하는 8시간, 쉬는 8시간, 잠자는 8시간으로 나눠진다는 말도 있다. 따지고 보면 일하는 시간은 1/3에 불과하며, 쉼과 잠의 시간이 2/3를 차지한다.

인간에게 있어 쉼의 시간이 왜 이렇게 중요할까? 휴식(休息)이란 한자를 보면 휴(休)는 사람(人)이 나무(木)에 기대 앉아 있는 모양이고, 식(息)은 자신(自)의 마음(心)을 돌아보는 것이라고 한다. 자신의 마음을 돌아보고 자기 자신과 대화를 나눈다는 것은 새로운 에너지를 충전하기 위함이다. 생물학적으로 필요한 에너지를 충전하는 회복의 과정이며, 우리 몸이 재생하고 생존하는 데 꼭 필요한 과정이다. 신생아들이 하루의 대부분인 16~20시간을 잠을 자는 것도 성장에 필요한 에너지를 충전하기 위해서다. 휴식의 시간은 시간 낭비가 아닌 것이다.

휴식의 정점은 수면이라 할 수 있다. 깊은 잠을 잔 날은 아침부터 기분이 상쾌하며, 기분이 좋아지니 모든 일들이 긍정적으로 보인다. 잠을 설친 날은 아침부터 기분이 좋지 않아 일터로 나가는 발걸음 또한 무거울 수밖에 없다.

잠은 몸의 휴식은 물론 낮 동안의 많은 활동으로 과열된 뇌가 쉴 수 있는 중요한 시간이다. 의식이나 지능, 기억 등의 지적 활동을 하는 대뇌는 잠을 자지 않는 한 뇌의 휴식이 불가능하다. 잠은 몸과 뇌의 재생 공장과 같은 것이기 때문에 우리는 마음과 신체의 건강을 유지하기 위해서 꼭 자야만 한다. 깊은 잠에 들어가면 성장호르몬이 다량으로 분비되는데, 이 성장호르몬은 세포의 신진대사를 촉진하고, 피부나 근육, 그리고 뼈 등을 키우거나 하루의 활동으로 다친 근육이나 내장 등을 효율적으로 수복하는 기능을 하고 있다. 예부터 "잘 자는 아이가 잘 자란다"고 한 것도 이런 이유가 있다.

    잠에 대한 속담도 참 많은데, 대표적인 것이 "잠이 보약"이라는 말이다. 건강에는 숙면을 취하는 것이 무엇보다 중요하다는 것이다. 잠을 잘 자면 좋은 점을 정리해 보면 다음과 같다.

① 체중을 조절한다.

아이들은 잠을 자면서 자란다고 한다. 성장호르몬은 수면 중에 많이 분비되기 때문이다. 잠을 많이 자면 성장호르몬은 그만큼 더 많이 분비된다. 잠자는 시간이 짧아져 성장호르몬이 부족해지면 지방을 잘 연소하지 못한다. 성장기에 형성된 이런 현상은 성인이 되어서도 문제가 된다. 성장이 끝난 성인이라도 성장호르몬이 부족하면 복부 비만 체형이 되기 쉽기 때문에 중년 남성들은 식습관과 함께 수면 부족도 신경써야 한다.

② 당뇨를 예방한다.

잠을 충분히 자면 포도당의 신진대사가 원활하게 이뤄진다고 한다. 충분한 수면은 인슐린 저항의 주요 원인을 예방할 수 있다는 것이다.

③ 집중력과 일의 능률이 오른다.

옥스퍼드대학교의 러셀 포스터 교수(신경과학)에 따르면 숙면은 문제 해결 능력을 상승시킨다고 한다. 하버드대학의 조사 결과에서도 잠은 기억력을 향상시킬 수 있다고 했고, 충분한 수면은 복잡한 의사 결정을 수월하게 할 수 있다고 했다. 풀리지 않는 문제가 있다면 잠을 청해 보는 것도 좋다.

④ 고혈압 및 심장 질환을 예방한다.

잠을 잘 자면 혈관이 맑아진다고 한다. 2009년 미국 시카고대학에서 30~50대의 건강한 남녀를 5년 동안 관찰한 결과를 발표했는데, 잠을 덜 자면 혈관을 좁힐 정도의 플라크가 형성되어 혈액순환에 장애가 생겼으며, 잠을 잘 자면 혈관이 넓어져 혈액순환이 원활해졌다고 한다. 잠은 혈관까지 깨끗하게 해 준다. 충분한 수면 시간이란 7~8시간 정도라고 한다.

⑤ 면역력을 강화한다.

인간은 충분한 휴식을 취하면 에너지가 강해져서 면역력도 증가한다. 잠은 인체의 감염 방어 체계에서 가장 선봉에서 면역 체계를 유지하고 있다.

그런데 잠을 자고 싶어도 잘 수 없다는 사람들이 많다. 숙면을 취하는 것이 어려워 수면제에 의존해야 하는 사람도 적지 않다. 방법이 없을까? 다양한 방법들이 있겠지만 책을 통해 숙달하기는 매우 어렵다. 필자가 애용하는 방법이 있는데, 간단하면서도 효과적이다. 잘 안된다고 포기하지 말고 되풀이해 보면 어느새 잠들어 있는 자신을 발견하게 될 것이다.

깊은 수면을 위한 명상법

1. 편안한 자세를 취한다.
2. 조용히 눈을 감는다.
3. 허공에 가상의 한 점(잔상)을 묵묵히 관찰한다.
4. 다른 생각이 들더라도, 개의치 않고 조용히 관찰한다.
5. 5~10분 정도(시간을 잴 필요는 없다) 관찰하면 약간 '밍'하거나 살짝 어지러운 느낌이 들 수 있다. 그런 느낌이 들면 그대로 자리에 눕는다.
6. 누워서도 그 지점을 관찰하며 '밍'한 느낌을 즐기면 된다.
7. 자신도 모르는 사이에 굉장히 깊은 잠에 빠지게 된다. 잠을 자는 동안 주위에서 하는 말소리가 들려도, 깊은 잠에 빠져 있는 상태에서 듣는 것이다. 코를 골면서 잠들어도 주위의 소리가 들리는 이상한 경험을 하게 된다.

여러 질환으로 고생하는 분들로부터 많은 질문들을 접했습니다. 질문들을 통해 그들이 실질적으로 부딪치고 있는 문제가 무엇이며, 어떤 고민을 하고 있는지, 어떤 부분에 대해 궁금해하는지에 대해 알게 되었습니다. 아토피, 홍조 등 피부 질환으로 고생하시는 분들이 많아 질문과 답변이 피부를 중심으로 진행되어, 다양한 질환을 다루지 못한다는 한계가 있습니다. 또한 질문에 따라 답을 드리다 보니 조금씩 중복되는 내용이 있을 수밖에 없습니다. 그런 부분이 있더라도 양해해 주시면 감사하겠습니다.

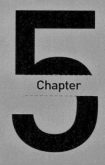

Chapter

5

온전한 치유를 위한
Q & A

Q 환경성 질환의 요인으로는 생활용품, 집, 자동차, 음식 등 다양한데, 가장 중요한 것은 뭐라고 생각하나요?

A 인체로 들어오는 통로는 입, 호흡기, 피부 등입니다. 인간은 살아가는 동안 코를 통해 호흡을 하고, 입을 통해 물이나 음식물을 섭취합니다. 이 과정에서 오염된 공기와 음식물이 인체로 유입됩니다. 비록 적은 양이긴 하지만 피부를 통해서도 유해한 물질들이 체내로 들어옵니다. 이 가운데 90% 이상이 입을 통해 유입된다고 합니다. 이런 독소 때문에 문제가 생긴다는 것은 누구나 알고 있습니다. 해결책도 어떻게 보면 간단합니다. 새로운 독소 유입은 막고, 기존의 독소는 해독하면 됩니다.

문제는 구체적 실천 방안입니다. 우리는 현대 문명의 혜택을 받고 살아가는 이상 유해 독소로부터 완전히 자유로울 수는 없습니다. 햄버거, 콜라, 소시지, 가공치즈, 피자, 아이스크림, 설탕 등을 먹지 않고 살아갈 수는 없기 때문에 스스로 조절할 수밖에 없습니다. 음식으로 가장 많은 독소를 받아들이고 있기 때문에, 우리는 최대한 자연의 음식물을 섭취해야 하고, 인스턴트를 줄여야 합니다. 작은 노력들이 쌓여서 몸을 변화시킵니다.

Q 얼굴에서 열감이 후끈후끈하게 느껴져요.
자미원을 바르면 얼굴이 후끈후끈하게 느껴질 정도로 열이 나요. 특히 볼 부분이요. 열이 나니까 건조해져서 덧바르게 되고, 계속 덧바르는 것이 맞는 건지 안 맞는 건지 모르겠어요.

A 열감에 대해서 먼저 설명을 좀 드리고 싶네요. 많은 분들이 스테로이드를 사용하다가 어느 날 중단하면, 피부에 열이 나고 뒤집어지는 경험을 했을 것입니다. 그것을 흔히 리바운드라고 합니다. 독소가 빠져나오고, 세포가 재생되는 곳으로 많은 양의 혈액이 이동합니다.

얼굴은 일종의 아파트 공사판으로 비유할 수 있습니다. 온통 뒤집어지고 시끌벅적합니다. 열이 나고 가려운 것은 당연하며, 심할 경우 진물이 나오기도 합니다. 많은 분들의 임상 경험으로 볼 때 가려움과 진물이 나오는 것은 과거에 스테로이드를 얼마나 사용했는가에 따라 달라지는 것을 보았습니다.

인체는 언제나 스스로 치유하려고 합니다. 붉은 모세혈관들이 보기 싫다고 레이저로 시술하는 분들이 많은데, 그것은 치유 작용을 차단하는 격입니다. 모세혈관들이 생기거나 확장되는 것은 치유하기 위해 혈액을 공급하려는 인체의 노력입니다. 혈액이 공급되어야 독소도 빠지고 세포가 살아납니다. 그런 과정에서 열이 나는 것은 당연한 일입니다.

뉴욕 로즈웰 파크 암연구소 면역학자 샤론 에번스는 열이 나면 면역 세포가 급증한다는 연구 결과를 내놓은 적이 있습니다. 그녀는 "열과 함께 핏속의 면역 세포는 면역 체계의 정보 전달의 중심지로 쉽게 접근할 수 있으며, 감염이 되면 이곳에서 면역력이 형성된다"고 했습니다. 동물 실험에서는 열이 오르자 면역 세포가 2배로 증가했으며, 치유 활동이 왕성하게 일어났다고 합니다. 그런데 열이 난다고 열을 내리는 것은 치유에 도움이 되지 않는다고 합니다. 면역력을 약하게 만드는 셈이라는 것입니다.

찰과상을 입었을 때의 기억을 떠올려 보면, 낫는 과정에서 딱지가 앉았을 때가 가장 가렵습니다. 가려움은 고통스럽지만 인체의 치유 과정입니다. 긁어서 상처가 나고 염증이 나더라도 항생제를 쓰면 좋지 않습니다. 경험상 진물로 쏟아내고 나면 치유가 훨씬 빨라지는 것을 확인할 수 있었습니다. 물론 염증이 번지지도 않았고요.

피부에 열이 나는 것은 손상된 곳을 치유하기 위해 혈액이 몰리기 때문입니다. 또한 보호막이 얇기 때문에 조금만 열이 나도 더 많이 느끼게 됩니다. 피부가 붉고, 오돌토돌하게 올라오는 것은 체내의 독소가 피부 밖으로 배출되는 것으로 보입니다. 시간이 지나면(독소 배출이 어느 정도 되고 나면) 저절로 돌아오니 걱정하지 않아도 됩니다. 장의 상태가 어떤지, 기초체온이 낮은 것은 아닌지 체크해 보세요. 손발이 차고 환절기에 비염이 있다면 분명 장도 좋지 않을 것입니다. 변비나 과민성 대장인 경우 장의 기능만 개선시키면 빠른 시간 내에 차도가 있을 것입니다. 체온이 낮다면 생강차를 수시로 마셔 주면 좋습니다.

Q 피부 질환은 병명조차 명확하지 않은 이유가 무엇인가요?

피부 질환 때문에 병원을 찾았는데, 가는 곳마다 병명이 달랐어요. 동네 병원에서는 홍조라고 하는데, 대학병원에서는 주사 질환이라고 합니다. 증상은 똑같은데 병명이 다른 이유는 무엇인가요?

A 피부 질환은 인체 내부의 문제를 드러내는 증거입니다. 인체 내부에 문제가 생기면 혈액이 오염되며, 이것은 피부로 나타나게 됩니다. 중요한 것은 피부로 나타난 문제의 근본적인 원인을 알아내는 것입니다. 상한 음식의 독성으로 인한 발진일 수도 있고, 계면활성제가 피부 장벽을 손상시키고 그 속으로 독성이 침투해서 일어난 발진일 수도 있습니다.

주사 질환, 홍조, 극민감성 피부 등 다양한 이름들로 복잡하게 분류되어 있지만, 사실 알고 보면 이들 질환은 대부분 피부 장벽이 손상되어 발생한 질환입니다. 레이저 시술, 과도한 세안(계면활성제), 스크럽, 박피 등은 피부 장벽을 손상시키는 일등 공신입니다.

Q 피부 장벽이 다시 회복되려면 얼마나 걸리나요?

몇 달 전까지 염증이 생길 때마다 스테로이드를 조금씩 사용해 왔는데, 현재 피부가 비닐종이처럼 얇아진 것 같아요.

A 스테로이드의 부작용 가운데 하나는 피부를 얇게 한다는 것입니다. 피부 장벽이 파괴되면, 계면활성제 등 독소가 피부로 침투하게 됩니다. 주사 질환이나 홍조 등은 모두 피부 장벽이 얇아진 것이 1차적인 원인입니다. 피부 장벽을 재생하는 데는 약 1달 정도 걸립니다. 세포가 생성되고 각질화되어 떨어져 나가는 데 28일이 걸리기 때문입니다.

그런데 그 시간이 지났는 데도 왜 낫지 않을까요? 첫째, 이전에 침투한 독소가 그대로 남아 있기 때문이고, 둘째, 계면활성제 등 독소가 끊임없이 자극을 주기 때문입니다. 자미원에 들어 있는 게르마늄, 셀레늄 등 미네랄이 독소 제거와 세포 재생을 도와줍니다. 제품을 사용하지 않고 치료하고자 한다면 물로만 세안하고, 화장품은 절대 사용하지 말고 바세린으로 보습해 주는 것이 좋습니다. 이 방법은 시간이 오래 걸린다는 단점이 있지만, 근본적인 치유가 가능하다는 장점이 있습니다. 레이저는 부작용이 크기 때문에 절대 금물입니다.

Q 가려움은 왜 생기는가요?

긁으면 긁을수록 더 가려워져요. '가려움-긁는다'의 연결 고리를 끊어야 한다는데, 무작정 참을 수도 없고, 저는 죽겠는데 지켜보는 사람들은 긁지 말라고만 하니 힘드네요. 긁을수록 가려움에 대한 역치가 낮아진다는데, 조금만 가려워도 손이 가게 되네요.

A 아토피의 고통 가운데 최악으로 꼽히는 것이 가려움입니다. 자녀들이 고통스러워하는 모습을 지켜보는 부모의 고통도 자녀에 못지 않습니다. 가려움만 없어도 견딜만하다는 분도 많습니다. 의사나 전문가라고 하는 사람들은 하나같이 "긁지 못하게 하라"고 강조합니다. 가려움이 아토피를 악화시킨다는 것입니다.

과연 그럴까요? 그런데 여기서 다시 한 번 생각해야 할 것은, 가려움이 과연 그렇게 나쁜 것인가 하는 부분입니다. 가려움의 실체에 대해 다루기 전에 먼저 인체의 치유 작용이 어떤 방식으로 이루어지고 있는가에 대해 짚고 넘어갈 필요가 있습니다.

우리 몸에는 자연의 치유력이 있습니다. '인체의 병은 의사가 고치는 것이 아니라 스스로 고친다' 이것을 두고 생명을 유지하기 위한 항상성이라고 합니다. 예를 들어 먼지나 독소가 유입될 때 콧물이 흘러나오는 것은 체내에 침투한 독소를 밖으로 방출하기 위한 인체의 자연 치유 시스템이 작용한 것이지요. 즉, 가려움도 인체의 자연 치유력이라는 것입니다.

가려움(히스타민)이 활성화되는 이유는 이물질이 몸에 들어왔다는 것을 알려 주기 위해서입니다. 이물질을 없애기 위해 히스타민이 혈관을 확장시키면 가려움이나 붓는

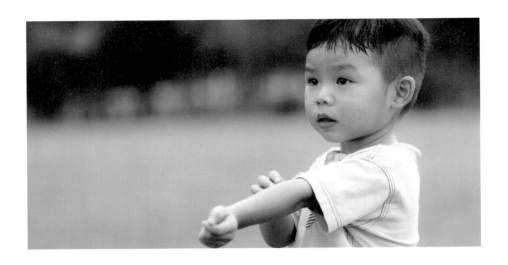

증상이 나타납니다. 즉, 콧물이 흘러나오거나 눈물을 씻겨 보내는 것이 히스타민의 작용이지요. 히스타민은 몸에 해롭지 않은, 오히려 몸에 이로운 반응으로 볼 수 있습니다. 그런 반응이 나타날 때 항히스타민제를 사용하면 모처럼 몸에서 일어나는 반응을 중단시키는 행위가 됩니다. 약을 끊으면 다시 반응이 나타나고, 또 약으로 억제하고, 그렇게 해서는 증상에서 벗어날 수 없습니다.

가려움은 2가지 측면에서 이해할 수 있습니다.

첫째, 가려움은 독소 배출을 위한 인체의 노력입니다. 기침, 땀, 하품, 부스럼 등은 모두 체내의 독소를 밖으로 방출하기 위한 몸부림이라 볼 수 있습니다. 가려움도 마찬가지로 체내의 독소를 배출하는 과정이라 볼 수 있습니다. 가려움이 심한 것도 독이 나가려고 하는데 피부의 출구가 좁기 때문에 긁어서 넓혀 달라는 신호로 이해할 수 있습니다. 만약 가려움을 억제하여 체내의 독소가 빠져나가지 못하게 막으면 혈액 질병, 신장 질환, 폐 질환 등이 발생하게 됩니다.

둘째, 가려움을 덜 느끼게 하기 위해 일부러 통증을 유발하는 것입니다. 독소가 있는 부위를 긁는 것은 심하게 긁어 상처를 냄으로써 통증을 유발하고, 이 통증으로 가려움을 회피하려는 것으로 볼 수도 있습니다. 아토피의 가려움은 통증보다 견디기 어렵다는 것을 알 수 있습니다.

세계적인 면역학자 아보 도오루 교수는 "대원칙은 병이란 신체가 낫는 현상"이라고 했습니다. 가려움, 진물, 열감, 홍조 등의 증상이 나타나는 이유는 혈류를 늘려 유해 물질을 배설하기 위한 것입니다.

Q 가려움은 무조건 참아야만 하는 건가요? 가려움을 완화할 수 있는 방법은 없나요?

손가락 마디에 주부습진이 있었어요. 피부과 약을 먹고 바르면 잠시 좋아질 뿐, 더 악화되어 이제는 어깨, 배, 옆구리까지 가려움이 번져 하루 종일 시달리고 있어요. 가려울 때마다 스테로이드를 바르고 있는데, 스테로이드를 안 바르고 극심한 가려움을 무조건 참으면 좋아질까요? 피부과에서는 습진이라고만 하는데, 혹시 면역력이 떨어져서 이런 증상이 나타나는 건가요? 새벽마다 미친 듯이 가려워서 긁느라 너무 괴로워요.

A 가려움을 참는다고 치유가 빨라지지는 않습니다. 현재는 문제가 작지만 커질 수 있는 요소를 갖고 있습니다. 커질 수 있는 요소란 다름 아닌 스테로이드 사용입니다. 작은 습진에서 시작되어 지금까지 온 데에는 스테로이드가 큰 역할을 했다고 봅니다. 습진이 생겼을 때 피부과 약을 먹고 발랐다고 했는데, 아마 스테로이드나 면역 반응 억제제 둘 중 하나이거나 둘 모두였을 것입니다.

습진 부위가 번진 것은 세균에 의한 것이 아닙니다. 스테로이드를 피부에 바르면 대체로 바른 부위 아래 결합조직에 머물게 되는데, 입으로 먹거나 주사로 몸에 들어오게 되면 혈액을 타고 온몸으로 돌아다니게 됩니다.

인체는 독소가 들어오면 무조건 해독하거나 몸 밖으로 밀어내는 치유 작용을 하게 됩니다. 현재의 증상들은 약의 독소, 혹은 이전에 들어온 계면활성제의 독소들을 피부로 밀어내는 과정에서 나타나는 현상들입니다. 수포(진물)는 아시다시피 림프액입니다. 림프는 백혈구로, 우리 몸의 독소를 몸 밖으로 밀어내는 역할을 합니다. 아군인 셈이지요.

면역력이 떨어져서 그렇다는 말도 일리는 있지만, 궁극적으로는 독소가 원인입니

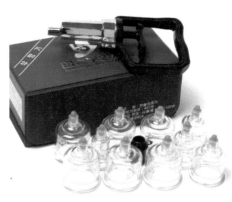
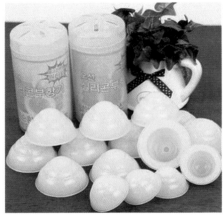

● 가려운 부위에 부항을 흡착하면 피부에 당겨지는 압력 때문에 가려움이 덜 느껴지는 효과가 있습니다.

다. 여기다 다시 스테로이드나 면역 반응 억제제, 혹은 항생제를 집어넣게 되면 증상은 일시적으로 멈출 수 있지만 시간이 지나면 더욱 심하게 올라오게 됩니다. 몸의 독소와 피부의 독소를 동시에 제거해 주는 것이 좋습니다.

가려움을 완화하는 확실한 방법은 별로 없습니다. 부항기를 이용하면 압력 때문에 가려움을 덜 느낄 수 있습니다. 실리콘 부항은 압력이 낮다는 단점이 있지만, 어린아이도 혼자서 할 수 있을만큼 편리합니다.

Q 세안은 꼭 해야 하는가요?

회사를 그만두고 지금은 쉬는 중이라 클렌징을 따로 하지 않고 물 세안만 아주 살짝 해 주는데, 열감이 예전에 비해 많이 사라졌어요. 홍조는 있지만 예전보다는 좀 사라진 것 같아요. 전문가들은 세안을 해야 한다고 강조하는데, 제가 틀린 것은 아닌지요?

A 잘하고 있습니다. 피부 장벽이 손상된 분들은 물 세안조차 안하는 것이 좋습니다. 인체는 그 어떤 화장품 회사도 만들어 내지 못하는 가장 완벽한 천연의 에멀젼

을 만들어 내는데, 이보다 더 좋은 보습제는 없습니다. 물과 기름이 완벽하게 조화를 이룬 천연 에멀젼은 피부 재생에 탁월한 효과를 발휘합니다. 폼클렌징 같은 계면활성 제로 세안을 하게 되면 피부 상재균이 죽게 됩니다.

상재균이 만들어 내는 약산성의 장벽도 씻겨 나가고, 피부는 거칠어지게 됩니다. 사회생활을 하는 입장에서는 세안을 안 할 수는 없고, 물 세안 정도만 해도 좋습니다. 물 세안도 찜찜하다면, 비누가 좋습니다. 비누는 상재균에 피해도 주지 않고, 피부에도 손상을 주지 않습니다. 비누 잔여물은 설사 피부에 남아 있다 하더라도 금새 분해되기 때문에 걱정하지 않아도 됩니다.

특히 자미원의 베이비 비누는 그 잔여물에 식물을 키울 수 있을 만큼 순수합니다. 비누화되는 과정에서 유해 물질이 완벽하게 사라지고, 자연 분해되어 버린다는 것을 실험을 통해 확인할 수 있었습니다.

Q 피지가 많으면 나쁜 것 아닌가요? 피지는 블랙헤드의 원인이 되고, 모공의 노폐물 도 많아지게 하기 때문에 씻어 내야 한다고 들었는데요.

A 아닙니다. 인간의 과학기술은 피지만큼 좋은 화장품을 만들 수 없을 정도입니다. 피지와 땀으로 이루어진 피지막에는 '전이성 에멀젼'이라는 천연 유액이라 불릴 만한 요소가 포함되어 있는데, 이것은 매우 훌륭하게 피부를 보호합니다.

먼저 우리의 피부가 정상적으로 유지되고 있는 상태에서 이 천연 유액은 피부를 보호해야 하는 W/O형의 상태로 되어 있습니다. W/O라는 것은 기름 속에 물방울이 떠 있는 상태를 가리키는 것입니다. 수분이 쉽게 증발되지 않도록 기름으로 확실하게 조절해 주어 피부가 촉촉해지는 것입니다.

운동을 하면 몸에서는 땀이 많이 나옵니다. 이때는 W가 증가한 상태입니다. 우리 신체는 나가려고 하는 땀을 계속 내보내지 않으면 체온이 올라가며 젖산과 요산이 체내에 축적되므로, 땀은 나올 때 내보내야 합니다. 이때 천연 유액이 W/O형에서 에멀

견으로 민감하게 전이됩니다. 물속에 기름의 입자가 떠 있는 상태로 변화되어 솟구쳐 나온 땀을 몸 밖으로 내보냄으로써 우리의 신체와 피부를 지킵니다.

천연 유액은 땀과 결합해 피지막을 만듭니다. 우리의 피부를 지켜 주는 활동을 쉴 새 없이 계속하고 있는 것입니다. 이렇게 훌륭한 기능을 가진 전이성 에멀젼은 신체 내부에서만 생성됩니다. 이 품질 좋은 천연 유액의 원료가 되는 피지의 양은 하루에 2g, 한 달에 60g으로 결코 적은 양이 아닙니다. 현대 과학은 이것을 만들지 못하기 때문에 유독한 계면활성제를 사용해야 하는 것입니다.

따라서 화장품으로 유분을 공급하는 것보다는 이 천연 유액의 혜택을 충분히 활용할 수 있는 피부로 되돌리는 것이 현명합니다. 그러기 위해서는 정상적인 두께의 각질층으로 유지하는 것이 중요합니다. 계면활성제 세안은 반드시 중단해야 합니다.

Q 홍조나 아토피가 장의 건강과 무슨 관계가 있나요? 리셋을 먹으면 홍조에 도움이 될까요?

A 피부 질환으로 고생하는 많은 분들은 두 가지 문제가 복합적으로 작용하고 있다고 보여집니다. 장의 기능이 많이 떨어져 있어 체온이 낮거나, 피부 장벽 자체가 외부 요인(계면활성제, 스테로이드, 레이저 등)에 의해 파괴되어 있는 경우가 많습니다. 이런 분들에게는 대개 주사 질환, 홍조 등의 증상이 나타나고 있습니다.

외부 요인에 의한 문제는 계면활성제 등에 의해 피부 장벽이 손상된 데서 찾을 수 있습니다. 피부 장벽을 재생시키면 문제는 해결될 수 있습니다. 리셋은 몸속에 있는 독소를 제거하고 장의 기능을 정상화시키며 세포 재생에 도움을 줍니다.

Q 탈스를 하면 현재의 상태가 더욱 악화되지는 않을까요?
피부 질환으로 10년째 고생해 왔습니다. 뒤늦게 스테로이드의 부작용에 대해 알게 되었는데,

지금이라도 스테로이드를 중단하고 탈스를 하면 어떨까요? 현재 비타민과 유산균을 먹고 있는데, 이것도 피부 질환에 도움이 될까요?

A 탈스를 한다면 증상은 한결 더 심해질 것입니다. 10년째 피부 질환으로 고생하였다고 했는데 오랫동안 사용해 온 스테로이드는 진피 아래의 결합조직에 누적되어 있을 것으로 추정됩니다. 현재의 상태도 실상은 스테로이드나 면역 반응 억제제로 눌러놓은 상태일 것입니다. 만약 탈스를 한다면 증상은 한결 더 심해질 것입니다. 하지만 그 과정은 치유 과정으로 반드시 거쳐야 합니다.

현재 상황에서 좋아졌다가 나빠졌다가 하는 것은 의미 없습니다. 현재의 증상을 일으키는 근본적인 원인인 스테로이드나 면역 반응 억제제의 독소를 빼야 합니다. 몸속 깊숙이 자리 잡고 있는 독소를 20여 종에 불과한 유산균으로 제거하는 것은 역부족입니다.

유산균이나 비타민은 아마도 생각만큼 효과를 보지 못할 것입니다. 일단 유산균은 20여 종에 불과한 종균을 활용하기 때문에 장내 미생물 생태계에 영향을 미치기 어렵습니다. 비타민은 합성의 경우 약 2~3달 후면 몸에서 이물질로 인식하기 때문에 처음 먹었을 때와 같은 효과가 지속되기를 기대하기 어렵습니다. 비타민은 천연 제품으로 섭취하고, 유산균 대신 자연 발효 방식으로 만들어진 청국장을 활용하는 것이 피부 질환에 도움이 됩니다.

Q 날씨가 추우면 아토피였던 부위가 죽은 피부처럼 보랏빛으로 변하곤 했는데, 오늘 야외에서 행사가 있어 추운 바람을 한 시간 정도 맞았는데, 끝나고 보니 피부색이 보랏빛이 아닌 붉은빛으로 변해 있었어요. 확실히는 모르지만 뭔가 변화가 있는 것 같은데, 맞나요?

A 피부색이 붉은색으로 변화되는 것은 몸의 순환이 과거에 비해 잘 되고 있다는 징조로 보입니다. 푸른색에 가까울수록 독소로 인해 순환이 잘 안 된다는 의미이

고, 열이 나면서 그 색이 붉어질수록 순환이 잘 된다는 의미입니다.

일본 쓰루미 클리닉 원장인 쓰루미 다카후미도 자신의 저서 『효소의 비밀』에서 "체온이 올라가는 것은 몸속에 있는 효소를 활발히 활동하게 만들어서 병을 빨리 치유하려는 몸의 반응"이라고 했습니다. 환경 전문지 『이콜지스트』 건강 전문 편집 위원 팻 토마스도 자신의 저서 『21세기가 당신을 살찌게 한다』에서 "열기는 피부 밑의 피하조직의 대사 작용을 증진시킨다. 피부의 대사 작용이 제기능을 하면, 신장 한쪽 또는 양쪽 모두의 해독 기능에 버금갈 정도로 탁월한 효과를 볼 수 있다"고 했습니다.

이들 외에도 수많은 학자들이 몸의 열이 가지는 치유 작용에 대해 말하고 있습니다. 아토피를 떠나서, 얼굴을 비롯하여 몸에서 열이 나는 것은 인체의 자연 치유 작용으로 이해했으면 합니다. 수많은 피부 질환(홍조, 주사 질환 등)의 경우 열이 나는 것도 모두 내 몸의 치유 작용으로 받아들여야 합니다. 여기서 열을 낮추는 것은 치유 작용을 방해하는 것입니다. 전쟁통에 적과 아군을 구분하지 못하면 내 생명이 위태로워집니다.

Q 진물이 안 멈춰요. 긁은 부위가 진물 범벅이 돼서 옷에 달라붙고 너무 찝찝해요. 물로 씻고 연고를 발라도 진물이 굳지 않고 계속 흐르네요. 어쩌면 좋죠?

A 진물을 많이 쏟아 내고 나면 빠른 속도로 치유가 됩니다. 진물이 쏟아져 나온다는 것은 엄청나게 많은 독소를 배출하고 있다는 증거입니다. 진물에서 냄새도 많이 날 것입니다. 진물을 통해 독소가 나오는 것이지요. 진물이 많이 나올수록 빨리 낫습니다.

많은 사람들이 진물에 대해 오해하고 있는데, 진물은 우리에게 도움을 준다는 것을 이해할 필요가 있습니다. 몸에서 진물이나 피가 나오면 두려움부터 생기는 것은 당연한 일입니다. 진물은 바로 림프액입니다. 림프는 크게 두 가지 역할을 하고 있는데, 가장 중요한 것은 우리 몸의 노폐물을 청소하는 역할입니다. 독소가 침투하면 면역 세포인 림프구는 독소와 싸우게 되는데, 이때 림프구가 독소와 싸워서 독소를 먹어 버리면

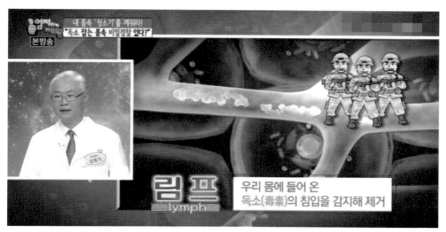

● MBN '엄지의제왕'에 소개된 림프에 대한 영상입니다. 진물은 림프액으로, 우리 몸의 청소부 역할을 하고 있습니다. 멈춰야 할 대상이 아니라는 겁니다.

각종 염증이 사라지게 됩니다. 이때 나오는 진물은 림프액이 독소를 끌어안고 나온 것입니다.

만약 림프절에서 면역 세포가 독소를 제거하지 못하면 독소는 림프관을 타고 온몸으로 돌아다니면서 퍼지게 됩니다. MBN '엄지의제왕'에서 "몸속 청소기로 불리는 림프의 비밀을 파헤쳐 본다"라는 부제목으로 나온 내용은 좋은 참고가 될 것 같습니다.

방송에서 '림프는 몸속의 독소를 배출하고 영양분을 나르는 역할을 한다'고 소개하고 있습니다. 영상을 보면 상처가 생겨서 진물이 나오는데, 그 진물이 림프액이라고 설명해 주고 있습니다. 독소와 노폐물을 배출하고, 상처를 아물게 도와주는 것이 바로 림프입니다. 즉 아토피에 있어서 진물은 멈추게 해야 할 대상이 아니라, 오히려 더 많이 배출되도록 도와주어야 할 우리 편이라는 사실입니다.

Q 13살 딸아이의 눈 부위 아토피가 너무 심해지고 있어요. 눈을 하도 비벼 대다 보니 결막염까지 와서 흰자도 빨갛게 충혈된 상태고, 진물이 엉겨서 아침에 눈 뜨는 것조차 힘들

어요. 왕지네 추출 천연 로션과 솔트 크림으로 보습을 해도 똑같아요. 어떻게 보습을 해야 할까요?

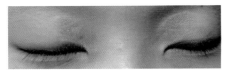
2017년 8월 29일

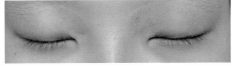
2017년 9월 9일

A 아토피와 보습은 아무 관계가 없습니다. 건조함을 개선한다고 아토피가 개선되는 것은 아닙니다. 보습이 걱정되면 호호바 오일, 코코넛 오일을 직접 발라 주면 됩니다. 왕지네 추출 로션이나 솔트 크림 같은 것은 의미가 없습니다. 자연의 물질도 인공적으로 추출하는 순간 자연의 물질이 가졌던 효능이 거의 사라집니다. 수많은 추출물 화장품들의 효과가 기대만큼 크지 않은 이유와 같습니다.

중요한 것은 독소를 제거할 수 있는가 없는가입니다. 아무 이유 없이 어느 날 갑자기 이런 증상이 생기지는 않습니다. 잘 생각해 보면 분명 스테로이드 연고를 발랐던 자리에서 발진이 생겼을 것입니다.

얼굴은 여러모로 민감한 부위입니다. 초등학생들도 얼굴에 뾰루지 하나만 나도 친구들이 놀린다면서 학교에 가지 않겠다고 하는 판입니다. 남성이든 여성이든 얼굴은 개인 자존감의 상징이기 때문에 언제나 깨끗하게 유지하고 싶고 그렇게 보이고 싶어 합니다. 그래서 뭔가의 문제가 생기면 곧장 스테로이드 연고부터 발라서 문제를 없애 버리려고 합니다. 이런 특성 때문에 얼굴에 스테로이드를 바르는 분들이 많습니다.

Q 얼굴에 스테로이드를 사용하게 되면 리바운드가 있다고 하는데, 사회생활을 하는 입장에서 리바운드가 있으면 곤란합니다. 리바운드 없이 고칠 수 있는 방법은 없나요?

A 스테로이드 연고를 바르게 되면 필연적으로 리바운드를 겪을 수밖에 없습니

다. 우리 몸에서는 그런 독소를 그냥 두지 않고 피부 밖으로 밀어내는데, 그것이 리바운드이고, 악화된 증상입니다. 이 부분이 굉장히 특징적인데, 악화된 증상은 피부가 악화되었다는 의미이기도 하지만, 몸의 관점에서는 독소를 몸 밖으로 밀어냈다는 치유의 의미이기도 합니다. 즉, 증상을 중단시키는 것은 치유를 중단시키는 행위가 된다는 뜻입니다. 얼굴의 증상이 악화되는 것을 통해 치유하고 싶은 분은 아무도 없을 것입니다.

그래서 가장 좋은 것은 악화되는 부위를 다른 부위로 분산시키거나 이동시켜서 얼굴을 깨끗하게 보존하면서 치유하는 것입니다. 오랜 임상을 통해 그 방법을 찾았는데, 바로 림프를 이용하는 방법입니다.

목과 귀 아래쪽 부분에 자미원 제품을 발라 주면 얼굴의 독소가 아래로 내려가는 것을 많이 보았습니다. 우리 몸속에서 독소를 청소해 주는 림프의 도움을 받기 때문에 가능한 일이라고 봅니다. 자미원 이온수에 들어 있는 게르마늄, 셀레늄 등 독성을 제거하는 능력이 탁월한 미네랄들이 림프에 힘을 실어 주어, 독소를 제거하는 것입니다. 미네랄 이온은 림프를 타

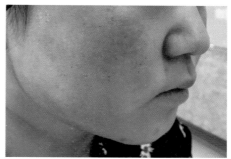

2017년 6월 4일

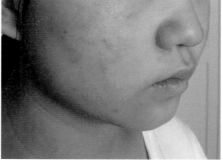

2017년 7월 11일

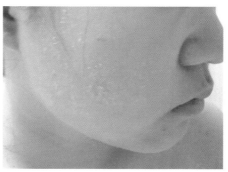

2017년 8월 15일

● 목과 귀 아래쪽 림프에 발라 주면 얼굴의 독소가 아래로 내려오고, 얼굴의 리바운드는 최소화되는 것을 확인할 수 있었습니다. 림프를 활용한 방식으로 치유한 사례입니다.

고 얼굴 속에 있는 독소를 해독하는데, 증상을 최대한 억제하면서 치유할 수 있게 합니다. 물론 스테로이드를 많이 사용했을 때는 이 방법으로도 증상이 올라올 수 있습니다. 이럴 때는 중단했다가 가라앉으면 다시 발라 주고, 올라오면 중단하기를 반복하면서 치유하면 됩니다.

Q 자미원 리셋은 어떤 제품인가요? 유산균과 같은 건가요? 리셋을 먹은 지 3일이 지났는데, 배에 가스가 차기 시작하고 계속 꾸르륵거려요.

A 리셋은 몸속의 독소를 제거하고 장의 생태계를 온전하게 복원시켜 줍니다.

우리 장에는 500~2000종류, 100조 마리의 미생물이 살고 있습니다. 우리가 먹는 요거트는 대부분 종균을 발효시켜 만듭니다. 종균은 대개 10~20종, 100억 마리 정도입니다. 100억 마리로 생각하면 엄청나게 많은 것 같지만, 이미 진을 치고 있는 미생물에 비하면 0이 네 자리 수나 부족합니다. 단 $1mm^2$에도 영향을 미칠 수 없는 현실입니다. 그래서 유산균을 아무리 먹어도 변비가 잘 해결되지 않는 것입니다.

리셋은 좀 다릅니다. 리셋은 '지구의 생명과 생기'를 알차게 품고 있습니다. 자연의 질서에 순응하면서, 자연과 교감하는 방식으로 생산하는 먹을거리이기 때문입니다. 리셋은 토종콩을 선별하는 일에서부터 생산까지 모두 자연 친화적인 방법을 통해 만들어집니다. 리셋은 안동에서 직접 재배한 토종 콩을 엄선하여 선택하고 무농약 볏짚을 이용하여 자연 발효시켰습니다. 자연에서 얻는 미생물 종류가 인체의 미생물과 가장 유사할 것이라 생각했기 때문입니다. 종균을 사용한 인공 발효는 미생물이 10여 종에 불과한 반면, 자연 발효는 1000종 이상의 미생물을 활성화시킬 수 있습니다. 토종 청국장 1g에는 10억 마리의 미생물과 효소, 10만 여 종의 생리 활성 물질이 있습니다.

가스가 찬다고 했는데, 그것은 당연한 일입니다. 가스가 차는 것은 지금까지 인스턴트 음식, 항생제 등으로 장내 미생물 생태계가 훼손되어 있다가 새롭게 움직이기 시작했다는 의미입니다. 보리밥이나 고구마를 먹으면 가스가 많이 나오는 것과 같은 이치

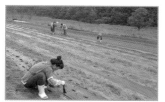

1 건강한 토종콩을 선별하고, 파종도 직접 해요.

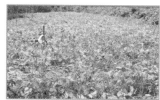

2 좋은 햇볕을 받아 황금빛으로 영글어가요.

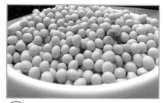

3 안동 지역의 토종 콩만 청국장이 될 자격이 있어요.

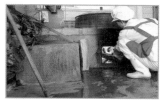

4 잘 마른 참나무 장작으로 불을 때야 제 맛이죠.

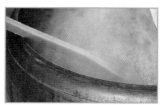

5 무쇠 가마솥에서 익은 토종 콩은 발효를 기다립니다.

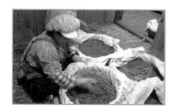

6 무농약 재배 볏짚을 이용한 자연 발효로 청국장이 탄생합니다.

입니다.

　이것은 몸의 상태가 나빠져서가 아니라 전보다 좋은 상태로 회복되고 있다는 증거입니다. 따뜻한 물을 함께 마셔 주면서 시간을 기다리면, 배변이 원활해지면서 배부름도 없어질 것입니다. 물론 가스도 줄어들고 냄새도 거의 없어질 것입니다. 장내 미생물 생태계가 온전하게 자리를 잡았다는 의미로 받아들여도 됩니다.

Q 겨드랑이 부분과 사타구니 쪽 임파선이 부은 지 두 달 정도 되어 가는데 가라앉을 생각을 안 하네요. 엘리델 크림으로 관리 중인데 병변이 염증같이 부풀어 오르다가 딱지가 생겼다가 다시 부풀어 오르기를 무한 반복 중인데, 이것은 어떤 증상인가요?

A 우선 임파선이 무엇을 하는 곳인지 알아야 합니다. 임파선은 바로 면역 기관이죠. 임파선이 부었다는 것은 그곳에서 지금 전쟁이 벌어지고 있다는 의미입니다. 탈스를 하면 몸속 독소와의 전쟁을 치르게 되는데, 그 사령부가 바로 임파선입니다.

피부에 일어나는 변화들은 독소를 피부 밖으로 내보내는 과정에서 일어나는 증상입니다. 여기서 증상이 보기 싫다고 멈추게 되면(스테로이드, 면역 반응 억제제 사용) 다시 원점으로 돌아가게 됩니다. 많은 분들이 이 과정을 참지 못하고 되풀이하였던 경험이 있을 것입니다. 결론은 지금 몸에서는 열심히 독소와의 전쟁을 펼치고 있다는 것입니다.

Q 죽염이 아토피에 좋다고 하는데, 어떻게 이용하면 되나요? 죽염이 몸속의 독소를 제거하는 데 도움이 된다는 말은 들었는데, 구체적인 사용 방법을 알려 주세요.

A 먼저 신뢰할 만한 업체에서 만든 죽염을 구하는 것이 중요합니다. 그리고 아홉 번 구운 자죽염이 제일 좋으며, 가루보다는 알갱이가 좋습니다. 먹는 방법에도 차이가 있는데, 녹여서 먹는 것이 좋습니다. 즉, 좋은 죽염을 혀 밑에 한 알씩 넣고 녹여서 먹는 것이 제일 효과적입니다. 소금이 몸에 나쁘다는 말이 많은데, 이는 실로 황당한 주장이 아닐 수 없습니다. 영국 엑시터대학교 연구팀은 저염식 식사가 심장병이나 조기 사망 위험을 줄인다는 뚜렷한 증거가 발견되지 않았고, 오히려 심장 질환이 있는 환자가 소금 섭취량을 줄일 경우 사망 가능성이 증가한 사례가 있었다고 발표했습니다. 소금이 나쁘다는 연구도 어처구니 없는 실험을 통해 도출했습니다. 1950년대 미국의 한 학자가 몇 달에 걸쳐 생쥐를 가둬 놓고 강제로 소금을 평소 섭취량의 20배를

먹인 뒤 혈압이 올라가자 '소금이 혈압을 유발한다'는 주장을 학회지에 실었는데, 그 것이 현재까지 정설로 나오고 있는 것입니다. 평소 소금 섭취량의 20배를 갑자기 섭취 하게 되면 몸에 이상이 생기기 마련이며, 가둬 놓은 생쥐는 물을 마실 수 없습니다. 인 간은 목이 마르면 물을 마십니다. 따라서 설사 평소 소금 섭취량의 20배를 먹는다 해 도 물로 희석시키기 때문에 전혀 걱정할 필요가 없습니다.

소금을 녹여서 먹으면 좋은 것은 인간의 침이 독소를 해독하는 특별한 능력이 있기 때문입니다. 환경호르몬조차 1분만 입 속에 두면 분해된다고 합니다. 음식을 꼭꼭, 천 천히 먹게 되면 해독 효과를 얻을 수 있습니다. 또한 설탕 성분이 적은 껌을 자주 씹는 것도 도움이 됩니다. 여기에 죽염을 결합하면 최상의 해독제가 만들어지는 셈입니다.

Q 소금은 고혈압에 좋지 않다고 하며, 성인병의 원인이라는 전문가들의 말이 있습니다.

A 고혈압 때문에 죽염을 기피하는 사람들도 있지만, 이는 기우에 불과합니다. 2014년 말 프랑스 파리5대학 · 파리13대학 의학 · 영양역학센터 공동 연구진이 "나트 륨 섭취와 고혈압 유발은 큰 관련성이 없다"는 연구 결과를 발표했습니다.[1] 나트륨으 로 조사했음에도 불구하고, 나트륨조차 고혈압을 유발하지 않는다는 결과가 나온 것 입니다. 소금은 나트륨과 다릅니다.

나트륨(Na)은 단일 성분으로 되어 있는데 비해 소금은 나트륨과 염소의 화합물로, 화학명은 염화나트륨(Nacl)입니다. 이 중 나트륨은 세포 대사 작용, 신경 자극의 전달, 근육 수축, 체액 균형 등 신체 대사와 유지에 가장 중요한 역할을 합니다. 따라서 소 금을 먹지 않으면 신체는 대사와 체액 균형, 산 · 염기 균형을 유지할 수 없으며, 두통, 구역질, 의식 장애, 간질 발작 등의 증상이 일어날 수 있고 심하면 사망에 이르게 됩니

---

[1] 연구진은 고혈압을 유발시키는 가장 큰 원인이 무엇인지 밝혀 내기 위해 프랑스 성인 남녀 8,670명 의 혈압 데이터를 비교 · 분석하는 방대한 조사를 진행했다. 결과를 살펴보면, 의외로 소금 속 나트 륨 섭취는 고혈압 유발과 큰 관련성이 없는 것으로 나타났다.

다. 소금에 들어 있는 염소는 위액 속의 염산의 원료가 됩니다. 염산이 없으면 위액의 산도가 저하되기 때문에 식욕과 소화력이 떨어지고 철분이 흡수되지 않아 빈혈이 생길 수 있습니다.

　지금 이 순간에도 소금 유해론을 떠드는 사람들이 있지만, 오래 살고 싶으면 그들의 말을 믿지 않는 것이 좋습니다. 사실 소금에 대한 논쟁은 이미 1988년 세계 32개국, 52개 지역의 전문 기관이 참여한 대규모 역학 조사 '인터솔트 스터디(Intersalt study)'에서 종지부를 찍었습니다. 전 세계 1만 명 이상의 데이터를 분석한 결과, 소금 섭취량과 고혈압은 아무 관계가 없다는 결론을 얻었으며, 이제 유럽 주요국들은 염분 감량을 주장하지 않습니다. 전 세계적으로 이미 오래전에 상식이 된 이 사실이 왜 유독 한국과 일본에서만 감춰지고 있는지 모르겠습니다.[2] 고혈압을 예방하기 위해서라도 좋은 소금을 먹어야 합니다. 고혈압을 치료하기 위해서는 혈관 내에 쌓인 노폐물을 제거하고, 피를 맑게 해야 합니다.

Q 소금이 아토피 등의 피부 염증 질환을 더욱 악화시킬 수 있다는 말이 있습니다.

A 저는 정반대로 생각합니다. 지금까지 경험상 소금을 섭취하지 않으면 염증은 더욱 악화되었습니다. 실제로 음식물의 부패를 막는 데 소금이 사용되고 있다는 것이 그것을 입증하는 것 아닌가요? 특히 염증 질환에는 소금을 반드시 먹어야 하며, 저염식은 염증을 악화시킨다는 것이 제 생각입니다. 국제학술지인 『Food Sci.& Biotechnol』(2014년)에 실린 내용 중에 미네랄 소금을 섭취하면 활성산소 발생이 적고 이에 따른 세포 손상, 염증 반응이 적어진다는 연구 결과도 있습니다. 활성산소와 염증 반응이 관계한 모든 질병에 소금은 좋은 치유제입니다.

2) 마쓰모토 미쓰마사, 『고혈압은 병이 아니다』, 에디터, 2015, p.184.

Q 홍조를 자연적인 방식으로 치유하려면 얼마나 걸리나요? 3개월이면 너무 오래 걸리는 것 아닌가요?

A 하루아침에 병이 나았으면 하는 마음은 이해합니다. 그렇다면 이런 질문은 어떨까요? 얼마 만에 나았으면 좋겠습니까? 혹은 병원에서는 그 병을 고칠 수 있다고 하던가요? 병원에서는 홍조를 평생 관리해야 하는 질환이라고 합니다. 병원에서는 고칠 수 없다고 한 홍조를 3개월 정도 걸린다고 조바심을 내면 곤란합니다. 우리 몸이 손상될 때에도 하루아침에 되지 않았습니다. 피부 장벽이 손상되어 홍조까지 진행되는 데에는 짧게는 1년에서 길게는 30년이 걸렸을 수 있습니다.

환경성 질환들이 모두 그렇습니다. 몇 년에서 수십 년 동안 쌓인 독소를 정화시키는 데에도 당연히 시간이 필요합니다. 몸을 정화하는 데는 고통이 따릅니다. 얼마간의 시간과 인내, 노력을 투자해서 건강을 회복하게 된다면 그 정도는 기다릴 수 있지 않겠습니까?

Q 얼굴 피부가 비닐처럼 얇아지고, 만지면 매끈거립니다. 운동을 해도 땀도 나지 않고요. 햇볕만 받아도 따가워서 밖에 나가는 것도 두렵습니다. 왜 이런 일이 일어나는 것일까요?

A 스테로이드를 바른 피부에서는 땀이 나지 않습니다. 먹거나 주사를 통해 몸으로 유입되었다면, 몸 전체에서 땀이 나지 않는 증상이 있습니다. 먼저 스테로이드의 기전에 대해 이해할 필요가 있습니다. 스테로이드를 바르면 가려움증이 가라앉고 일시적으로 피부가 깨끗해집니다. 그것은 치유되어서 그런 것이 아니라 스테로이드가 혈관을 수축시켜 증상만 멈추게 한 것입니다.

스테로이드를 많이 사용하면 피부가 매끈해집니다. 혈관이 수축되면서 모공과 땀구멍까지 막혀 버리는 것입니다. 문제는 굵은 혈관들은 수축되고, 모세혈관들은 아예 막혀 버리는 것입니다. 그렇게 되면 피부가 숨을 쉬지 못하게 되고, 생기를 잃게 됩니다. 땀이 나오지 않는 것은 어쩌면 당연한 일이겠지요.(땀이 나지 않는다면, 모세혈관이 손상되었고, 피부 생태계가 파괴되어 있다고 생각해야 합니다.)

혈관을 수축시키는 약효가 떨어질 즈음이면 다시 병증이 나타날 수밖에 없습니다. 몸속에 흡수된 스테로이드는 일부 소변으로 배출되지만, 일부는 체내에 축적됩니다. 체내에 축적된 스테로이드는 산화콜레스테롤로 변화되고, 이 산화콜레스테롤이 주변 조직을 산화시켜 새로운 염증을 유발합니다.

스테로이드를 분비하는 부신의 능력도 시간이 갈수록 저하되어 상황은 악화일로를 걷게 됩니다. 스테로이드 사용을 중단하게 되면 인체는 극심한 고통을 받게 됩니다. 인체 내에서 스테로이드 고갈 상태가 일어나므로 몸은 안정 상태를 유지할 수 없게 되고, 염증은 더욱 악화됩니다. 피부가 갑자기 빨갛게 부풀어 오르거나 환부에서 고름이 나오게 됩니다.

Q 스테로이드 연고를 몇 년 동안 발랐습니다. 염증이 올라올 때마다 아주 조금씩 발랐고, 심할 때는 스테로이드 주사를 맞기도 했습니다. 하지만 최근 몇 달 동안은 바르지 않았습니다. 그런데 요즘 들어 손발이 차고, 운동을 해도 땀이 잘 나지 않습니다. 혹시 스테로이드를 사용하면 체온도 떨어지나요?

A 스테로이드를 사용했다면 일단은 좀 어려운 과정을 각오해야 합니다. 스테로이드를 쓰고 피부염이 없어졌다는 분들이 있는데, 그것은 치유된 것이 아니라 증상만 멈춘 것입니다. 증상이 멈추면 상황은 더욱 악화되고 있다고 봐야 합니다.

땀이 나지 않는다는 것은 몸의 신진대사가 원활하게 돌지 않는다는 의미이기도 합니다. 단지 땀이 나지 않는 것이 문제가 아니라 신진대사가 원활하지 않다는 것이 더 문제인 것이지요. 이런 분들의 특징이 기본적으로 손발이 차고, 환절기에 비염이 온다는 점입니다.

스테로이드의 부작용 가운데 하나가 신진대사를 방해하고, 체온을 떨어뜨린다는 것입니다. 혈관을 수축시켜서 증상을 억제하는 기능을 하다 보니 몸의 대사 기능이 떨어지게 되고, 급기야 체온이 떨어지게 되는 것이지요. 허리 아래의 온도가 떨어지면서 상체로 열이 쏠려 얼굴이 더 뜨거워질 수 있습니다.

이럴 때는 생강차를 지속적으로 마시고, 족욕이나 반신욕을 30분 이상 꾸준히 해 주세요. 족욕은 물이 무릎 근처까지 올라오는 것이 좋고, 온도는 40~42도 정도가 좋습니다. 대야에 뜨거운 물을 부어 가면서 이용해도 됩니다. 처음에는 땀이 나지 않을 것입니다. 하지만 열이 나면서 치유 작용이 시작됩니다. 두툼한 윗옷을 입고 뜨거운 생강차를 마시면서 족욕을 하면 더욱 효과적입니다. 콜라와 아이스커피 같은 찬 음식은 피하세요.

Q 자미원을 사용한 지 한 달이 다 되어 가는데, 진물이 계속 나와요. 끈적거리고 냄새도 심하게 나는 것 같은데, 언제쯤 이런 증상이 멈출까요?

A 지금 피부 밖으로 나오고 있는 진물이 몸속에 있는 것이 좋을까요? 아니면 몸밖으로 나오는 것이 좋을까요? 피부에서 진물이 나오는 증상은 고통스러운 과정이지만, 몸의 관점에서는 진물을 체외로 배출시켜 치유하고자 하는 것입니다.

모든 피부 증상들이 비슷합니다. 아토피도 몸의 독소를 밖으로 배출하는 것인데, 그 과정에서 가려움이 있고, 진물이 나는 것입니다. 피부가 오돌토돌한 것도 마찬가지입니다. 화산이 터져야 땅속의 물질이 밖으로 나오듯이, 몸도 작은 화산들을 통해 몸안의 독소를 밖으로 배출시키는 것입니다.

Q 비타민을 먹으면 아토피를 치유하는 데 도움이 된다고 해서 비타민 등 건강 보조식품을 많이 챙겨 먹고 있습니다. 잘하고 있는 거죠?

A 합성 비타민은 독소가 될 수 있습니다. 비타민이 천연 비타민일 경우에는 당연히 도움이 됩니다만, 합성 비타민은 오히려 방해가 됩니다.

합성 비타민은 유전공학의 기술을 동원하여 공장에서 생산한 것입니다. 베타카로틴(비타민A 전구체)은 대장균의 유전자를 조작하여 만들며, 임신부가 애용하는 엽산은 개구리의 피부를 부패시켜 만듭니다.

합성 비타민의 효과는 어떨까요? 합성 비타민이 자연의 물질로 섭취하는 비타민과 같은 작용을 한다고 믿는다면 그것은 큰 오산입니다. 합성 비타민은 음식물로 섭취하는 비타민과 달리 고립된 하나의 물질이며, 그것이 체내로 유입되면 인체는 유해 독소의 침투로 인식할 수 있습니다. 인공적으로 만들어진 화학물질들은 체내에 존재하는 수천 개의 자연 물질과 상호 결합하지 못하기 때문입니다.

아마 비타민을 처음 먹었을 때는 효과가 있었다가 시간이 갈수록 효과가 없어지는 것을 느꼈을 겁니다. 그것은 인체가 가짜 비타민에 속았다는 것을 인식했기 때문입니다. 인체는 그 다음에는 그것을 독소로 인식하고 거부 반응을 일으킵니다. 비타민을 먹으면 오히려 더 피곤함을 느끼게 되는 것도 이런 이유에서입니다.

그렇다면 도대체 어떤 상품을 선택해야 할까요? 대원칙은 자연에 있습니다. 자연의 물질로 만들어졌는가를 먼저 따진 뒤, 안전성이 확보된 원료로 만들었는지 확인해야 합니다. 자연의 물질은 온전한 형태 그대로 이용해야 합니다.

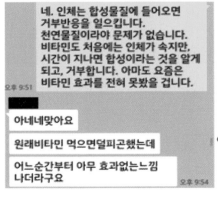

● 합성 비타민은 처음에는 효과가 있다가 시간이 갈수록 효과가 없어지는데, 그것은 인체가 가짜 비타민에 속았다는 것을 인식했기 때문입니다.

Q 한약은 아토피에 도움이 안 되나요? 아토피가 있는 아이에게 벌써 4달째 한약을 먹이고 있는데 큰 변화가 없는 것 같습니다. 처음에는 효과가 있는 듯했다가도 다시 올라오기를 반복하고 있습니다.

A 한약에 대해서는 딱히 드릴 말씀이 없습니다. 한약을 먹고 치유된 사례도 많이 보지 못했습니다. 왜 한약은 아토피에 효과가 미미할까요? 한의학은 고서에 의존하는 경향이 많은데 『동의보감』이나 『본초강목』 등 한의학 서적에는 아토피에 대한 처방이 없습니다. 단지 피부 질환은 폐와 관련되어 있다는 정도만 언급하고 있습니다.

그런데 500년 전에 살았던 사람이 먹었던 음식과 현대인들이 먹고 있는 음식이 다르기 때문에 피부 질환의 병증도 완전히 다르다고 봅니다. 고전에 의존하는 한의학은 그래서 효과가 없는 것 같습니다. 물론 요즘 일부 한의사들의 경우 현대병들에 대응하는 처방을 찾기 위해 노력하는 것으로 알고 있지만, 체질을 바꿔야 한다는 정도 외에는 별로 설득력 있는 처방을 찾을 수 없습니다. 물론 몇몇 한의원에서는 독소를 제거해야 한다고 인식하고 있는 곳도 있습니다. 한의원을 이용하려면 '독소를 제거해야 아토피가 낫는다'고 주장하는 곳을 찾으면 될 것 같습니다.

Q 피부가 메마른 사막처럼 건조해서 보습제를 발라도 그때 뿐입니다. 천연 오일을 발라도 몇 시간 가지 않고 바세린을 발라도 건조함이 해결되지 않습니다. 그러다가도 피지가 한번 올라오기 시작하면 제멋대로 분비되어 떡이 지기도 합니다.

A 피지는 알고 보면 엄청나게 좋은 보습제입니다. 그 어떤 화장품 회사도 만들어 내지 못하는 가장 완벽한 천연의 에멀젼이 바로 피지입니다. 물과 기름이 완벽하게 조화를 이룬 천연 에멀젼은 피부 재생에 탁월한 효과를 발휘합니다. 이보다 더 좋은 보습제는 없습니다. 다만 문제는 그것이 일정한 패턴을 잃어버렸다는 점인데, 패턴이 정상화될 때까지는 물 세안만 하면서 버텨 보세요. 피지를 씻어 내지 않으면 피부가 스스로 많이 만들 필요가 없다는 것을 인식하고 양을 줄일 것입니다. 치유는 인체

스스로 하기 때문에 우리는 그것을 도와주기만하면 됩니다. 피지의 양이 많다고 열심히 씻어 내면 피부는 더 많은 피지를 만들게 되는 것입니다.

Q 저는 홍조가 있습니다. 커피를 아주 많이 좋아하는데, 피부에 좋지 않다고 해서 못 마시고 있어요. 여름이 되자 시원한 아이스커피가 너무 마시고 싶어요. 정말 커피는 피부에 안 좋은가요?

A 커피는 피부에 크게 영향을 미치지 않습니다. 카페인이 인체의 교감신경을 자극하여 아토피와 같은 경우에는 안 좋을 수 있지만, 일반적인 경우에는 거의 차이가 없습니다. 커피 대신 녹차를 많이 마시는데, 녹차는 몸을 차게 하는 성질을 갖고 있기 때문에 이것이 오히려 문제가 될 수 있습니다. 아마 녹차를 많이 마시고 위장이 쓰린 경험을 한 분들도 있을 것입니다. 녹차의 장점도 많지만 손발이 찬 분들에게는 좋지 않습니다.

커피도 어느 정도는 몸을 차게 하는 성질이 있지만 녹차보다는 덜합니다. 블랙커피(원두의 경우) 하루 2잔 정도는 그냥 즐겨도 무방하다고 생각합니다. 물론 개인에 따라 다르기 때문에, 커피를 마시고 별다른 문제가 없었다면 지금처럼 마셔도 될 것입니다. 만약 커피를 마시고 문제가 있었던 분이라면 줄이거나 안 마시는 것이 좋습니다. 다른 사람의 말을 맹신하지 말고 자신의 몸에게 물어보세요. 커피를 마신 뒤 약간의 어지러움이 느껴진다면, 몸에 철분이 부족해서 나타나는 증상일 수 있으니 철분이 풍부한 음식물을 섭취하면 될 것입니다.

Q 우유는 좋지 않다고 하셨는데, 그 이유가 뭔가요? 전문가들은 우유를 완전식품이라고 하면서, 칼슘도 보충해 줄 수 있다고 하는데요.

A 기본적으로 우유는 송아지가 먹는 것입니다. 따라서 우유는 송아지가 자라는

데 적합한 영양 형태로 구성되어 있기 때문에 인간에게는 맞지 않습니다. 유목민들도 유당 소화 능력이 없어서 치즈, 버터, 요구르트로 만들어 먹었습니다. 존스 홉킨스의 대에서 아이들의 유당 소화 능력을 시험한 결과 60~75%나 되는 아이들이 유당 불내 증이라는 것이 드러났습니다. 한국의 아이들은 이보다 더할 것입니다. 우유를 마시면 복통이 있거나 설사를 하는 아이들이 많은데, 이는 유당의 분해와 흡수가 충분히 이루 어지지 않았기 때문입니다.

우유 단백질은 음식에 들어 있는 강력한 항원입니다. 인체는 우유 단백질이 몸에 들 어오면 그에 대항하는 항체를 만들어 냅니다.[3] 특히 당뇨병, 장 질환, 습진, 아토피 등 에서 우유 단백질에 대한 항체가 높은 수치를 보이고 있습니다.

아이들의 경우 우유의 특이 단백질이 들어오면 자가 면역 반응이 일어날 수 있습니 다. 독소에 노출되었을 때, 아이들의 몸은 성인과 달리 문제가 발생할 위험이 훨씬 큽 니다. 아이들의 간과 신장은 독성 물질을 중화시키고 배출하는 기능이 온전하게 발달 하지 못했기 때문입니다. 아이들은 사실상 독성 물질의 폭격을 받고 있는 셈이지요.[4]

우유로 만든 유제품도 마찬가지입니다. 40여 년 동안 우유를 연구한 윌리엄 엘리스 박사는 유제품과 심장질환, 관절염, 알레르기, 편두통, 비만이 연관되어 있다고 하였 습니다. 그는 42년에 걸친 의사 생활 동안 2만 5천 번이 넘는 혈액 검사를 했는데, 그 결과 유제품을 먹는 성인은 먹지 않은 성인에 비해 영양분 섭취 능력이 현저히 떨어진 다는 것을 알았다고 합니다. 빈약한 소화 흡수 능력은 곧 만성피로와 만성적인 질병은 물론 비만을 유발한다는 것입니다. 여기서 유제품에는 요구르트도 포함된다고 하니 주의해야 할 필요가 있습니다.[5]

"요구르트를 먹고 100년 이상을 살았다는 불가리아인은 웃음거리다. 그들은 카메 라를 들이대기 전까지 그 제품을 본 적도 없다. 장수에 기여하는 요인은 신선한 공기 와 육체 노동, 맑은 물, 순수한 음식이다."

3] 티에리 수카르, 『우유의 역습』, 알마, 2011, pp.210-212.
4] 데브라 린 데드, 『독성프리』, 제효영 옮김, 윌컴퍼니, 2012, pp.342-344.
5] 하비 다이아몬드, 『다이어트 불변의 법칙』, 사이몬북스, 강신원 옮김, 2016, p.174.

마시면 마실수록 면역력이 떨어지는 위험을 감수하면서까지 굳이 우유를 마셔야 할까요? 동물계에서는 그 어떤 동물도 젖을 뗀 뒤에는 젖을 먹지 않습니다.

Q 얼굴에 기미가 많아요. 기미에 좋다는 화장품도 아무 효과가 없었어요. 기미를 없앨 수 있는 방법은 없나요?

A 어떤 문제를 해결하려면 항상 문제의 근본 원인을 파악하는 것이 우선입니다. 기미가 생기는 원인은 무엇일까요? 기미는 한방 용어로 '풍자(風刺)'라고 하는데, 글자 그대로 풀어 보면, '바람이 피부를 찌른다'는 의미입니다. 저는 한의학자도 아니기 때문에 정확한 의미는 풀지 못하지만 나름대로 생각할 때는 '기미는 바람의 찬 기운으로 인해 피부의 혈액순환이 제대로 이뤄지지 않아서 생기는 것'이 아닌가 합니다.

바람의 찬 기운은 피부에만 작용하는 것이 아니라 몸 전체에 작용하는 것이라고 보는 것이 옳을 것 같습니다. 즉, 온몸에 혈액순환이 제대로 되지 않아 간 등의 장기에 독소가 쌓일 때 얼굴로 표출되는 것이 기미로 보여집니다. 또한 찬 기운은 마음에도 작용한다고 봐야 할 것 같습니다. 스트레스를 많이 받거나 마음고생을 하게 되면 그

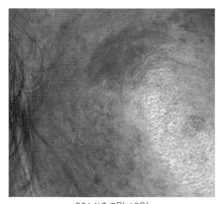
2014년 7월 10일

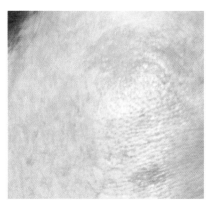
2015년 5월 6일

● 기미와 잡티가 점차 옅어지고, 피부톤도 밝아지고 있습니다.

독성이 얼굴로 올라와 기미가 되기도 합니다.

인체 내부에 문제가 생기면 혈액이 오염되며, 이것은 피부로 나타나게 됩니다. 잡티나 변색, 피부 건조, 번들거림, 주름 등이 그것입니다. 혹은 과도한 스트레스를 받아도 피부는 거기에 대응하는 반응을 보입니다. 기미나 주름이 갑자기 늘어나고 탄력이 떨어지는 등의 문제가 발생하는 이유입니다.

만약 이 같은 제 생각이 옳다면, 기미를 없애는 것도 가능해집니다.

첫째는 즐겁고 긍정적인 마음을 가져야 합니다. 행복이 가득하다고 믿으면 우리 몸은 그렇게 작동된다고 합니다. 아침, 점심, 잠자기 전 10번씩 미소를 지으며 "내 몸은 행복의 에너지로 가득하다"고 주문을 걸어 보는 것도 좋습니다. 믿기지 않겠지만 분명히 효과가 있습니다. 믿지는 셈치고 한번 해 보세요.

둘째는 신체 내부와 피부에 있는 독소를 제거해서 혈액순환을 원활하게 만들어 주면 됩니다. 우리 몸의 독소를 제거하는 데는 이 책에서 설명한 모든 것들이 해당됩니다. 결론만 얘기하자면 자미원 리셋을 먹고 올인원 겔을 발라 주면 됩니다.

자미원 제품을 5개월 정도 사용한 분이 있는데, 처음 자미원 제품을 접했을 때와 비교하면 피부톤부터 달라지고 기미, 잡티도 많이 옅어졌다고 합니다. 그 분은 기미, 잡티를 더 빠른 시간에 옅어지게 하는 방법으로 화장솜에 올인원 겔 또는 베이비 겔을 묻히고 잡티 부분에 30분 이상 붙여 놓으면 더 효과적이라고 소개하였습니다. 또 화장솜을 붙이고 잠을 자면 기미, 잡티가 더 빨리 옅어지는 효과를 볼 수 있다고 합니다.

Q 자미원은 검버섯에도 효과가 있다고 하던데, 그것이 가능한 일인가요?

A 자미원에는 어떤 성분이 들었길래 그렇게 뛰어난 치유 효과가 있는지 궁금해하는 분들이 많습니다. 이런 역할은 미네랄이 합니다. 미네랄은 세포의 재생을 도와주는 역할을 하기 때문에 기미나 검버섯에도 효과가 있는 것 같습니다. 또한 주름 개선, 여드름 등에 특별한 효과가 있습니다. 그 유명하다는 백옥주사에 결코 뒤지지 않을 정

도입니다.

또한 포르피린(porphyrin; 비특이적 생체 방위 효소)이라는 효소를 활성화함으로써, 자연 치유력을 증가시킵니다. 포르피린이 활성화되면 자연 치유력이 증가하고, 반대의 경우 자연 치유력이 떨어집니다. 포르피린을 활성화할 수 있는 것이 바로 미네랄입니다.

자미원에 포함된 미네랄들은 인체의 자연 치유력을 강화시킴으로써, 결과적으로 건강한 몸이 되도록 도와주는 역할을 합니다. 이런 이유 때문에 질환들이 개선되는 것입니다. 즉, 치유는 인체 스스로 하는 것이며, 자미원은 그것이 제대로 작동하도록 힘을 실어 주는 역할을 하는 것입니다.

미네랄 가운데 셀레늄과 게르마늄의 역할이 매우 큽니다. 셀레늄은 비타민E의 무려 1970배나 되는 항산화 작용을 합니다. 기미, 검버섯, 여드름, 주근깨, 습진, 염증, 아토피성 피부 예방은 물론 피부 노화를 방지하는 데 효과가 있습니다. 콜라겐 형성 세포인 섬유아세포를 활성화시켜 주며, 안티 엘라스틴 효소를 억제하여 피부 장벽을 강화하고, 피부가 늘어지거나 건조해지는 것을 방지합니다.

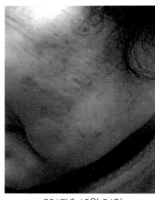
2017년 12월 24일

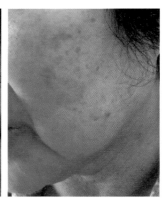
2018년 2월 6일

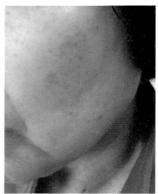
2018년 5월 8일

● 피부가 점점 살아나고 있음을 확인할 수 있습니다. 얼굴의 주름도 옅어지면서 탄력이 생기고 있습니다. 늘어지던 얼굴이 위로 올라붙고 있으며, 얼굴의 검버섯과 기미가 옅어지고 있습니다. 70대 여성의 얼굴이 다시 살아난다는 것은 놀라운 일입니다. 이분은 올인원 겔과 리페어 크림만 사용했습니다.

또한 셀레늄은 검버섯의 원인 물질인 리포푸친을 분해하는 능력이 탁월합니다. 미국 상원 영양문제특별위원회 보고서에서도 셀레늄에 대해 '노화 방지의 챔피언'이라고 언급할 정도입니다. 리포푸친의 분해에는 글루타치온 퍼옥시다제라는 효소가 관여하는데, 이 효소의 분자에는 셀레늄 원자가 4개 들어 있습니다. 셀레늄이 노화를 역전시키는 물질로 주목받고 있는 것도 이런 이유 때문입니다.

셀레늄에 못지않은 것이 게르마늄입니다. 게르마늄은 혈액 속 독소를 분해하며, 산화를 방지함으로써 노화 방지의 효력을 발휘합니다. 게르마늄은 만성 통증과 염증을 완화하고, 연고와 같은 형태로 피부에 발랐을 경우 피부 상태를 향상시킨 것으로 임상 결과 확인되었습니다.

한 달만 사용해 보면 저의 주장이 결코 헛되지 않다는 것을 확인할 수 있을 것입니다. 효과적인 사용법은 전 제품(올인원 겔, 크림, 미스트, 베이비 비누, 리셋)을 사용하는 것입니다. 가성비를 따진다면 올인원 겔, 크림, 리셋을 사용하는 것이 좋고, 최소화한다면 올인원 겔과 리셋을 사용하는 것이 좋습니다.

Q 눈이 부어오르고, 눈과 눈썹 사이가 빨갛고 수포들이 엄청나게 생겨난 상태예요. 완전히 회복하려면 1~2년은 걸린다고 하고, 다 낫는다고 해도 흉측하게 늘어난 실핏줄들은 어떻게 해야 하나요?

A 너무 절망하지 마세요. 실핏줄이 왜 생겼을까요? 핏줄은 나쁜 존재일까요? 만약 핏줄이 없어지면 어떨까요? 보기에 흉측하다고 나쁜 것은 아닙니다. 핏줄은 내 몸을 살리기 위해 치유 작용을 하고 있는 것입니다.

핏줄은 우리를 살아 있게 하는 가장 중요한 에너지 보급자입니다. 핏줄이 없어지면, 영양분이나 에너지가 전해지지 않고, 결국 괴사되게 됩니다. 레이저 시술이 위험한 것이 이런 이유에서입니다. 핏줄이 보기 싫다고 죽여 버리면 내 몸이 죽게 됩니다. 핏줄이 없어지면 처음에는 깨끗한 피부가 너무 예뻐 보일 것입니다. 하지만 이런 피부는 드라큘라의 피부와 마찬가지입니다. 현재의 핏줄은 내 몸을 살리기 위해 치유 작용을 하고 있는 것입니다. 절망할 일이 아니고 축복할 일이라는 것이죠.

Q 생식기 근처가 너무 가려워서 긁었더니 상처가 생겨 소변을 볼 때 쓰라립니다. 산부인과에 갔는데 칸디다염은 아니라고 하는데 하루 24시간 가려워 미치겠어요.

A 문제가 발생한 원인을 찾으려면 증상이 처음 발생한 시점이 중요합니다. 어느 시점부터 문제가 발생했는지 잘 떠올려 보면 답을 찾을 수 있습니다. 제 생각으로는 질 세정제를 가장 먼저 혐의 선상에 올려놓고 싶습니다.

질 내부에는 질간균이라는 미생물이 살고 있습니다. 질간균의 번식으로 인한 부산물로 유산이 산출되어 질내를 산성화함으로써 외부 세균이 침입하지 못하도록 막아 줍니다. 만약 질간균이 번식하지 못하고 사멸하면 질 내부는 방어 능력이 무너지게 되고, 병원균이 번식해 질염 및 염증이 발생할 우려가 있습니다.

현재 질환의 원인은 너무 자주 씻어 준다는 데 있는 것 같습니다. 여성 외음부를 청결하게 해 주는 가장 무난한 방법은 천연 식초를 이용해 세정하고, 계면활성제가 들어있는 제품은 사용하지 않는 것이라 생각됩니다.

Q 홍조인데요. 피부가 온통 뒤집어지고 열이 올라서 떨어지지 않아요. 염증이 생긴 건가요?

A 피부가 뒤집어지고 열이 나는 것은 인체의 자기 치유 과정입니다. 염증도 마찬가지입니다. 열이 나고 뒤집어진 상태는 염증이 일어나 있다는 증거인데, 이때 진물이 쏟아져 나오면 훨씬 빨리 낫습니다.

만약 이때 항생제를 사용해 염증을 멈추고, 해열제 등을 먹어 몸의 열을 없애면 치유 기간이 더 길어지게 됩니다. 감기에 걸렸을 때 열을 내려 버리면 치유를 방해하는 것과 같습니다. 이불을 뒤집어쓰고 땀을 빼고 나면 감기가 낫듯이 열은 치료하기 위해 동원하는 인체의 에너지입니다.

Q 아이에게 피부 질환이 있어요. 열이 많이 올라서 시원하게 해 주는데, 그러면서도 추위는 많이 타요. 왜 그런가요?

A 피부 질환에 대한 오해 가운데 하나가 '아토피는 열이 솟구쳐서 생긴 질환'이라는 것입니다. 과연 아토피는 열이 원인일까요? 아니면 다른 원인을 해소하기 위해 우리 몸에서 열을 동원한 것일까요? 제 생각은 독소를 제거하기 위해 우리 몸에서 열을 발생시켰다고 봅니다. 열은 아토피의 원인이 아니라, 아토피를 해결하기 위한 해결사라는 말입니다.

아토피의 경우 실제로 체온을 체크해 보면 환부의 온도는 높은데 비해, 아랫배의 체온은 낮게 나옵니다. 체온이 낮으면(보통 아랫배가 차고, 손발이 찹니다) 몸의 신진대사가 원활하지 않게 됩니다. 아랫배의 온도를 재보면 아토피 환자의 경우 1~2도 정도 낮게 나옵니다.

그런데 왜 병변 부위에서는 열이 날까요? 그것은 인체에서 병변 부위를 치료하기 위해 군대를 보내 전쟁을 치르고 있기 때문입니다. 우리가 찰과상을 입었을 때 환부가 화끈거렸던 기억, 그리고 낫는 과정에서 딱지가 앉을 때쯤 뜨거우면서 심하게 가려웠던 기억들이 있을 것입니다. 인체의 치유 원리는 모두 같다고 보면 될 것입니다.

Q 선크림을 바르지 않아도 된다고 하셨는데, 자외선이 강하니 기미, 잡티가 더 올라오는 것은 아닌지 걱정이 됩니다. 정말 선크림을 바르지 않아도 되는 것인지 그렇다면 그 이유는 무엇인지 궁금해요.

A 햇빛은 나쁜 점보다는 좋은 점이 월등히 많습니다. 그런데 많은 사람들이 햇빛에 대해 나쁘다고 인식하고 있어 매우 안타깝습니다. 가장 많이 걱정하는 것이 자외선이 피부암이나 다른 질병을 일으킬 수 있다는 것입니다.

그런데 햇빛이 피부암이나 다른 질병을 일으킨다는 사실을 증명할 수 있는 과학적 연구가 단 하나도 없다는 사실을 아는 사람은 거의 없습니다.

오히려 자외선 차단제에 사용되는 화학물질이 활성산소를 발생시키는 강한 효과가 있는데, 이것이 피부암의 주원인이 됩니다. 화학적 선크림에 사용되는 가장 흔한 물질인 옥시벤존(Ozybenzone)은 활성산소의 영향에 의해 세포 속의 DNA를 산화시키고 손상을 주는데, 이러한 손상이 피부 노화와 피부암을 일으키는 원인이 됩니다.

미국 질병통제예방센터의 연구 결과에서는 미국인의 97%가 옥시벤존에 오염된 것으로 드러났습니다.

지난 2018년 5월 미국 하와이 주의회는 산호초 보호를 위해 옥시벤존과 옥티노세이트(Octinoxate) 두 가지 화학물질이 포함된 자외선 차단제 판매를 금지하는 법률안을 통과시켰다고 합니다.

산호초에 나쁜 것이 인체에는 좋겠습니까? 옥시벤존은 어린 산호초의 성장을 방해하며, 산호초가 하얗게 탈색되는 백화 현상을 초래하고, DNA 손상을 가져오며, 성장과 번식에도 악영향을 준다고 알려지고 있습니다. 이 물질은 내분비 교란물질로도 알려져 있습니다. 환경호르몬으로 작용하여 수컷 물고기가 암컷화되게 만들거나, 생식 관련 질환을 유발하고, 배아 발달 단계에서 기형을 유발하기도 한다고 합니다. 이 물질은 인간과 같은 포유동물에게도 해롭다고 합니다. 정자의 기능을 방해하며 정자 숫자를 줄이는 것은 물론 암컷의 자궁까지 위축시킵니다.

피부를 보호하기 위해 바르는 선크림이 피부에 더 해롭다는 연구 결과도 있습니다. 미국 해레티쿠스환경연구소에 의하면 옥시벤존은 16~25%의 사람들에게 광알레르기 반응에 의한 접촉성 피부염을 유발하는 것으로 나타났습니다.

자외선 차단제 판매가 급증한 이후 피부암 발생 빈도가 증가했다는 연구 결과도 있습니다. 미국 예방의학저널에 실린 기사에서도 '1981년에서 1992년 사이에 유방암의 발병이 17% 증가한 것은 과거 10년 동안 자외선 차단제 사용이 만연한 결과'라는 사실을 싣고 있습니다. 미국 국립암연구소 저널에서도 자외선 차단제를 사용하는 남성의 경우 흑색종이 발병할 확률이 높고, 여성의 경우 기저세포암이 발병할 확률이 높다고 합니다.

인간의 피부는 자외선 침투를 막아 낼 수 있도록 진화되어 왔습니다. 자연 방어 체계가 잘 가동되도록 내버려 두면 되는 것입니다. 햇빛에 피부가 그을러 부드러운 갈색이 되더라도 아무런 문제가 생기지 않습니다. 갈색으로 그으르는 것과 기미와는 다릅니다. 기미는 몸속의 독소가 올라온 것이지 햇빛에 의해 생긴 것이 아닙니다. 오존층의 파괴로 자외선이 과거에 비해 훨씬 더 많이 내리쬔다는 우려도 사실과는 다릅니다. 2014년 기상청은 한반도 상공의 오존층이 뚜렷하게 회복되고 있다고 발표하였습니다.

과학적으로 검증된 자외선의 효과만 해도 독소 제거와 다이어트에 효과적이고, 혈압 및 심박수 강하, 혈당 조절, 지구력과 근력 향상, 항생 물질을 생산하는 유전자 조절, 혈액의 산소 운반 능력 향상, 성호르몬 증가, 피부의 저항성 증가, 스트레스에 의한 내성 증가 및 우울증 감소 등이 있습니다.

Q 아이들이 쓰는 물리적 자외선 차단제는 흡수가 안 된다고 알고 있는데 그것도 피부에 문제가 될 수 있나요?

A 물리적 자외선 차단제는 화학적 자외선 차단제보다는 안전할 수 있습니다. 피부에 침투하지 않으면서도 자외선을 산란·반사시키기 때문입니다. 하지만 그것도 문제는 됩니다. 징크옥사이드(Zinc Oxide)와 티타늄디옥사이드(Titanium Dioxide) 등도 인체에 안전하지 못한 성분인 것은 마찬가지입니다.

임종한 인하대 의대 교수는 "징크옥사이드는 피부 상피세포에 손상을 일으키는 세포 독성을 갖고 있으며 자외선과 접촉했을 때 활성산소를 만들어 내며, 활성산소는 우리 몸속에서 산화작용을 일으켜 DNA 손상 등을 일으킨다"고 경고하고 있습니다.

특히 스프레이 형태는 흡입할 수 있기 때문에 더욱 위험하다고 합니다. 선스프레이 제품의 경우 주성분인 징크옥사이드가 $0.1\,\mu m$의 나노 사이즈로 들어가는데 이는 $2.5\,\mu m$인 초미세먼지보다 더 작은 사이즈로 인체로 흡입될 수 있습니다. 나노 사이즈의 징크옥사이드가 폐에 깊숙이 들어가 폐의 표피세포를 손상시키고 폐 섬유화 등의 폐 손상을 가져올 수 있다고 합니다.

Q 스테로이드로 인해 피부가 얇아진 것으로 추정되는데요. 스테로이드 사용량이 늘어나면서 피부가 미끌미끌하고, 팔자주름이 짙어지고, 핏줄이 보이면서 탄력이 없어진 것 같아요. 병원에서는 스테로이드로 인해 혈관 수축이 올 수 없다고 하는데 이렇게 된 이유가 뭔지 궁금해요.

A 전형적인 스테로이드에 의한 피부 얇아짐 현상으로 보입니다. 해결책은 뭘까요? 제 나름대로 찾은 방법은 자연의 힘(여기에는 인체의 회복력이 포함)에 의지하는 것입니다. 스테로이드가 과학이 만들어 낸 재앙이라면, 여기에 대응하는 것은 자연의 힘 밖에 없다고 봅니다. 자연에서 제공한 물질을 이용하여, 인체의 회복력으로 치유되는 길이 가장 바람직하고 현실적인 대안이 될 수 있다고 봅니다.

피부에 아무것도 하지 말고 물로만 세안하는 것이 하나의 방법입니다. 피부 장벽이 1차적으로 클렌징에 의해 파괴되고, 2차적으로 스테로이드에 의해 파괴되는 것이 피부 질환의 전형적인 사례입니다. 문제의 근원을 해결하기 위해서는 계면활성제로부터 멀어져야 합니다. 그래서 물로만 세안할 것을 제안하는 것입니다.

몇 달 동안 물로만 세안했는데 효과가 없는 것 같다고 생각하는 분들도 있을 것입니다. 그것은 스테로이드 독성이 피부 깊숙이 자리 잡고 있기 때문입니다. 스테로이드는 피하지방층에 자리 잡은 뒤 산화콜레스테롤로 변화하면서 독성을 띠는데, 저절로 없어지지 않는다는 특성이 있습니다. 그것을 없애기 위해서는 미네랄의 도움을 얻어야 합니다.

Q 주사가 있는 사람들은 뜨거운 물을 마시면 안면 홍조가 올라오나요? 살짝 뜨거운 보리차를 마셨더니 홍조가 바로 올라오네요. 저는 매운 음식보다 뜨거운 음식에 더 반응해요.

A 열에 대해 다시 한 번 생각해 볼 필요가 있습니다. 우리가 흔히 "쟤는 참 얼굴이 두꺼워"라는 사람이 있죠? 그런 사람은 얼굴이 쉽게 붉어지지 않습니다. 왜냐? 피부가 두껍기 때문입니다. 반면 얼굴이 얇은 사람은 쉽게 붉어집니다. 똑같은 열이 올라와도 피부가 얇은 사람은 열감을 느끼는 데 비해, 피부가 두꺼운 사람은 열감을 느끼지 않습니다. 문제의 근본은 얇아진 피부에 있는 것이지 열에 있는 것이 아닙니다. 피부 장벽이 얇아진 원인은 여러 가지가 있을 수 있는데, 크게 두 가지로 추정됩니다.

첫째, 폼클렌징 등 계면활성제로 인한 손상입니다. 많은 분들이 약산성, 천연 유래, 아기가 사용해도 될 만큼 순한 제품이라는 거짓말에 속아서 폼클렌징을 얼굴에 문지릅니다. 그 결과가 얇아진 얼굴이라고 생각하면 됩니다.

둘째, 스테로이드입니다. 스테로이드는 피부 장벽을 녹여 버립니다. 스테로이드를 많이 바르면 피부 장벽이 제거되어 홍조, 지루성 피부염 등의 원인이 됩니다. 중요한 것은 피부 장벽의 재건입니다. 얼굴만 두꺼워지면 열은 문제가 되지 않습니다. 그런데 레이저 시술까지 받았다면 더 큰 문제가 됩니다. 피부 장벽을 손상하는 데는 레이저만 한 것도 드뭅니다. 제발 레이저 시술은 하지 마세요.

Q 평소 뺨이 분홍빛을 띠고 있는데, 피부에 맞는 제품이 없어서 보습 제품은 안 바르고 물 세안만 하고 있어요. 물 세안을 해서 홍조는 많이 가라앉았는데 얼굴 곳곳에 피지도 차고 노란 각질들이 생겼어요. 어떻게 해야 할지 모르겠어요.

A 물 세안은 굉장히 잘 한 결정입니다. 물 세안을 함으로써, 근본 원인을 없애기 위한 도전을 시작했다고 볼 수 있습니다. 피지가 과잉으로 생산되는 원리는 다음과 같습니다. 클렌징이 과도했기 때문에 피부가 스스로의 방어 작용을 하기 위해 많은 피지를 만들어 낸 것입니다.

발뒤꿈치 굳은살을 아무리 깎아 내도 점점 두꺼워지는 것은, 인체의 방어 작용이 작동하기 때문입니다. 이럴 때는 그냥 두면 없어집니다. 이와 같이 얼굴도 계면활성제로 씻어 내지 않으면 인체에서 피지를 만들 필요를 느끼지 못하기 때문에 저절로 그 양을 조절하게 됩니다. 자연적으로 회복되는 것입니다. 인체는 그냥 두면 스스로 치유합니다. 여기에다 젤을 바르면 피지도 조절되고, 여드름을 걱정할 필요조차 느끼지 못할 것입니다.

문제의 근원은 클렌징입니다. 클렌징을 하게 되면, 피부 장벽을 파괴하기 때문에 계면활성제가 침투하게 됩니다. 평소 뺨이 분홍빛을 띠고 있는 것은 피부 장벽이 약해져서 그렇게 보이는 것입니다. 예민해지는 것은 당연한 일이지요. 지금 가장 필요한 것은 피부 장벽의 재건입니다.

그러기 위해서는 폼클렌저를 당장 버려야 합니다. 폼클렌징이 순하다는 말은 모두 거짓입니다. 화장을 한 날은 비누로 세안하고, 화장을 하지 않은 날은 물로만 세안하세요. 한 달만 지나면 어느 정도 장벽이 형성됩니다. 그 뒤로도 클렌징은 절대 금물입니다.

Q 피부염 때문에 스테로이드를 쓰다 안 쓰다가를 거의 1년간 되풀이했어요. 그 후 1년은 스테로이드를 끊고 프로토픽으로 관리하며 살고 있어요. 처음에는 매일 2번씩 바르다가 지금은 2주에 한 번 바를 정도로 많이 좋아졌어요. 지금 임신 중인데, 피부과에서는 프로토픽은 임신 중에 사용해도 괜찮다고 해서 조금씩 바르고 있어요. 그런데 약 사용 설명법을 보니 "임부 혹은 임신할 가능성이 있는 경우 투여하지 말 것"이라고 적혀 있어서 걱정입니다. 임신 중에 프로토픽을 써도 될까요?

A 다행인 점과 아닌 점이 교차합니다. 다행인 점은 피부에 발랐기 때문에 태아

에게 많은 영향은 없을 것 같다는 부분입니다. 다행이 아닌 점은 본인에게 좋지 않다는 사실입니다. 많은 분들이 스테로이드 부작용만 알았지 프로토픽과 같은 면역 조절제에 대해서는 잘 모르고 있습니다. 인체 장기를 이식할 때 사용되는 것이 면역 조절제인데, 장기이식을 할 때 이 약물을 사용하게 되면 온몸에서 진물이 쏟아져 나온다고 합니다.

많은 분들의 사례에서 이 약물을 많이 사용했을 때 엄청난 진물들이 쏟아져 나오는 것을 보았습니다. 어떤 의사는 "리바운드가 없다면 모든 의사가 프로토픽만 처방하지 않겠냐"고 하더군요. 인간이 만든 약물은 양날의 칼입니다. 좋은 점이 있다면 상대적으로 좋지 않은 점도 같이 갖고 있습니다. 인체의 면역 반응을 억제할 정도의 약이라면 독성이 있다는 것이 문제입니다.

Q 순한 화장품 좀 추천해 주세요. 화장품이 제 피부에 안 맞는지 피부가 계속 뒤집어집니다. 순하다고 알려진 화장품을 골라서, 화장품 성분들을 꼼꼼히 살펴본 후 사용해도 저한테 맞는 것이 없습니다.

A 화장품은 어느 회사 제품이든 식약처 관리를 받기 때문에 그것이 문제를 일으키는 경우는 거의 없습니다. 특히 어느 정도 인지도가 있는 회사의 제품은 믿고 사용해도 무방합니다.

화장품을 사용하고 따가운 것은 피부 장벽이 무너졌기 때문입니다. 피부 장벽이 무너진 이유는 과도한 세안 때문입니다. 클렌저는 아무리 순하다고 주장하더라도 순하지 않더라는 것이 제 생각입니다. 앞으로 다른 분들도 최소한 비누 정도로 세안하기를 제안합니다. 비누로도 충분히 세안이 됩니다. 폼클렌징이 등장하지 않았던 시절에도 화장은 하고 살았습니다. 피부 장벽 복원에는 베이비 젤이 가장 좋고, 어느 정도 회복된 후에는 크림이나 젤을 사용하면 됩니다. 만약 보습이 부족하다면 다른 제품을 덧발라도 됩니다. 기존에 사용하던 제품들이 있으면 함께 사용해도 무방합니다.

Q 혈관성 주사에도 자미원이 효과 있을까요? 병원을 가 봐도, 논문을 찾아봐도 주사 질환의 근본 치료는 레이저로 혈관을 없애는 것이고, 약은 항생제나 로젝스겔 연고, 혈압약 등으로 혈관을 축소시켜 주는 것이라고 나와 있는데요. 방치하면 더 악화되기 때문에 병원에서는 적극적인 치료가 필요하다고 합니다. 아토피와 같은 면역 질환에는 자미원이 효과 있다는 것이 이해되지만 모세혈관이 늘어나고 열감이 있어도 도움이 될까요?

A 주사 질환, 아토피, 건선 등은 모두 비슷한 질환입니다. 50대 중반의 여성 분과 상담한 적이 있습니다. 한 병원에서는 홍조라고 진단하고, 다른 병원에서는 주사 질환이라고 진단했다고 합니다.

주사 질환, 홍조, 극민감성 피부 등 다양한 이름을 가진 질환들이 있는데 복잡하게 분류되어 있지만 사실 알고 보면 단순합니다. 대부분 피부 장벽이 손상되어 있는 경우입니다. 레이저 시술, 과도한 세안(계면활성제), 스크럽, 박피 등은 피부 장벽을 손상시키는 일등 공신입니다. 즉 피부 장벽이 얇아지고 민감해지는 초기 증상을 흔히 홍조라고 하고, 시간이 지나서 좀 더 악화되어 핏줄이 보이기 시작하면 주사 질환이라고 하는 것 같습니다.

이는 피부 장벽이 파괴되어 독소가 침투한 상태라고 보면 될 것입니다. 물로만 세안하고, 일체의 자극을 주지 않으면 인체는 자연 치유력에 의해 회복됩니다. 여기서 기다리지 못하고 스테로이드, 항히스타민제를 쓰거나 레이저 시술을 하게 되면 그때부터 문제는 심각해집니다.

피부에 열이 나는 것은 열이 많이 나서 열이 나는 것이 아니라, 피부 장벽이 얇기 때문에 조금만 열이 나도 더 많이 느끼게 되는 것입니다. 똑같은 열이 나도, 피부 장벽이 튼튼한 사람은 거의 못 느끼고, 피부 장벽이 얇은 사람은 뜨겁게 느끼는 것입니다. 파괴된 혈관을 치유하기 위해 남아 있는 혈관들이 확장되고, 모세혈관들이 새롭게 만들어지면서 열이 발생합니다.

핏줄은 우리를 살아 있게 하는 가장 중요한 에너지 공급원입니다. 핏줄이 없어지면 영양분이나 에너지가 전해지지 않아 결국 괴사하게 됩니다. 레이저 시술이 위험한 것이 이런 이유에서입니다. 핏줄이 보기 싫다고 죽여 버리면 내 몸이 죽게 됩니다. 핏줄은 내 몸을 살리기 위해 치유 작용을 하고 있는 것입니다.

대안은 물 세안과 미네랄입니다. 인체의 치유력을 도와주는 첫 번째 활동은 물 세안입니다. 물 세안이 조금 어렵다면, 아침에는 물 세안을 하고 저녁에는 비누 세안을 하면 됩니다. 두 번째는 자미원 베이비 겔이나 크림을 사용하는 것입니다. 베이비 겔 하나만 사용해도 무방하며, 기존에 갖고 있는 화장품을 덧발라도 됩니다. 약 한 달 정도면 회복되는 것을 느낄 수 있습니다.

Q 겔을 얼굴에 바른 지 4일이 되었는데, 다른 증상은 없고 아픈 사람처럼 피부색이 붉어지기만 해요. 원래 붉었던 증상이 나아지던 차에 겔을 바르기 시작했는데, 다시 붉어져서요. 붉어지는 것만으로도 독소 배출을 기대할 수 있나요?

A 열이 나면 치유 작용이 활발하게 일어나고 있다는 말입니다. 피부에 열이 나고 붉어지면 눈에는 보이지 않지만 독소 배출이 일어나고 있는 것입니다. 열이 난다는 것은 치유, 재생 작용이 활발하게 일어나고 있다는 의미입니다. 살아 있는 생명체는 열이 있어야 합니다. 우리 눈에는 보이지 않지만, 피부 속에서는 염증이 일어나고 있고, 염증을 통해 독소가 제거되고 있습니다. 또한 열이 나면 증기를 통해 독소가 배출됩니다. 아토피 치유 방법 가운데 풍욕이라는 것도 있습니다. 풍욕은 공기로 독소를 빼 주는 방법입니다. 지금 피부는 독소를 빼 주는 작용과 함께 재생 작업을 동시에 진행하고 있습니다.

Q 아토피는 음식 관리가 중요하다고 해서 관리 중인데, 라면이나 피자, 햄버그 등 먹지 말라고 하는 것들은 왜 하나같이 맛있는 것들인지…… 먹고 싶은 것을 먹지 못한다는 것이 저에게는 너무도 큰 고통입니다. 그런데 정말 이런 것들을 먹으면 안 되나요?

A 아토피와 음식물은 사실 큰 관계가 없습니다. 아토피의 1차적인 원인은 대개 음식물로부터 지극히 가볍게 시작하는 것이 사실입니다. 하지만 이런 정도의 아토피는 식단 관리만 잘해도 저절로 낫습니다.

문제는 스테로이드입니다. 스테로이드나 항히스타민제 등을 쓰는 순간부터 어디로 가는 것인지도 모른채 끝도 없는 아토피 열차를 타게 됩니다. 그것이 2차적인 원인입니다. 먹고 싶은 음식을 못 먹어서 생긴 스트레스가 더 큰 독소라고 생각합니다. 음식물로부터의 독소는 아토피를 좌우할 만큼 크지는 않습니다.

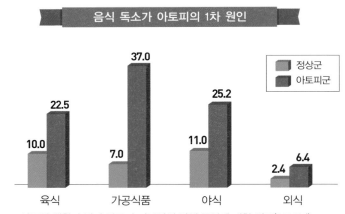

● 아동의 생활 습관과 아토피 피부염의 발생 특성에 대한 연구(2013년)

출처: 대한피부미용학회지

Q 피부는 보습이 중요하다고 하던데, 정말인가요?

A 보습에 대한 거짓말에 속으면 안 됩니다. 피부 관리에 대해 이야기할 때 항상 하는 말이 보습입니다. 원론적으로 생각해볼까요? 피부 표면에서 보습을 해 준다고, 피부가 수분을 흡수하거나 머금고 있을 수 있을까요? 수분은 열을 받으면 바로 증발해 버립니다. 미스트를 얼굴에 뿌리면 수분이 공급될까요? 미스트를 뿌리는 그 순간

은 촉촉하지만, 2분만 지나면 오히려 더 건조해짐을 느끼게 됩니다. 그것은 얼굴에 있던 수분이 증발하면서 피부에 있던 수분까지 빼앗아 버렸기 때문입니다.

그런데도 화장품을 바르면 촉촉해지는 이유는 무엇일까요? 화장품에 들어간 유분이 촉촉한 느낌을 주기 때문입니다. 내 피부와는 아무 관계없이 그냥 느낌만 줄 뿐이라는 것이지요. 그건 화장품이지 내 피부가 아닙니다. 그런데도 소위 말하는 전문가들은 "보습을 자주해 주어서 정상화된 다음에 보습을 줄이라"고 합니다. 하지만 건조하다고 유분이 많은 화장품을 사용하게 되면, 내 피부는 유분을 만들어야 할 필요성을 느끼지 못하기 때문에 유분 형성 기능을 점차 잃게 됩니다. 그래서 보습 성분이 뛰어나다는 제품을 바르면 시간이 지날수록 더욱 건조해지게 되는 것입니다.

가장 좋은 것은 피부가 세포 대사 주기를 스스로 회복하는 것입니다. 세포 대사 주기가 회복되려면 그것을 방해하는 요소, 즉 독소를 제거해 줘야 합니다. 독소를 제거하면 피부는 스스로의 힘으로 회복됩니다.

일본 우츠키식 피부 관리법에서도 자연 그대로 두는 것이 최고라고 합니다. 자연 그대로 두면 피부는 스스로 대사 주기를 회복하게 되고, 피지도 적당량을 생산해서 화장품을 안 발라도 건강함을 찾는다는 것입니다.

Q 피부 장벽이 무너져서 오는 홍조 같은데, 건조하면 얼굴이 엄청 붉어지고 뜨거워요. 피부 장벽이 허물어졌는데 장벽을 안 만들어 주면 더 악화되는 게 아닐까 싶기도 하고요.

A 건조하고 붉어지는 것은 치유 과정에서 나타나는 현상입니다. 우리의 인체가 독소를 열심히 배출하고 있는 자연 치유 작업을 하고 있는 것입니다. 문제는 독소가 침투된 경우 일반적인 방법으로는 치유가 어렵고 시간이 오래 걸린다는 점입니다.

홍조나 주사는 피부 장벽이 손상되고, 손상된 피부 속을 뚫고 계면활성제 등이 침투하여 주부습진 같은 증상이 나타나는 질환입니다. 이럴 경우 자연적으로 기다리기만 해서는 피부 장벽 재생과 치유가 더디고 어렵습니다.

주부습진은 독소가 침투해 있는 상황에서 새로운 독소 유입을 막아 보았자 자체적으로 해독이 되지 않습니다. 이미 침투해 있는 독소를 제거하는 작업과 함께 피부 장벽 재생 작업이 동시에 진행되어야 하는데, 인체는 과거에 접해 보지 못했던 화학물 독소를 해독할 능력이 부족합니다.

해결책은 무엇일까요? 물로만 세안하며, 베이비 겔이나 크림을 통해 세포 재생 작업을 진행하면 됩니다. 홍조, 주사 등으로 고생하던 많은 분들이 이 방법을 통해 1~2달 만에 피부 장벽을 형성하는 것을 확인할 수 있었습니다.

Q 리바운드에 대해 자세히 설명해 주세요. 왜 스테로이드를 사용하면 리바운드가 나타나나요? 그리고 자연적인 탈스란 무엇인가요?

A 리바운드도 치유 과정입니다.

리바운드에 대해 말씀드리기 전에 먼저 스테로이드의 특성에 대해 이해할 필요가 있습니다. 독성이 강한 합성 화학물질일수록 지용성이 강한데, 스테로이드도 대표적인 지용성이라서 혈중에서 지방 조직으로 확산이 됩니다.

지방 조직은 스테로이드의 저장고가 되는 셈이지요. 인간이 스테로이드를 바르거나 먹게 되면, 지방에 녹아들어 몸속에 축적됩니다. 일단 스테로이드가 몸속으로 들어오면 혈액 속으로 유입되고, 지방이 풍부한 조직으로 직행합니다. 이때 뇌, 호르몬 분비샘, 피부 피하조직 등은 혈액을 타고 들어오는 독소에 쉽게 노출됩니다.

스테로이드를 연고 형태로 바르게 되면 피하지방층에 자리를 잡게 됩니다. 표피, 진피, 피하조직의 3층으로 구성되어 있는 피부에서 독소가 축적되는 곳은 피하조직입니다. 진피의 아래쪽에는 진피에서 하강한 섬유에 의해서 그물 모양으로 결합되어 있는 피하조직이 있습니다.

이 조직은 인체의 양분을 저장하는 기능을 갖고 있습니다. 스테로이드 등의 독성 물질이 쌓이는 곳이 바로 이곳입니다. 이 노폐물 창고가 가득 차면 피부 질환이 생기면서 발진이 일어납니다. 이 과정이 자연적인 탈스라고 부르는 과정의 일부입니다. 많은 사람들이 실행하는 탈스는 피하지방층에 잠복하고 있는 스테로이드를 이끌어 내는 탈스가 아니라 그냥 두어도 저절로 넘쳐 흘러나오는 것으로 이해됩니다. 이렇게 보는 이유는 이와 같이 탈스를 진행해도 다음에 또다시 올라오기 때문입니다.

물론 이렇게 올라오는 것들은 온전히 스테로이드로만 이뤄진 것은 아닙니다. 트랜스지방, 화학물질 등도 지용성이라 이런 것들이 인체로 유입되어 지방층을 채우게 되면 어느 순간 다시 올라오는 것입니다.

피부 질환의 형태가 매번 달라지는 이유는 무엇일까요? 그것은 피부에 있는 면역 체계가 독성 물질의 종류에 따라 다른 방식으로 반응하기 때문으로 추정됩니다. 가공식품, 화장품 등을 통해 수만 가지의 독성 화학물질이 몸속으로 유입되고 있습니다.

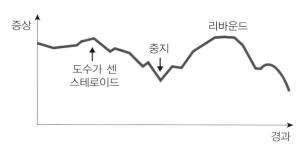

● 아보 도오루 교수가 그린 스테로이드와 아토피성 피부염의 리바운드 양상[6]

인체의 면역 체계는 독성 물질에 따라 매번 다른 방식으로 반응해야 합니다. 어떤 독성 물질이 들어오느냐에 따라 피부 질환의 형태가 서로 다르게 나타나는 이유가 여기에 있습니다. 문제는 피하지방층에 쌓인 독소를 해독하는 것이 쉽지 않다는 점입니다. 그렇기 때문에 그토록 많은 아토피안들이 쉽사리 고통 속에서 벗어나지 못하고 있는 것이라 생각합니다.

---

6) 아보 도오루, 『의료가 병을 만든다』, 문예출판사, 이균배 옮김, p.101.

Q 자미원에서 주장하는 디톡스와 자연적인 탈스는 어떻게 다른가요? 자미원을 사용하지 않고도 탈스를 통해 치유할 수 있다고 봅니다. 굳이 자미원을 사용해야 할 이유는 무엇인가요?

A 자미원은 자연적인 탈스를 가장 짧은 시간에 효율적으로 할 수 있도록 도와줍니다. 자연적인 탈스는 온전히 우리 몸의 치유력만으로 독소를 제거하는 것입니다. 그래서 시간이 많이 걸리고, 고통은 크지만 효과는 떨어집니다. 자미원이 제시하는 방법은 미네랄 이온의 디톡스 기능을 활용하는 것입니다. 미네랄 가운데서도 셀레늄과 게르마늄을 함유한 미네랄 이온수를 이용하여 피부의 독소를 제거하는 것입니다.

이온화되어 있는 셀레늄과 게르마늄은 매우 미세하여 독소가 자리 잡고 있는 피하지방층에까지 직접 도달할 수 있습니다. 피하지방층에 도달한 미네랄 이온은 독소들과 결합하여 물질의 성질을 변화시키고, 인체는 독소의 세력이 약화되면서 반격의 기회를 잡아 독소를 몸 밖으로 배출하게 됩니다. 이때 열이 나거나 뾰루지가 올라오거나 진물이 나오는 등의 증상이 나타납니다. 이렇게 독소가 빠져나오면 지방층은 자연스럽게 정화되고, 몸은 정상적인 밸런스를 찾게 됩니다. 피하지방층의 독소가 해독되고 혈액이 정화되면 아토피는 자연스럽게 사라지게 되는 것이지요.

Q 얼굴과 몸에 겔을 쓴 지 3일째인데, 리바운드가 점점 심해지고 있어요. 혹시 겔이 부작용을 일으키는 것은 아니겠지요? 하루빨리 치유되고 싶은데 언제쯤이면 리바운드가 끝나고 매끈한 피부가 될까요?

A 리바운드가 우려되는 분에게는 자미원 사용을 권하지 않습니다. 자미원을 바르고 더 심해졌다고 하는 분들이 많은데 리바운드는 스테로이드를 사용하다 중단해서 올라오는 것이지, 자미원 때문에 올라오는 것이 아닙니다. 이말이 거짓인지 확인해 보는 방법은 간단합니다. 자미원을 사용하지 않고 사용하던 스테로이드를 중단했을 때의 리바운드 여부를 확인해 보면 됩니다.

그런데 리바운드 자체가 나쁜 것은 아닙니다. 세계적인 면역학자 아보 도오루 교수는 "증상이란 신체가 낫는 현상"이라고 했습니다. 가려움, 진물, 열감, 홍조 등이 나타나는 이유는 혈류를 늘려 유해 물질을 배설하는 데 있다는 것입니다. 피부에 일어나는 변화들은 독소들을 피부 밖으로 내보내는 과정에서 일어나는 증상입니다. 독소가 빠지는 과정에서 증상이 심해지는 것은 도오루 교수의 말처럼 몸이 치유되는 과정이기 때문입니다. 이런 증상들은 고통스러운 과정이긴 하지만, 몸의 관점에서는 독소를 체외로 배출시켜 치유하고자 하는 것입니다.

다시 한번 말하지만, 이 과정을 인정하고 싶지 않은 분이나 두려워하는 분에게는 자미원 사용을 권하고 싶지 않습니다. 저에게는 리바운드 없이 제품을 바르자마자 바로 좋아지는 기적의 치유를 실행할 능력이 없기 때문입니다.

회복은 자신의 몸이 하는 것이며, 피부 세포가 태어나서 각질로 떨어지는 데는 28일이 걸립니다. 28일이라는 짧은 시간에도 좋아졌다가 나빠졌다가를 반복하면서 서서히 좋아집니다. 조급함이 나를 망칩니다. 결국 멘탈이 튼튼해야 좋은 피부를 얻을 수 있습니다.

Q 병원에서는 홍조나 주사는 못 고치는 병이라고 합니다. 평생 관리해야 하는 병이라고 하는데, 정말 그런가요?

A 절망할 필요 없습니다. 병원에서 못 고친다고 해서 영원히 그 병을 고치지 못하는 것은 아닙니다. 병원에서 시한부 3개월이라는 절망적인 진단을 받고 산으로 들어가 살아난 수많은 사람들이 바로 그 증거입니다.

인간의 생명력은 그렇게 가볍지 않으므로 그런 말에 흔들릴 필요도 없습니다. 원래부터 우리의 병은 우리 몸이 고치는 것입니다. 우리의 몸은 매일, 매분, 매초 쉼 없이 살아 움직이고 있으며, 세포는 끊임없이 생성과 사멸을 반복합니다. 따라서 병을 유발한 근본 원인과 환경만 바꿔 주면 얼마든지 치유가 가능합니다. 홍조나 주사의 경우

클렌징, 박피 등을 하지 않고 물 세안만 지속해도 저절로 치유되는 질환입니다. 스스로를 믿으세요. 우리 몸은 우리의 믿음을 저 버리지 않습니다.

Q 홍조는 가라앉았는데, 피부는 더 나빠졌어요. 홍조가 가라앉고 나니 얼굴에 온통 오돌토돌한 것들이 났어요. 이것도 리바운드인가요?

A 얼굴에 오돌토돌한 것이 나오는 정도면 거의 마무리 단계에 이르렀습니다. 오돌토돌한 것이 나오든 성인 여드름이 나오든 뾰루지가 나오든 이것들은 모두 독소가 몸 밖으로 나오는 것입니다. 몸에서 나오는 독소는 여러 형태로 나오는데, 어떤 독소가 어떤 형태로 나오는지는 저도 알 수 없습니다.

다만 분명한 것은 몸 밖으로 배출되는 것은 모두 독소라는 점입니다. 오돌토돌한 것이 아직 터지지 않고 있는데, 자미원을 발라 주면 백혈구들이 힘을 얻어서 진물로 밀어낼 것입니다. 이때 진물이 나오면 더 악화되었다고 생각할 수 있는데, 진물이 나와야 빨리 호전되는 것은 분명합니다. 홍조 다음 단계가 오돌토돌한 잡티가 나는 단계, 그 다음이 가려움 단계입니다. 즉, 잡티가 나오는 정도면 치유가 거의 마무리되고 있다고 봐도 무방합니다.

Q 2014년 5월경 잦은 필링으로 접촉성 피부염이 생겨서, 그 후로 스테로이드(먹는 것과 연고)를 사용했습니다. 2015년 5월에 군대에 입대하게 되었고, 그곳에서도 스테로이드를 사용했습니다. 현재 피부 표면이 비닐처럼 되었고 노랗게 굳은 딱지가 있으며 각질이 심하고 항상 붉은빛을 띠고 있습니다. 평생 이렇게 살아야 하는 것은 아닌지 절망적입니다.

A 피부가 비닐처럼 되는 가장 큰 이유는 피부 장벽을 깎아 낸 경우입니다. 부분적으로 보면 필링으로 피부 표피를 제거했을 경우, 레이저로 태워 버린 경우, 폼클렌징으로 녹여 낸 경우, 스테로이드로 피부를 녹여 버린 경우로 나눠 볼 수 있습니다. 현

재 피부에서 각질, 딱지, 진물 등이 나온다는 것은 손상된 피부 장벽으로 계면활성제, 스테로이드 등이 침투하여 독소로 자리 잡고 있다는 것을 의미합니다.

자미원 겔이나 크림을 바르면 분명 회복됩니다. 다만, 리바운드는 각오해야 합니다. 이전에 사용했던 스테로이드만큼 독소가 진물이나 농으로 쏟아져 나올 것입니다. 스테로이드를 얼굴에 바른 분들은 겔과 크림을 얼굴에 직접 바르지 말라고 합니다. 얼굴에 리바운드가 심하게 일어나면 사회생활이 쉽지 않기 때문입니다. 물론 최상의 경우는 직접 바르는 것이지만, 만약 이것이 어렵다면 시간이 오래 걸리더라도 스테로이드를 직접 사용한 부위가 아닌 목 부위, 귀 뒤쪽을 먼저 바르는 것도 하나의 방법입니다.

Q 병원에서 일을 할 때 마스크를 쓰고 해서 입 주변에 여드름이 잘 났어요. 피부과에 가서 여드름이 안 나는 약을 일주일 먹고 레이저 치료를 했어요. 그렇게 치료하고 한 달 정도는 좋았는데 다시 또 여드름이 나는 일이 반복되고 증상도 점점 심해지고 있는 것 같아요.

A 레이저 시술은 절대 금물입니다. 레이저는 피부 장벽과 모세혈관을 파괴합니다. 그래서 일시적으로는 상태가 좋아 보이는 효과가 있습니다. 스테로이드도 일시적으로 증상이 개선된 것처럼 보이는데, 그 이유는 혈관을 수축시켜 피부 밖으로 독소가 배출되는 것을 막아 버렸기 때문입니다. 레이저도 비슷한 원리입니다. 그래도 스테로이드는 혈관을 수축시키는 정도이지만, 레이저는 혈관을 아예 없애 버린다는 점에서 훨씬 더 잔인한 방법인 셈이죠.

살아남은 혈관들은 죽은 핏줄을 다시 재건하기 위해 혼신의 노력을 기울이게 됩니다. 기존의 혈관들은 더 많은 혈액을 보내야만 재생되기 때문에 혈관이 굵어지는 것이지요.

혈관이 굵어지고, 여드름이 나는 것은 내 몸이 스스로 치유 활동을 하고 있다는 증거입니다. 이것을 병으로 보면 안 됩니다. 여드름을 통해 나오는 어떤 물질을 몸속에 그대로 있게 하는 것이 좋을지, 나오게 하는 것이 좋을지를 생각해 보세요. 이런 증상

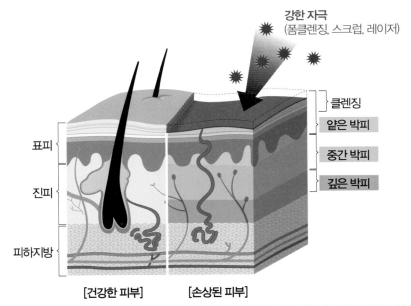

강한 자극
(폼클렌징, 스크럽, 레이저)

클렌징
얕은 박피
중간 박피
깊은 박피

표피

진피

피하지방

[건강한 피부]　　　[손상된 피부]

● 국내 ○○성형외과에서 올려놓은 자료로, 피부 장벽이 어느 정도까지 손상되는지를 잘 보여 주고 있습니다.

을 억지로 막는 것은 치유 작용을 방해하는 것입니다.

Q 새집증후군으로 아토피가 생긴 뒤로 10년 이상 스테로이드를 먹고, 바르는 연고를 사용해 왔습니다. 완전히 스테로이드를 끊은 지는 이제 한 달이 되었습니다. 탈스 후 얼굴이 깨끗해졌지만 팔다리가 접히는 부분에 아토피가 올라왔습니다.

A 제가 알고 있는 아토피에 대한 지식이 본인에게 조금 충격을 줄 것 같아서 답을 올리기가 참 부담스럽습니다. 탈스를 한 후 얼굴이 깨끗해졌다고 했는데, 사실 이것은 일시적인 현상입니다. 또한 팔다리가 접히는 부분에만 아토피가 올라왔다고 했는데, 이것 또한 일시적인 현상입니다.

스테로이드를 10년 정도 사용했다면 몸에 상당히 많은 독소들이 축적되어 있을 것입니다. 스테로이드를 끊은 지 한 달이 되었다고 했는데, 얼굴이 깨끗해지고 일부분에만 아토피가 올라온 것은 탈스의 결과가 아니라 스테로이드의 힘이 여전히 몸을 지배하고 있기 때문입니다.

즉, 스테로이드의 힘이 약화될 때 진짜 리바운드가 시작될 가능성이 매우 높습니다. 또한 경구 복용을 통해 몸으로 유입된 스테로이드는 혈액을 타고 돌아다니기 때문에 결국 온몸에서 병변이 나타나게 될 것입니다.

물론 치유되지 않는 질병이란 없습니다. 하늘은 인간에게 질병을 줄 때 해결책도 같이 주었습니다.

Q 저는 중증 건선 환자로 팔다리에 건선이 심한 편입니다. 스테로이드 연고만 7년 사용하다가 탈스한 지 5개월 차입니다. 지금 전반적으로 홍반이 심하고 진물이 나는 상황인데 효과적으로 겔을 사용하는 방법을 알고 싶습니다. 그리고 평상시 피부 관리하는 방법에 대해서도 알려 주시면 감사하겠습니다.

A 인체의 자연 치유력만으로 하는 탈스는 힘도 들고, 깊숙이 자리 잡은 스테로이드 독소를 제거하기에는 어려운 것이 현실입니다. 탈스한 지 5개월이 지났는데도 진물이 계속 나올 수 있냐는 의문이 생기겠지만, 10년 동안 숨어 있다가 나오는 경우도 있습니다. 스테로이드는 지용성이라 피하지방층에서 은거하고 있기 때문에 쉽게 제거되지 않습니다.

다행인 것은 얼굴이 아니라 팔다리라는 것입니다. 진물이 나와도 얼굴에는 나타나지 않으니까 생활에 어려움이 덜 하기 때문입니다. 진물이 나올 때 겔을 발라 주는 것이 치유 기간을 단축시키는 방법입니다. 효과적으로 사용하는 특별한 방법은 없습니다. 사실 많이 바르면 더 빨리 좋아지지만, 리바운드를 어느 정도 조절하기 위해 사용량도 조절할 것을 권합니다. 특히 얼굴의 경우 민감한 부분이기 때문에 직접적인 사용을 자제하고, 목 부위에 사용하는 간접적인 방법을 제안합니다.

평상시에는 피부를 그냥 자연적으로 두는 것이 제일 좋습니다. 그 어떤 것이든 자극이 됩니다. 늘 강조하는 말이지만 물 세안이 가장 좋고, 그것이 어려우면 비누 세안으로 그치는 것이 좋습니다. 보습제는 아르간 오일, 코코넛 오일 등 천연의 오일을 그대로 바르는 것이 제일 좋습니다.

Q 아토피는 당연히 가려움이 있다고 받아들이고 있지만, 왜 하필이면 밤에 유독 더 가려운지 그 이유를 알고 싶습니다.

A 인체에는 교감신경과 부교감신경이 있습니다. 교감신경은 낮 시간에 움직이는 신경이고 부교감신경은 밤에 움직이는 신경으로 치유의 신경이라고 생각하면 됩니다. 밤이 되면 부교감신경이 위로 올라가는데, 부교감신경이 활성화되면 림프구가 분비되면서 몸속의 노폐물들을 제거하게 됩니다. 가려움은 치유 작용이고, 부교감신경이 활성화되면 치유 작용이 왕성해지기 때문에 더 가려운 것입니다. 그래서 밤은 치유의 시간입니다.

Q 아이가 아토피예요. 임신 전에 스테로이드를 사용하지 않았고 아이에게도 스테로이드를 사용하지 않았는데 왜 아토피가 나타나는지 모르겠어요. 아이의 변이 좋지 않은 것이 좀 의심되긴 합니다. 그래서 비타민D를 먹이는 등 식이요법으로 관리해 주고 있습니다.

A 아토피는 출산 환경에도 영향을 받습니다. 제왕절개로 출산하거나 아니면 아이가 병원에서 생활하는 동안 항생제에 노출되어 장내 미생물 생태계가 손상되었을 경우 아토피가 생길 수 있습니다. 그래서 장의 기능이 좋지 않으면 면역력이 떨어지게 되어 몸속으로 유입되는 독소를 해독할 능력이 떨어지게 됩니다.

많은 보조식품들을 먹이고 식이요법으로 관리해 주고 있는 것 같은데, 불행히도 이것은 아이에게 도움이 되지 않습니다. 아이의 몸은 성인과 달라서 외부 물질에 대한 저항력이 없으며, 인체는 합성 비타민에 대해 거부 반응을 보입니다. 비타민D는 햇빛 속에 넘치도록 있습니다. 굳이 합성 비타민D를 복용할 필요가 전혀 없습니다.

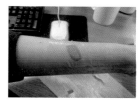

2016년 12월 20일

Q 긁고 나서 상처 난 부분에 보습 크림이나 자미원 겔을 발라도 상관없을까요? 바르는 것이 더 좋을 것 같아서 계속 바르고 있긴 한데 따갑기도 하고 걱정이 되네요.

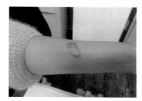

2016년 12월 22일

A 걱정할 필요 없습니다. 겔은 찰과상과 화상에도 좋습니다. 세포 재생 효과도 탁월해서, 상처 부위에 직접 발라도 좋습니다. 만약 화상을 입었을 때는 화장 솜에 겔을 묻혀 화상 부위에 올려 놓아 보세요. 한 시간이면 화상 통증이 없어지고, 며칠 동안 계속해 주면 화상으로 입은 상처, 색소 침착까지 없어질 것입니다. 이 모든 것이 미네랄 이온의 세포 재생 효과 때문에 일어나는 일들입니다.

프라이팬을 이용해 요리를 하다 불에 달궈진 손잡이 부분에 팔이 닿아 화상을 입은 분이 있었습니다. 화상을 입은 자리는 물집이 잡히면서 부풀어 오르기 시작했고, 욱신 거리며 아려오는 통증에 눈물이 절로 나왔다고 합니다. 통증도 통증이지만 피부도 순식간에 붉게 변하면서 커다랗게 물집이 잡혔습니다. 병원에 갔더니 주사 바늘로 물집을 터트리고 화상 연고를 발라 주었다고 합니다. 병원에서는 화상의 정도가 상당히 깊어서 화상 흉터가 없어지기 힘들 것

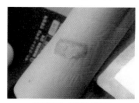

2016년 12월 23일

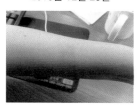

2016년 12월 27일

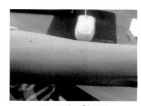

2017년 1월 2일

● 화상 부위에 자미원 겔을 발라 주었을 때 상처가 아물어 가는 모습

이라고 했다고 합니다.

이분은 화상 부위에 자미원 겔을 발라 주었는데, 첫날부터 통증이 멈추기 시작했습니다. 다음날 밴드를 떼 내자 검은색 진물은 멈추었고, 상처 색도 옅어진 것을 확인할 수 있었습니다. 다음날부터는 수시로 미스트를 뿌려 주었습니다. 불과 일주일 만에 화상 자리는 흔적도 없이 사라졌습니다. 화상이 이렇게 빨리 치료된 것도 신기하지만, 검은색 흉터조차 사라져 버린 것은 여간 신기한 일이 아닐 수 없었다고 합니다. 햇빛 화상이나 햇빛 알레르기도 겔을 통해 치료할 수 있으니 활용하면 좋을 것 같습니다.

Q 머리를 감을 때마다 한 움큼씩 빠지는 머리카락에 심란했습니다. 샴푸가 탈모의 원인이 된다는 말을 듣고 자미원 헤어 비누로 바꿨는데, 머리를 감을 때마다 머리카락이 엉키고, 감고 나서도 떡이 집니다. 혹시 비누가 머리카락에 손상을 주는 것은 아닌가요?

A 비누로 머리를 감을 때 엉킨다는 것은, 현재 머리카락의 큐티클층이 많이 손상되었다는 것을 의미합니다. 샴푸로 머리를 감고, 컨디셔너로 영양을 공급하고 린스로 헹구는 과정들을 거치면서 머리를 감으면, 자신의 머리카락이 얼마나 손상을 입었는지 알 수 없습니다.

샴푸에도 실리콘이 들어가 있는데, 이것은 계면활성제가 손상시킨 큐티클층에 실리콘 막을 형성시킴으로써 찰랑거리는 느낌을 주기 위해서입니다. 그런데 샴푸에 들어 있는 실리콘만으로 커버하기에는 큐티클층의 손상이 너무 크다는 문제가 있습니다. 여기에 컨디셔너를 더하게 되면, 찰랑거리는 느낌을 줄 수 있습니다.

문제는 이렇게 얻게 된 찰랑거리는 느낌은 말 그대로 느낌일 뿐이지, 실제 자신의 머리카락이 아니라는 것입니다. 또한 이런 과정을 거치면서 가지게 된 찰랑거리고 미끄러운 느낌과 비교하자면, 비누로 감는 것은 도무지 따라갈 수 없습니다.

그래서 선택이 필요합니다. 탈모를 방지하기 위해 머리카락이 뻣뻣해지고 엉키는 과정을 견딜 것인가, 아니면 찰랑거리는 느낌을 갖기 위해서 탈모를 감수할 것인가?

제가 제안하는 것은 여전히 비누로 머리를 감는 것입니다. 비누만 사용할 경우 처음 몇 달 동안 머리카락이 뻣뻣할 수 있습니다. 이럴 때는 헹굼 물에 식초를 살짝 풀어 사용하면 한결 부드러운 머리카락을 유지할 수 있습니다. 물론 이 역시 샴푸에는 미치지 못할 것입니다.

몇 해 전부터 미국 할리우드에서는 샴푸를 쓰지 않고 머리를 감는 이른바 '노푸(no poo)' 열풍이 불고 있습니다. 노푸는 샴푸 등 세정제를 사용하지 않고 물로만 머리를 감는 방식으로, 할리우드 스타 제시카 심슨과 기네스 펠트로, 아델 등이 언론에서 언급하면서 유명해졌습니다. 노푸를 실천하고 있는 사람들은 샴푸를 사용하지 않은 이후 오히려 두피가 더욱 깨끗해지고 건강해졌다고 입을 모으고 있습니다. 두피 보호, 환경 보호, 비용 절감이라는 3마리의 토끼를 동시에 잡는 방법이 바로 노푸입니다.

그런데 노푸는 굉장히 어렵습니다. 물로만 머리를 감는 것이 그리 쉽겠습니까? 대부분의 사람들이 노푸가 좋다는 것은 알면서도 다시 샴푸로 돌아가는 일이 많습니다. 그래서 노푸가 부담스럽다면 비누를 이용할 것을 제안하는 것입니다.

Q 샴푸가 나쁘다는 것은 좀 과도한 말이 아닌가요? 더군다나 탈모의 원인이 샴푸라고 하는 것은 무리인 것 같습니다.

A 샴푸는 보통 물, 계면활성제, 점도 조절제, 실리콘 등이 주성분입니다. 계면활성제는 세정 작용이 아주 강해서 머리카락의 표면을 덮고 있는 큐티클이라고 하는 모발 세포를 변형·파괴합니다. 샴푸 속의 계면활성제는 세정 효과도 갖지만, 이 과정에서 필요 이상으로 모발의 단백질을 녹이기 때문에 큐티클도 손상을 입습니다.

계면활성제의 강력한 세정력과 침투력은 피부 장벽을 망가뜨리며 두피에 손상을 주게 됩니다. 두피가 손상을 입게 되면 모근도 자연스럽게 약해지게 되고, 머리카락이 가늘어지기 시작하면서 급속한 탈모로 이어집니다.

샴푸의 강력한 계면활성제가 두피에 터를 잡고 있는 상재균을 죽이는 것도 탈모의 원인이 됩니다. 계면활성제는 두피의 피지를 제거하고 상재균까지 제거합니다. 피지가 없어지면 상재균도 굶어 죽게 마련입니다. 상재균이 없어지면 피부 장벽을 형성할 수 없으며, 상재균이 없어진 자리에는 유해균이 번식하게 되고, 결과적으로 뾰루지 등이 생깁니다.

샴푸의 독성이 유방암, 갑상선암의 원인이 된다는 것은 이미 보고된 바 있습니다. 또한 계면활성제에 의해 파괴된 피부 장벽으로 화학 첨가물들이 침투하여 산모의 양수까지 오염시킵니다. 산모의 양수에서 샴푸 냄새가 나고, 유방암과 자궁암에 걸려 수술을 받게 된 환자들의 몸속에 샴푸 성분들이 남아 있었다고 합니다.

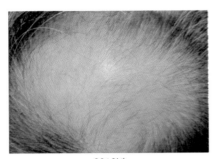
2016년

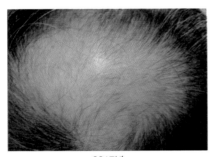
2017년

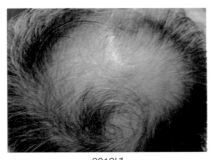
2018년

● 유전적 탈모의 경우도 샴푸를 쓰지 않고 물로만 머리를 감아 탈모가 줄어들고 발모가 늘어나는 것을 확인할 수 있었습니다.

Q 유전성 탈모도 좋아질 수 있나요?

A 유전성 탈모도 화학물질의 침해로 인해 더 심해진다고 봅니다. 본래 약한 모발을 타고 났는데, 여기에 샴푸를 사용하면 탈모가 더욱 심해질 수밖에 없습니다. 가장 먼저 해야 할 것은 샴푸를 중단하고 물로 머리를 감는 것입니다. 물로만 머리를 감는 것은 그리 쉬운 일이 아닙니다만, 탈모를 방지하겠다는 목표 의식이 분명하다면 충분히 감수할 가치가 있다고 봅니다.

물로만 감는 것이 어렵다면 비누를 사용하는 것으로 대체할 수 있습니다. 비누는 물 세안에 버금갈 정도로 유해성이 아주 적습니다. 비누로 머리를 감은 뒤 미네랄 미스트를 뿌려 주면 두피의 독소도 제거하고, 모낭의 생명력도 길러 줄 수 있습니다. 실제로 이런 방식을 사용한 경우 유전적 탈모도 머리카락이 빠지는 것이 줄어들 뿐만 아니라 오히려 늘어나는 것을 확인할 수 있었습니다.

Q 항생제를 먹으면 피부 질환이 낫는 이유는 뭔가요? 다른 약은 별로 안 듣고 항생제를 먹으면 씻은 듯이 낫습니다. 항생제를 안 먹으면 다시 아토피가 올라오기 시작하는데, 몸속에 유해균이 많아서 그런 것일까요?

A 염증은 균에 의해 일어나는 것이 틀림없습니다. 그런데 염증이 과연 나쁜 것인가에 대해 생각해 봐야 합니다. 세균에 대해서도 마찬가지입니다. 만약 아토피의 경우 염증이 생기지 않으면 몸속에 있는 독소가 어떻게 몸 밖으로 나올 수 있을까요? 리바운드는 스테로이드의 독소를 몸 밖으로 밀어내기 위해 생기는 염증 현상입니다. 염증이 치유를 도와주고 있는 것이지요.

그런데 만약 항생제로 염증을 눌러 놓게 되면, 몸속에서 나와야 할 독소는 그대로 축적되게 됩니다. 나중에 더 큰 독소로 자라게 하는 방법이 바로 항생제 처방입니다.

항생제는 몸속의 미생물들에게 치명타를 입힙니다. 미생물 생태계의 균형이 깨지면 면역력은 현저히 떨어지게 됩니다. 몸의 염증은 인체의 자기 치유 과정이라고 볼 수 있습니다. 항생제로 염증을 잡아 버리면 열감을 일으킨 근본적인 원인은 그대로 둔 채 아군에게 포격을 하는 격입니다.

그런데 왜 항생제를 사용하면 피부가 좋아질까요? 항생제가 염증을 일으키는 미생물이나 바이러스 등을 공격했기 때문입니다. 염증을 일으키는 원인을 제거했기 때문에 피부가 좋아지는 것입니다. 하지만 염증에 대해 다시 생각해 봐야 합니다.

『의사의 반란』의 저자 신우섭 씨는 "염증이란 노폐물을 제거하고, 정상적인 조직을 재생하기 위해 혈류를 증가시키려는 노력이라고 할 수 있다. 이때 생기는 불편한 증상이 통증을 동반한 염증 반응"이라고 강조하고 있습니다.

항생제를 지속적으로 사용하면 독소 제거 활동을 하는 염증을 억제하게 되고, 결과적으로 아토피의 위험을 더 높이게 됨을 알 수 있습니다. 실제로 미국 컬럼비아대학 연구팀 조사 결과 항생제를 여러 번 복용했던 어린이들은 아토피나 천식의 위험 수준이 더 높은 것으로 나타났다고 합니다. 약물 치료의 횟수가 늘어날수록 발병률은 16%씩 상승했습니다.

그럼에도 불구하고 현대 의학에서 항생제는 매우 중요한 위치를 차지하고 있습니다. 마이클 머레이 교수는 『당신의 의사도 모르는 11가지 약의 비밀』에서 어린이의 대다수가 과다한 항생제 처방으로 천식이나 아토피를 얻게 되었다고 합니다. 항생제가 미생물을 파괴하고 면역 체계를 흔들며 나아가 각종 질환에 이르게 한다는 것입니다. 따라서 항생제 사용은 신중히 생각해야 합니다.

Q 병원에서는 주사를 평생 관리해야 할 병이라고만 합니다. 주사는 정말 죽기 전까지 가지고 가야 하는 병인가요? 평생을 이렇게 살아야 한다니 기가 막힙니다.

A 주사는 치유됩니다. 물론 홍조도 치유됩니다. 우리가 살아 있는 한 모든 것은 회복될 수 있습니다. 우리 몸은 항상 그대로 있는 것 같아 보이지만, 세포는 끊임없이 탄생과 사멸을 반복합니다. 6개월 전의 우리 몸과 현재의 우리 몸은 전혀 다른 몸입니다.

주사에 대해 공포를 가질 필요는 없습니다. 주사는 시간이 걸릴뿐 반드시 회복됩니다. 주사를 극복하려고 레이저 시술을 하는 것은 여우 피하려다 호랑이를 만나는 격이기 때문에 반드시 피해야 합니다. 주사나 홍조는 피부 장벽이 얇아져서 생긴 질환입니다. 피부 장벽이 파괴되면, 계면활성제 등의 독소가 피부로 침투하게 됩니다. 주사나 홍조 등은 모두 피부 장벽이 얇아진 것이 1차적인 원인입니다. 피부 장벽을 재생하는 데는 약 1달 정도 걸립니다. 세포가 생성되고 각질화되어 떨어져 나가는 데 28일이 걸리기 때문입니다. 그런데 왜 그 시간이 지났는데도 낫지 않을까요? 이전에 침투한 독소가 그대로 남아 있기 때문일 수도 있고, 계면활성제 등의 독소가 끊임없이 자극을 주었기 때문일 수도 있습니다.

피부 장벽이 회복되기 위해서는 그대로 두는 방법이 최선입니다. 물로만 세안하기가 그 하나의 방법입니다. 그런데 왜 여태까지 회복되지 못했을까요? 물 세안을 하는 것은 새로운 손상은 막을 수 있어도 이미 침투해 있는 독소는 해독하지 못하기 때문입니다. 기존의 독소는 미네랄의 도움을 받으면 됩니다. 우리 몸은 스스로 치유합니다. 그것을 인체의 항상성이라고 합니다.

Q 50대 초반의 여자입니다. 평소에는 괜찮은데, 뜨거운 물로 설거지를 하거나 가스 레인지 앞에서 요리를 하면 얼굴이 뜨거워집니다. 병원에 갔더니 갱년기 홍조라고 하면서 호르몬 치유를 권하는데 어떻게 해야 할까요?

A 갱년기 노화 현상이 홍조와 무슨 관계가 있는지는 모르겠지만, 호르몬 자체로도 심각한 문제가 있습니다. 인간은 나이가 들면 노화는 피할 수 없습니다. 피부는 처지고 몸의 수분도 사라지기 시작합니다. 이때 병원에서 유혹하는 호르몬 요법은 마법의 탄환 같을 수밖에 없습니다. 에스트로겐 주사 한방이면 여성의 몸을 10년은 젊게 만들어 줄 것 같습니다.

그런데 노화를 해결하려다 암을 만날 수도 있다는 것이 최근의 연구 결과들입니다. 폐경기 여성들에게 호르몬 요법을 시행하는 것은 2002년까지 해외에서 크게 유행했는데, 에스트로겐 대체 요법을 시술받은 여성들은 예상했던 것보다 높은 비율로 유방암과 심장병, 뇌졸중, 치매에 걸렸다고 합니다. 호르몬 요법은 실질적으로는 노화를 가속화했다는 것이 입증되었습니다. 그럼에도 불구하고 호르몬 요법을 찾는 여성들은 끊이지 않고 있다고 합니다. 노화는 병이 아닙니다. 호르몬으로 노화를 늦추겠다는 생각보다는 신선한 채식 위주의 음식으로 도움을 받는 것이 더 좋습니다.

또한 얼굴이 뜨거워지는 문제는 호르몬 때문이 아니라 피부 장벽 손상이 원인입니다. 피부 장벽 복원에 관해서는 다른 질문에 대한 답을 찾아보면 될 것 같습니다.

Q 대학병원에 다녀왔는데 얼굴에 무엇을 발라도 따갑고 가렵다고 하니 의사 선생님이 물 세안만하고 아무것도 바르지 말라고 하시네요. 피부 장벽이 회복된 후에 조심스럽게 보습제를 시도해 보자고 하셨어요. 건조한 게 싫으면 바세린을 처방해 주신다고 하셨는데 안 바르겠다고 하고 그냥 왔어요. 턱과 눈썹 사이에 각질이 너무 지저분한데, 얼굴에 아무것도 안 발라도 괜찮을까요?

A 대학병원에서 물 세안을 제안하는 것은 처음 보았습니다. 일본에서 노화 예방 전문병원을 운영하고 있는 우츠기 류이치 선생도 물 세안을 주장하고 있습니다. 심지어 그는 "화장품을 끊고 자연의 에멀전을 생성시켜라"는 다소 과격한 주장을 합니다. 그는 대부분의 화장품에 포함된 오일과 계면활성제 등이 피부 장벽을 파괴한다는 사실을 알게 됐다고 합니다. 화장품만 사용하지 않아도 세안 후의 피부 당김 현상이 사라지고, 피부는 시간이 지날수록 깨끗해진다고 합니다. 그는 클렌징이나 화장수, 미용액, 크림 등 일체의 화장품을 사용하지 않고 물로만 세안하는 '우츠기식 피부 관리법'을 제안하고 있습니다.

대학병원의 의사 선생님은 대단히 훌륭한 처방을 하셨습니다. 피부 장벽을 복원하기 위해서는 아무것도 하지 않는 것이 가장 좋기 때문에 물로만 세안하는 것은 바람직한 방법입니다. 이대로 실천하면 문제는 해결됩니다.

Q 아토피가 산성화된 체질 때문에 생긴다는 말이 있습니다. 알칼리수를 마시면 치유된다고들 하는데, 마셔도 될까요?

A 알칼리수는 전혀 권하고 싶지 않습니다. 아토피의 경우 혈액이 산성화된 것은 사실이지만, 이것은 독소로 오염된 혈액을 중화하기 위해 산성화된 것입니다. 문제의 근원은 혈액을 오염시킨 독소이며, 산성화는 그것을 해소하기 위한 인체의 작용인 셈입니다.

인간이 변형시킨 물은 몸속에 들어오면 문제가 많습니다. 예를 들면 알칼리수가 몸에 들어오면 먼저 위장으로 들어갑니다. 위장에서는 ph를 맞추기 위해 위산을 분비합니다.

그런데 알칼리가 높은 물이 들어오면 중화시키기 위해 우리 위에서는 더 많은 산을 분비할 수밖에 없습니다. 알칼리수는 위장에서 완전히 중화되어 버리는 것이지요. 문제는 위산 분비가 많아지면 위장에 장애가 발생한다는 점입니다. 알칼리수를 지속적으로 마시는 분들이 위장이 안 좋은 이유도 여기에 있습니다.

Q 클렌징은 어떻게 해야 하나요? 30초 정도 세안제를 얼굴에 꼼꼼히 문지르라고 하는 글도 있고 어떤 의사 분은 최소 1분은 문지르라고 하기도 하던데 얼마 정도 문지르는 것이 적당한가요? 저희 아버지는 비누로 대충 문지르고 헹구시는 데도 피부가 좋으신데 타고난 것 같아 부러워요.

A 해답은 아버님에게 있습니다. 왜 아버님은 비누를 이용하는데 피부가 좋을까요? 클렌징은 절대 금물입니다. 그런데 1분씩이나 클렌징을 하라니요? 의사들 말대로라면 노숙자들은 피부가 썩어내려야 정상일 것 같습니다. 세수 한번 제대로 안 하는데, 모공이 다 막혀 버려야 하지 않겠습니까? 그런데 절대 그렇지 않습니다.

노숙자들의 피부만큼 좋은 사람들도 드뭅니다. 그 비밀은 세안을 안 하는 데 있습니다. 그들은 세안도 하지 않는데 왜 그렇게 피부가 좋을까요? 우리 피부에 있는 상재균이 천연 에멀션을 만들어 내기 때문입니다. 또한 모공에 찌든 때는 피부 스스로 밀어냅니다. 그것이 우리 몸의 자연 치유력이기도 합니다. 세안을 과다하게 하면 상재균이 죽고 천연 에멀젼을 만들 수 없습니다. 그래서 세안을 하면 할수록 피부는 건조해지고 홍조로 나아가게 되는 것입니다. 너무 잘 씻어 내는 것이 피부를 망치는 주범입니다.

화장을 지울 때는 집에 있는 세숫비누를 사용하면 됩니다. 어떤 분이 알려주신 팁은, 크림을 얼굴에 바른채 2분 정도 있다가 닦아 내고 비누로 씻으면 깨끗하게 세안된다고 합니다. 베이비 비누로 화장을 지울 때는 다른 과정 없이 그냥 세안만 해도 됩니다.

Q 손에만 아토피가 있었는데 스테로이드 연고를 가끔씩 병원에서 처방해 주었어요. 스테로이드 연고만 사용한 환자는 리바운드를 겪을 때 사용한 부위만 겪는 건가요?

A 스테로이드 연고를 바른 부위에서 리바운드가 올라오는 것은 가장 전형적인 현상입니다. 연고를 바른 형태까지 그대로 올라오는 것을 눈으로 확인할 수 있을 정도입니다. 다만, 그 부근까지는 이동하는 특성이 있습니다. 이 연고들은 지용성이기 때문에 지방질에 어떤 변화를 주게 되면 반응을 하는 것 같습니다.

예를 들면 치킨을 많이 먹게 되면 지방질 유입이 늘게 되고, 축적되어 있던 스테로이드도 자극을 받아 약간 확장되는 것 같습니다. 얼굴에 직접적으로 스테로이드나 엘리델 등을 바른 경우, 그 부위에 리바운드가 올라올 가능성이 많기 때문에 자미원을 바를 때는 목이나 귀 뒤쪽에 발라 주라고 합니다. 간접적으로 자극을 주고 빼내면 리바운드를 최소화할 수 있기 때문입니다.

Q 아토피가 있는데 스테로이드를 중단한 지는 3달이 되었습니다. 병변이 계속 번져 가고 있고, 목과 귀 뒤에서도 진물이 나오고 있어요. 리바운드 과정이 너무 힘들고 고통스러운데, 과연 끝이 있기는 한 건가요?

A 전형적인 리바운드 단계입니다. 지금 못 견디면 영영 질환에서 벗어나기 힘듭니다. 내 몸은 지금 사력을 다해 독소를 뿜어 내고 있습니다. 몸의 치유 작용을 도와

줄 수 있는 것은 치유된다는 믿음과 강인한 정신력입니다. 이 시기가 얼마나 힘든지는 잘 알고 있습니다. 견디기 힘든 고통에 정신이 혼미해질 정도일 것입니다.

30대 중반의 한 아토피안은 고통으로 인해 하루에도 몇 번씩 아파트 베란다에 서 있는 자신을 발견했다고 합니다. 자신도 모르게 뛰어내리려 했다는 것입니다. 그 분은 3달 만에 아토피를 극복할 수 있었습니다. 지금이 가장 어려운 단계입니다. 이 시기만 넘어가면 몇 번의 고비가 올 수는 있지만 지금처럼 힘들지는 않습니다.

우리가 미래를 불안해하는 것은 그 길의 끝에 무엇이 있을지 모르기 때문입니다. 미래를 알고 있는 우리는 불안해할 필요가 전혀 없습니다. 수많은 분들이 이 길을 통해 탈출하였습니다.

여기서 잠시 고통의 의미에 대해 생각해 볼 필요가 있을 것 같습니다. 가톨릭 기도문 가운데 "고통을 허락해 주셔서 감사합니다"라는 말이 있습니다. 경험이 짧았던 시절에는 이 말의 의미를 이해할 수 없었습니다만, 나이가 들어가고 저 역시 고통을 겪어 보니 이 말의 의미를 알 수 있을 것 같습니다.

에너지 보존의 법칙이 있습니다. 고통도 하나의 에너지로 본다면, 여러분들이 겪고 있는 고통이 여러분들의 성장과 성공적인 인생을 이끌어 내는 긍정의 에너지로 승화할 수도 있습니다. 쉽게 말하자면 "고생 끝에 낙이 온다", "아픈 만큼 성숙해진다"고 할 수 있습니다.

이전까지 여러분들은 고통으로부터 도망가라는 스테로이드의 달콤한 유혹에 굴복해 왔다고 볼 수 있습니다. 악마의 속삭임에 현혹되었던 것이지요. 이제 그 사슬을 끊어야 할 때입니다. 여러분은 과감하게 그 선택을 하셨습니다.

그렇다고 해서 리바운드의 고통이 한없이 길고 고통스럽지만은 않습니다. 이전에 아토피로 인해 겪어온 고통에 비하면 이 정도쯤이야 견딜 수 있다고 생각하며 참아야 합니다. 그 고통의 시간들은 여러분들에게 반드시 치유라는 결과를 선물할 것입니다.

Q 인터넷을 검색해 보면 전문의의 안내로 스테로이드를 사용하는 것은 안전하며, 전문의가 아닌 사람들이 함부로 사용하는 바람에 부작용이 있는 것이라고 합니다. 병원에서는 아이들도 사용하는 가장 낮은 단계의 스테로이드라고 하는데, 사용해도 되나요?

A 전문의의 처방으로 사용한다고 과연 스테로이드의 부작용이 없을까요? 일본의 원로 의료인 니와 유키에 박사는 1995년 스테로이드의 심각한 부작용에 대해 경고하면서 스테로이드는 1~2년만 사용해도 심각한 금단 증상이 생기며, 강한 두통, 현기증, 권태감, 호흡 곤란까지 일으켜 목숨을 잃을 수도 있다고 했습니다.

그리고 유키에 박사는 일본 의사들이 환자에게 스테로이드를 먹인다며 분노하였습니다. 그는 "요즘 의사 가운데는 예사롭게 스테로이드를 먹이면서 환자가 과로하게 내버려 둔다. 이것은 환자의 자살 행위이다. 나는 목숨과 맞바꾸는 경우가 아니면 스테로이드의 내복을 허용하지 않으며, 류머티스・천식・아토피에는 전혀 사용하지 않고 있다"고 하였습니다. 유키에 박사는 2가지 경우에 한정해서만 스테로이드를 사용한다고 합니다. 내버려 두면 생명이 위태로운 병인 경우, 환자에게 충분한 수면을 취하게 하고 과로와 스트레스를 피하게 한 후 사용한다는 것입니다.

그런데 한국에서는 아무렇지도 않게 주사까지 투여하며, 최근에는 링거에 넣어 투여하는 상황까지 벌어지고 있는 형편입니다. 스테로이드의 남용은 아토피를 더욱 심각한 중병으로 치닫게 만들고 있습니다. 따라서 피부 질환에는 절대 사용하지 말아야 합니다.

상담을 하는 과정에서 알게 된 사실이지만 호주에서는 환자나 가족에게 부작용과 발암의 위험성에 대해 미리 알려 주고, 동의를 받은 후 스테로이드를 처방한다고 합니다. 그리고 프랑스에서는 피부 질환에는 스테로이드를 처방하지 않는다고 합니다. 프랑스에서 유학하고 있던 한 여학생은 현지 병원에서 스테로이드 중독이라는 진단을 받았다고 했습니다. 중독이라는 단어에 굉장히 심할 것이라고 긴장했는데, 의외로 쉽게 치유되었습니다. 우리로서는 경미한 수준이 프랑스에서는 중독이라고 진단한다는 점이 부러웠습니다.

Q 의사들은 스테로이드는 잘만 쓰면 아주 좋은 약인데, 환자가 관리를 잘 못해서 악화되는 것이라고 합니다. 환자가 의사가 말한 한계를 넘어서 사용하기 때문에 문제가 발생하는 것은 아닌가요?

A 그 말도 맞을 수 있습니다. 스테로이드는 증상을 억제하는 효과가 워낙 뛰어나다 보니 가려움이 심해지거나 진물이 솟아오를 때 사용하고 싶은 욕구를 견디기 어렵습니다. 스테로이드를 중단하는 것은 마약을 끊는 것과 같은 수준입니다.

그런데 스테로이드는 적은 양을 사용해도 인체에 축적되는 것 같습니다. 병원에서는 축적되지 않는다고 하지만 연고를 바른 부위에서 정확하게 올라오는 리바운드 양상을 봐도 그렇고, 오래전에 사용한 스테로이드 독성이 시간이 지나서도 올라오는 것을 볼 때도 그렇습니다. 물론 제 추측이 틀릴 수도 있겠지만, 현장에서 직접 확인한 사람으로서 갖는 생각입니다.

개인적으로 궁금했던 것이 있습니다. 만약 의사들의 말처럼 전문의의 지도에 따라 충실히 사용하면 스테로이드는 아무 문제가 없을까요? 의사들 본인이나 그들의 자녀들이 아토피가 발생했다면 어떻게 대응할까요? 스테로이드를 사용하는 사람도 있겠지만 대부분 의사 가족들에게는 사용하지 않는다는 이야기를 여러 경로를 통해 접하였습니다.

돌쟁이 아이가 자미원 치료를 받은 적이 있었는데, 아이의 아빠는 소아과 의사이고 엄마는 한의사였습니다. 아이에게 아토피가 생겼는데 이들 부부는 아무것도 해 주지 않았습니다. 아이의 할머니가 "너희들은 한 놈은 의사고 한 놈은 한의사인데 제 자식 아토피도 못 고치냐"고 꾸중을 했다고 합니다. 그러자 아이의 엄

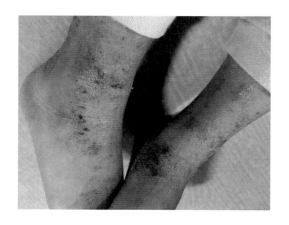

마는 "약을 사용하면 더 심해진다. 아무것도 하지 않는 것이 제일 좋은 방법"라고 말했다고 합니다. 이 아이는 약물을 사용하지 않아서인지 자미원을 사용한 지 한 달도 지나지 않아 치유가 끝나 버렸습니다.

평생을 아토피로 고생한 50대 남자 분은 친하다고 생각했던 의사가 자신에게는 스테로이드를 사용했으나 그들의 자녀에게는 사용하지 않는 것을 보고 분노했다는 이야기도 전해 주었습니다. 이런 이야기들을 들을 때면 참 씁쓸합니다. 누구의 이야기를 들어야 좋을지는 본인이 판단해야 합니다.

Q 병원에서는 피부 질환이 생겼을 초기에 병원을 찾아야 한다고 합니다. 처음에 민간요법 같은 데 매달리다가 문제를 키워서 병원을 찾는 바람에 고치기 어려워졌다고 하는데 정말 그런가요?

A 저는 그 말과 정반대로 생각합니다. 피부 질환은 초기에는 아무런 문제가 아니었을 것입니다. 그런데 병원을 찾으면서부터 문제가 심각해진다고 봅니다. 피부과에서 사용하는 약은 치료를 위한 것이 아니라 증상을 완화하는 데 집중되어 있습니다. 증상만 억제하는 약을 쓰면서 어떻게 병을 치료한다고 하는지 모르겠습니다. 증상은 문제의 본질이 아닙니다. 문제의 근본적인 원인을 제거하지 않고 겉으로 드러난 증상만 억누르는 것은 치료가 아닙니다.

그런 방식으로 대응하면 일시적으로는 증상이 완화될지 모르나 증상을 억제하는 데 사용했던 약효가 떨어질 즈음에는 다시 악화됩니다. 약의 독성까지 더해져서 증상은 이전보다 더욱 심해지는 것입니다. 병원에서 피부과 치료를 받아본 분들이라면 마치 계단을 올라가는 것처럼 병세가 악화되었던 것을 떠올릴 수 있을 것입니다.

초기의 피부 질환은 거의 대부분 가려움에서 시작됩니다. 가려움은 가벼운 독소 반응입니다. 몸속에 독소가 침투했거나, 피부에 자극을 주었을 가능성이 많습니다. 이때는 병원을 찾기보다 생활 속에서 독소 침투를 차단하는 것이 중요합니다. 예를 들어

과자나 라면, 피자 등 인스턴트 식품을 먹지 말고, 콜라나 우유 등도 먹지 않는 것이 좋습니다.

알레르기 반응 검사를 하고 음식을 정하는 것은 별로 의미가 없습니다. 피부 질환은 알레르기 반응이 아니라 독소에 대한 반응이기 때문입니다. 그리고 실제로 검사를 해 보면 먹일 음식이 거의 없다는 것을 알게 됩니다. 검사표 대로 하면 성장기 아이를 굶기라는 소리로 들립니다. 그렇다면 무엇을 먹어야 할까요? 자연의 음식을 먹이고 자연의 음식이 아닌 것은 먹이지 말아야 합니다.

Q 병원을 너무 불신하시는 것 같아요. 병은 병원에서 고치는 것 아닌가요?

A 대부분의 사람들은 그렇게 믿어 왔으며, 저도 그렇게 생각했습니다. 그런데 우리는 다시 한번 생각해 볼 필요가 있을 것 같습니다. 병을 병원이나 의사가 고칠까요? 아니면 내 몸이 고칠까요?

미국의 권위 있는 학술 전문지 「뉴잉글랜드 저널 오브 메디슨」의 편집장 인게하임은 이렇게 말했습니다.

"질병의 80%는 의사에게 보일 필요가 없다. 의사의 진찰이 필요한 경우는 10% 남짓이며, 의사에게 보이는 바람에 오히려 더 나빠진 경우가 10%에 조금 못 미친다."

인류는 병원 없이도 수백 만 년을 생존해 왔습니다. 의료 혜택을 받았던 귀족이나 왕이 더 오래 산 것도 아닙니다. 우리 몸은 스스로를 지키는 방법을 잘 알고 있습니다. 열이 나거나 기침을 하고 콧물이 나는 것은 병이 아닙니다. 몸의 침입자를 몰아내기 위한 몸의 치유 반응인 것이지요. 그런데 우리는 병원으로 달려가 그것을 막아 버립니다. 몸이 알아서 고치겠다는데 약물로 억제하면 어떻게 되겠습니까? 치유는 그만큼 더 늦어질 수밖에 없습니다. 약물을 상습적으로 복용하면 우리 몸은 약물의 독성에 침해를 받게 되고, 약물의 역할에 인체의 기능도 점점 도태될 수밖에 없습니다. 소소한 증상은 몸이 스스로 치유할 수 있도록 내버려 두고, 기다릴 줄 아는 지혜가 필요하다고 생각합니다.

　병원이 잘하는 것도 분명히 인정받아야 합니다. 현대 의학은 진단과 감염증, 응급 질환, 외상에는 너무나 탁월한 실력을 갖고 있습니다. 하지만 대사 질환에는 그리 우수한 치료 능력을 보여 주지 못하고 있는 것이 사실입니다. 병원에서 잘 하는 부분은 병원을 이용하고, 대사 질환 등에 대해서는 다른 치료 방안을 찾는 것이 현명할 것 같습니다.

Q 　박사님이 말하는 것은 일반적인 피부 상식과 반대되는 것이 많아요. 피부에 영양을 공급할 수 없다는 것도 그렇고, 증상을 없애야 하는데 증상을 도와줘야 한다는 것도 그래요.

A 　인정합니다. 제가 주장하는 내용들은 지금까지 자신이 알고 있었던 피부 상식과는 다른 부분도 많을 것입니다. 그런데 만약 해결하지 못하는 피부 질환으로 고통받고 있다면 바로 그 피부 상식 때문일 가능성이 많습니다.

　우리가 알고 있는 피부 상식이란 것은 대개 TV에 나오는 전문가라는 사람들이 떠든 내용에 기반을 두고 있습니다. 그런데 그들이 객관적인 사실을 이야기하는 것이 아니라 누군가의 이익에 맞춰서 이야기를 한다면 어떨까요? 그럴 가능성은 없을까요? 예를 들어 TV에 나오는 전문가(주로 의사, 업계 관계자)가 광고주의 이해와 반대되는 주장을 할 수 있을까요? 혹은 자신의 이익과 무관한 진실을 이야기할 수 있을까요? (물론 광고주에 흔들리지 않는 좋은 프로그램들과 옳은 이야기를 하는 전문가들이 전혀 없다는 것은 아닙니다.)

　선크림이 피부에 좋지 않지만 그런 이야기를 자신 있게 하기는 쉽지 않을 것입니다. 우리가 직면한 질환이라는 문제를 해결하기 위해서는 우리 스스로의 인식을 바꿔야 할 때입니다. 물론 자신의 믿음을 의심하는 것은 결코 쉬운 일이 아닙니다. 하지만 새로운 믿음, 정확한 믿음을 형성하기 위해서는 반드시 거쳐야 할 과정입니다. 우리가 믿는 모든 것들이 옳을 가능성은 사실상 거의 없기 때문입니다.

홍조나 주사가 치료할 수 없다는 말이 상식이라면 치유되는 사람들은 어떻게 이해할 수 있겠습니까? 내 몸을 위한 것인데 잘못된 상식에 연연할 필요가 있을까요?

Q 피부 질환은 피부만의 문제가 아니라고 하셨는데, 피부가 인체 내부의 문제와 어떤 관계가 있나요?

A 피부는 몸의 거울이라는 점이 질문에 대한 답이 될 수 있겠습니다. 이 말은 피부의 문제를 피부에만 국한시켜서 보면 안 된다는 의미입니다. 예로부터 명의(名醫)는 피부를 관찰하고 다스리는 것만으로도 오장육부의 병의 원인과 상태를 진찰했다고 합니다. 피부는 몸 안쪽에서 일어나는 변화를 밖으로 표현해 주는 역할을 하기 때문입니다.

따라서 피부를 관찰하고 다스리는 것만으로도 인체 내부의 상태를 진찰해 낼 수 있습니다. 죽은 사람도 살려냈다는 전설적인 명의 편작(扁鵲)은 "병이란 내부의 반응이 밖으로 드러나는 것이어서, 피부의 사소한 증상으로도 미래의 예후를 알 수 있다"고 했습니다. 『동의보감』에서도 병을 진단하고 치료하는 데 중요한 단서는 피부에서 찾았습니다. 피부는 내부의 문제입니다. 내부의 문제가 외부로 표출된 것이 피부 질환입니다.

Q 화장품을 두드려 가면서 발라 주면 좀 더 흡수가 잘 되나요?

A 피부는 흡수 기관이 아니라 배설 기관입니다. 피부의 본래 역할은 땀과 피지를 배출하는 동시에 외부로부터 이물질, 물과 기름, 영양분 등이 침투하는 것을 막는 일입니다.

만약 피부가 흡수 기관이라면 목욕을 하거나 해수욕을 할 때 온몸에 물이 침투해 부풀어 오르게 될 것입니다. 수영 선수들이나 해녀들은 하루 종일 물속에 있어도 피부에 한 방울의 물도 침투하지 않는다는 것을 떠올릴 필요가 있습니다.

화장품에 대해 잘 모를 때 모 대학 화장품학과 교수님께 드렸던 질문이 있습니다.

"광고에서 화장품을 바르면 피부 깊숙이 침투하여 세포를 재생시킨다고 하던데 그게 사실인가요?"

교수님께서는 고개를 저으며 대답하셨습니다.

"그러면 큰일납니다. 화장품 성분은 피부에 침투해서는 안 되며, 만약 침투하면 독소가 되어 피부에 염증을 일으키게 됩니다."

Q 화장품 광고를 보면 피부 깊숙이 영양 성분이 작용하여 피부를 살려 준다고 하던데요?

A 피부 속으로 침투하려면 크기가 물 분자보다 작아야 합니다. 물이 피부로 침투하지 못하는 것을 보면 이해가 쉽게 됩니다. 피부 깊숙이 영양을 공급한다고 목소리를 높이는 영양크림은 결코 피부 진피층까지 도달하지 못합니다.

그럼에도 불구하고 소비자들은 피부에 영양이라는 이름의 뭔가를 집어넣고 싶어합니다. 피부를 건강하게 해 줄 것 같은 느낌이 들기 때문입니다. 그렇다면 영양크림이란 과연 무엇일까요? 쉽게 말하면 영양크림은 물과 기름을 보충해 주는 존재에 지나지 않으며, 설령 그것이 여러 가지 영양분을 포함하고 있다 해도 정작 피부에는 흡수되지 않습니다.

크림을 바른 뒤 피부가 촉촉해지고 살아나는 것 같은 느낌이 드는 것은 유분 성분 때문입니다. 피부 자체가 살아나서 그런 것이 아니라는 말입니다. 다음날 비누로 세안한 뒤 본래의 자리로 돌아가 있는 피부를 보면 알 수 있을 것입니다. 영양크림을 바르는 것은 배설 기관에 영양을 흡수시키겠다고 억지를 부리는 것이나 다름없습니다.

피부가 건강할 경우 화장품은 각질층까지만 침투할 수 있습니다. 피부에 침투할 수 있는 것은 스테로이드 등 호르몬 물질, 계면활성제, 이온화된 미네랄 등입니다. 그런데 스테로이드와 계면활성제는 피부에 악영향을 미치는 것들이고, 이온화된 미네랄은 피부 속의 독소를 제거하는 기능을 하는 자연 그대로의 물질입니다. 자미원 제품은 미네랄 이온을 이용해 피부를 건강하게 만들어 줍니다.

Q 클렌징을 과도하게 하는 바람에 피부가 얇아져서 그런지 얼굴이 따가워요. 운동을 하면 얼굴이 뜨거워지고, 여름에는 밖에 나가지도 못할 정도로 화끈거려요. 요즘은 뾰루지도 올라오는데 어떻게 해야 되나요?

A 계면활성제에 의해 피부 장벽이 손상된 경우입니다. 얼굴에서 뾰루지가 올라오는 것은 손상된 틈으로 계면활성제의 독성이 침투해서 염증이 발생했기 때문입니다. 먼저 피부의 구조부터 이해할 필요가 있습니다. 피부 장벽의 두께는 $0.5\mu m$(미크론 · $1\mu m$은 1000분의 1㎜)에 불과합니다. 클렌징, 각질 제거, 스크럽 등을 하는 것은 피부 장벽을 여러 번 제거하는 효과를 가져 옵니다.

피부 장벽은 한번 벗겨지면 건강한 피부로 재생될 때까지 3~4일이 걸립니다. 대부분의 여성들은 클렌징을 하면서 문지르고, 세안하면서 문지르고, 다시 크림을 바르며 문지르는 행위를 반복합니다. 피부 장벽이 재생되기가 무섭게 벗겨 내고 있는 것이지요. 이런 상태가 계속되면 피부는 얇아지고 급격히 노화가 됩니다.

얼굴에 홍조가 생길 정도가 되면 피부 장벽이 재생되는 데 최소 28일이 걸립니다. 피부의 생리는 안쪽에서 바깥쪽으로 이동합니다. 피부세포는 기저층에서 만들어져 유극층, 과립층을 거쳐 각질이 되어 떨어져 나갑니다. 이 과정은 신비롭게도 28일을 주기로 진행되는데, 이것은 달의 변화 주기와 같습니다. 속에서 새로 만들어진 세포들이 오래된 세포를 밀어내는 것이지요.

이처럼 우리 피부는 언제나 스스로 재생하려고 노력합니다. 피부 장벽을 재생하기 위해서는 당장 폼클렌저부터 버려야 합니다. 물로만 세안하고, 피부에는 아무것도 하지 말고 그냥 두는 것이 좋습니다. 화장을 했을 때는 올리브 오일을 화장솜에 묻혀서 닦아낸 뒤 비누로 세안하면 됩니다.

질문하신 분처럼 피부에 계면활성제나 스테로이드의 독성이 침투하여 염증이 발생된 경우에는 디톡스가 필요합니다.

자미원을 얼굴에 발라 주면 게르마늄, 셀레늄 등의 천연 미네랄 이온이 피부에 침투하여 유해 독소들을 자연스럽게 해독함과 동시에 세포를 재생합니다. 피부에 축적된 독소를 제거하면 독소 침투로 인한 각종 피부염이 개선되는 효과를 얻을 수 있습니다.

Q 담배가 건강에 나쁘다는 것은 알고 있지만 정말 그렇게 심각한지요.

A 물론 담배는 나쁘지만 잎담배 자체에는 유해 물질이 그리 많지는 않다고 봅니다. 자연의 식물은 화학물질과는 달리 독성이 적기 때문입니다. 시중에 유통되고 있는 담배는 잎담배에 600여 종이 넘는 첨가물을 넣어 쉽게 니코틴에 중독될 수 있도록 설계되어 있습니다. 흡연을 유도하는 가향 성분도 그런 것 가운데 하나입니다. 국내에서 판매되는 궐련담배 60종을 대상으로 담뱃잎(연초) 첨가물을 분석한 결과, 모든 제품에 가향 성분이 포함되었다고 합니다. 가향 성분은 담배 고유의 독한 맛을 완화하기 위해 넣는 첨가물로, 박하 향이나 코코아 향 등으로 청소년이나 젊은 층의 신규 흡연자를 유도하고 흡연을 지속하게 하는 물질입니다.

그럼에도 불구하고 담배를 폐암이나 유방암을 유발하는 가장 강력한 요인이라고 단정할 수는 없다고 봅니다. 2014년 국립암센터 통계에서 여성 폐암 환자 10명 가운데 9명 꼴인 87.8%가 담배를 피우지 않는 사람들이었습니다. 담배를 피우지 않았는데도 폐암에 걸리는 경우가 많았던 것입니다.

간접 흡연 때문도 아니었습니다. 원인은 다른 곳에 있습니다. 세계보건기구(WHO)의 설명을 보면 요리할 때 발생하는 연기가 담배보다 위험하다고 합니다. 실제 중국의

한 연구 결과에서는 비흡연자 가운데 요리를 자주하는 여성이 그렇지 않은 여성에 비해 폐암 발병 위험이 최대 8배 높았습니다.

뉴기니섬에 사는 파푸아 고산족은 오랜 세월에 걸쳐 담배를 피우지만, 동맥경화 질환을 앓는 사람이 한 명도 없다고 합니다. 그런데 지역의 맑은 공기와 섬유질 위주의 음식이 담배 연기를 상쇄시킬 정도로 좋기 때문이라고 합니다. 이들은 19가지에 달하는 고구마를 매일 먹고 살아가고 있습니다.

Q 잇몸이 시리고 이가 흔들리는 것 같아요. 부모님도 잇몸이 안 좋으셔서 임플란트를 하셨는데, 이것도 유전인가요?

A 유전적으로 잇몸이 약할 수는 있겠지만, 근본적인 문제는 아니라고 봅니다. 주범은 치약입니다. 오랜 세월 동안 치약을 사용하게 되면 계면활성제에 의해 치아도 손상을 입지만, 잇몸도 손상을 입게 됩니다.

얼마 전만 하더라도 가습기 살균제에 쓰인 독성 물질이 든 치약이 시판되기도 했습니다. 지금은 그 제품들이 판매 중단되었지만 지금까지 사용되어 온 것입니다.

문제의 성분은 CMIT/MIT가 함유된 소듐라우릴설페이트입니다. 소듐라우릴설페이트는 세정에 탁월한 계면활성제로, 샴푸 등에 많이 쓰이고 있습니다. 그런데 소듐라우릴설페이트는 피부를 통해 침투해 심장과 간, 폐, 뇌에 5일 정도 머무르면서 혈액으로 발암물질을 보내는 것으로 알려지고 있습니다. 이것은 피부를 건조하게 만들고 백내장의 원인이 될 수도 있는 유독성이 강한 물질입니다.

또한 치약의 주요 성분인 라우릴황산나트륨은 강력한 계면활성 작용으로 구강 점막은 물론 미뢰세포까지 파괴해 미각 이상을 초래합니다. 치약으로 양치한 후 음식 맛이 이상한 것도 화학물질에 의해 미뢰세포가 손상을 입었기 때문입니다. 예민한 맛을 감별해야 하는 직업을 가진 분이라면 치약이나 구강 청결제는 사용하지 않는 것이 좋습니다.

문제는 이것뿐만이 아닙니다. 치약 속에 든 작고 꺼끌꺼끌한 알갱이의 정체입니다. 이것은 미세 플라스틱입니다. '마이크로비드(microbead)'로 불리는 아주 작은 플라스틱은 치아를 깨끗하게 연마하는 데 이용되는 원료입니다. 마이크로비드는 크기가 1mm보다 작은데, 이렇게 작은 마이크로비드는 정수 처리 과정에서 걸러지지 않고 하수구를 통해 강과 바다로 스며들어 물고기의 몸으로 들어갔다가 먹이사슬에 의해 다시 인간의 몸으로 돌아옵니다.

식약처에서는 소듐라우릴설페이트나 미세플라스틱은 양치한 후 입안을 물로 씻어내는 제품의 특성상 인체에 유해하지 않다고 설명하고 있습니다. 그 말이 옳다고 가정해도, 양치를 하다 보면 자신도 모르게 목으로 넘어가는 것은 어떻게 할까요?

Q 구강 청결제는 어떤가요? 사람들을 많이 만나는 일을 하다 보니 구강 청결제를 많이 이용할 수밖에 없습니다.

A 구강 청결제도 화학물질이 많이 들어 있습니다. 치과의사들도 구강 청결제의 장기 사용은 권장하지 않는다고 합니다. 구강 청결제에는 뮤탄스균(치아 부식 유발균)에 대한 살균 작용이 있다고는 하지만 그 역시 일시적인 효과일 뿐입니다.

구강 청결제에는 알코올이 아주 많이 들어 있습니다. 구강 청결제를 오랜 기간 동안 사용하게 되면 알코올 증발로 인한 구강 건조증, 높은 알코올 농도로 인한 입안 점막 손상, 치아 변색 등 각종 부작용을 겪게 됩니다. 구강 청결제에 있는 알코올 성분은 침을 마르게 하는데, 입안이 마르면 입 냄새의 원인이 됩니다. 구취를 제거하기 위해 사용한 구강 청결제가 오히려 입 냄새의 원인이 되는 것입니다.

또한 농도가 낮다고는 하지만 구강 청결제에도 화학 합성물이 들어 있습니다. 구강 청결제를 사용한 후 뱉어 낸다고 해도 일부는 남아 있기 때문에 인체에 좋을 리는 없습니다. 구강 청결제 사용 후 30분 정도는 음식물 섭취를 금지해야 합니다. 그것은 구강 청결제에 다양한 종류의 화학 성분이 함유돼 있는데, 음식물을 섭취하게 되면 입에

잔류하는 화학 성분을 같이 섭취할 가능성이 높기 때문입니다.

입속의 유해 세균 제거도 마찬가지입니다. 우리 입속에는 유해 세균만 있는 것이 아닙니다. 입안의 세균은 충치균과 유익균이 공존하고 있습니다. 이 균형을 파괴하는 첨가제가 들어간 치약이나 구강 청결제가 오히려 더 위험합니다. 특히 치약을 사용한 후 바로 구강 청결제를 사용해서는 안 됩니다. 그럴 경우 세균을 죽이기 위해 가글 안에 들어 있는 염화물들이 계면활성제와 결합하게 되고, 치아 착색(변색)이 일어날 수도 있다고 합니다.

Q 치약이 유해하다는 것은 알겠는데, 치약을 사용하지 않고 어떻게 살아요? 다른 방법이 없지 않나요?

A 제가 늘 궁금했던 것이 있습니다. 조선시대 사람들은 치약과 칫솔도 없어 어떻게 살았을까요? 음식물 찌꺼기가 치아에 끼면 충치가 생기고, 몇 년 안 가서 전부 이가 빠져버리지 않았을까 하는 것입니다.

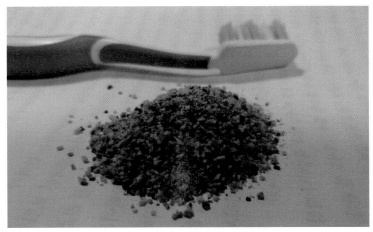

● 숯가루와 소금을 곱게 갈아서 사용한 후로 잇몸이 흔들리던 증상도 사라졌고, 충치에 대한 걱정도 없습니다.

방법이 없었던 것은 아닙니다. 옛날에도 칫솔은 있었다고 합니다. 당시 칫솔은 나무에 돼지털을 촘촘히 꽂아 만들었는데, 아주 비쌌다고 합니다. 서민들이 사용한 것은 소금이었습니다. 소금을 이용해 손가락으로 문지르는 것입니다. 허준의 『동의보감』에는 "소금으로 이를 닦고 더운 물로 양치를 하면 이에 남은 독이 제거된다"는 기록이 있습니다.

흥미로운 것은 궁녀들이 사용한 방법입니다. 궁녀들은 가지를 말려 태운 재를 소금에 섞어 치약으로 사용했다고 합니다. 그리고 정향나무의 꽃봉오리를 말린 약재인 계설향을 입에 머금으면 입 냄새를 방지할 수 있었다고 합니다.

저는 가족과 함께 숯가루와 소금을 곱게 갈아서 사용하고 있습니다. 숯가루와 소금을 사용한 후로 잇몸이 흔들리던 증상도 사라졌고, 아직까지 가족 모두 충치도 생기지 않았습니다. 그런데 가정에서 이것을 만들어 사용하기란 쉽지 않습니다. 치약을 대체할 수 있는 상품 개발이 시급한 것 같습니다.